D1721854

W. Kraft
**Tierärztliche
Endoskopie**

Tierärztliche Endoskopie

Technik, Befunde, Diagnose

Wilfried Kraft (Hrsg.)

unter Mitarbeit von

Brigitte Ballauf
Eckehard Deegen
Michael Dieckmann
Arthur Grabner
Fritz Grimm
Wolfgang Kähn
Rüdiger Korbel
Jörg Lechner
Michael Münster

mit 484 Abbildungen

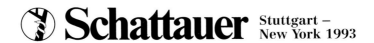 **Schattauer** Stuttgart – New York 1993

Wilfried Kraft

Dr. med. vet., o. Professor, Vorstand der I. Medizinischen Tierklinik,
Ludwig-Maximilians-Universität, München
Fachtierarzt für Innere Krankheiten und für Klinische Labordiagnostik
Arbeitsgebiete: Schilddrüsenkrankheiten,
Krankheiten der Leber und des Gastrointestinaltrakts

Die Deutsche Bibliothek – CIP-Einheitsaufnahme

Tierärztliche Endoskopie : Technik, Befunde, Diagnose /
Wilfried Kraft (Hrsg.). Unter Mitarb. von Brigitte Ballauf ... –
Stuttgart ; New York : Schattauer, 1993
    ISBN 3-7945-1518-8
NE: Kraft, Wilfried [Hrsg.]; Ballauf, Brigitte

© 1993 by F. K. Schattauer Verlagsgesellschaft mbH, Lenzhalde 3, D-7000 Stuttgart 1, Germany

Printed in Germany

Satz, Druck und Einband: Mayr Miesbach, Druck und Verlag GmbH,
Am Windfeld 15, D-8160 Miesbach, Germany

ISBN 3-7945-1518-8

Inhaltsverzeichnis

Autoren

Brigitte Ballauf, Dr. med. vet.

Fachtierärztin für Innere Krankheiten,
Akademische Rätin,
I. Medizinische Tierklinik, München
Veterinärstraße 13, W-8000 München 22
Arbeitsgebiete:
Allergologie, Krankheiten des Respirationstrakts

Eckehard Deegen, Dr. med. vet., Professor

Direktor der Klinik für Pferde,
Fachtierarzt für Pferde
Tierärztliche Hochschule Hannover
Bischofsholer Damm 15, W-3000 Hannover 1
Arbeitsgebiet: Innere Medizin

Michael Dieckmann, Dr. med. vet.

Fachtierarzt für Pferde
prakt. Tierarzt
Wiesenstraße 20, W-3030 Walsrode

Arthur Grabner, Dr. med. vet.

Fachtierarzt für Innere Krankheiten,
Akademischer Oberrat,
I. Medizinische Tierklinik, München
Veterinärstraße 13, W-8000 München 22
Arbeitsgebiete: Kardiologie, Endoskopie beim Pferd

Fritz Grimm, Dr. med. vet., Dr. med. vet. habil.,
Privatdozent

Fachtierarzt,
Institut für Geflügelkrankheiten
Veterinärstraße 3, W-8042 Oberschleißheim
Arbeitsgebiet:
Aviäre Medizin und Geflügelkunde

Wolfgang Kähn, Dr. med. vet., Dr. habil.

z. Zt. New Bolton Center, School of Veterinary
Medicine
University of Pennsylvania
382 West Street Road
Kennett Square, PA 19348-1692 USA

Rüdiger Korbel, Dr. med. vet., Akad. Rat a. Z.

Fachtierarzt,
Institut für Geflügelkrankheiten
Veterinärstraße 3, W-8042 Oberschleißheim
Arbeitsgebiet:
Augenheilkunde bei Vögeln

Wilfried Kraft, Dr. med. vet., o. Professor

Vorstand der I. Medizinischen Tierklinik,
Ludwig-Maximilians-Universität,
Fachtierarzt für
Innere Krankheiten und für Klinische
Labordiagnostik
Veterinärstraße 13, W-8000 München 22
Arbeitsgebiete:
Schilddrüsenkrankheiten, Krankheiten der Leber
und des Gastrointestinaltrakts

Jörg Lechner, Dr. med. vet.

I. Medizinische Tierklinik, München
Veterinärstraße 13, W-8000 München 22
Arbeitsgebiet:
Krankheiten des Gastrointestinaltrakts

Michael Münster, Dr. med. vet.

Fachtierarzt für Innere Krankheiten,
prakt. Tierarzt
Florastraße 59, W-5000 Köln 60
vorm. wiss. Mitarbeiter an der I. Med. Tierklinik,
München;
Arbeitsgebiet:
Krankheiten des Gastrointestinaltrakts

Einleitung

W. Kraft

Die Endoskopie (griechisch endo = innen, skopein = sehen, betrachten) – die Adspektion von Hohlräumen mittels optischer Geräte, der Endoskope, – hat in wenigen Jahren breiten Eingang in die Tiermedizin gefunden. Während schon frühzeitig die oberen Luftwege des Pferdes mit starren Endoskopen erschlossen worden waren, fand die Endoskopie beim Kleintier erst in den beiden letzten Jahrzehnten mit Entwicklung leistungsfähiger flexibler Fiberskope vermehrt Anwendung. Damit wurde eine der aussagekräftigsten Untersuchungsmethoden für Hund, Katze und Pferd nutzbar gemacht. Beim mittelgroßen und großen Hund werden nahezu die gleichen endoskopischen Untersuchungen wie beim Menschen durchgeführt; besonders der Magen-Darm-Trakt bis zum Duodenum einerseits, der Dickdarm bis zum Colon ascendens und zum Blinddarm andererseits, der Respirationstrakt bis zu den größeren Bronchen, die Harnblase sowie die Bauchhöhle und ihre Organe sind einer endoskopischen Untersuchung und damit der gezielten Entnahme von Proben durch Biopsie oder Sekretentnahme zugänglich. Selbst kleinere chirurgische Eingriffe lassen sich unter direkter Sichtkontrolle durchführen. Bei der Katze und bei kleinen Hunden setzen die Größenverhältnisse einigen endoskopischen Untersuchungsverfahren gewisse Grenzen. Beim Pferd läßt sich der Respirationstrakt bis zu den Stammbronchen und zum Teil darüber hinaus gut darstellen. Auch der Magen, zum Teil das Duodenum, die Harnblase und die hinteren Abschnitte des großen Kolons lassen sich endoskopisch erschließen. In den letzten Jahren wurde besonders auch die Arthroskopie beim Pferd weit entwickelt.

Das vorliegende Buch soll dem praktizierenden Tierarzt und dem Studenten der Tiermedizin helfen, eines der fortschrittlichsten Untersuchungsverfahren zu erschließen, das in den vergangenen Jahren in die Praxis Eingang gefunden hat. Es soll in einem möglichst knapp gehaltenen Textteil die für die jeweilige Untersuchungsmethode geeigneten Geräte, das methodische Vorgehen, die Befunde beim gesunden Individuum sowie die am häufigsten zu erwartenden krankhaften Befunde darstellen.

Zu Beginn der Planung des Endoskopiebuches vor etwa fünf Jahren haben Herausgeber und Verfasser der einzelnen Kapitel diskutiert, ob es sinnvoll sei, ein auf die praktische Anwendung ausgelegtes Buch für die Tierarten Pferd, Hund und Katze zusammenzustellen. Sie haben sich schließlich dazu entschlossen, da nicht selten Kleintier- und Pferdepraxen ebenfalls miteinander kombiniert sind. Ein weiterer Grund ist die eigene Erfahrung, daß durch die Anwendung dieses Untersuchungsverfahrens bei verschiedenen Tierarten eine interessante Bereicherung der Erkenntnisse stattfindet.

Ein Buch über ein solch umfangreiches Gebiet kann niemals vollständig sein; zu groß ist die Vielfalt und Variabilität der endoskopischen Befunde. Es soll jedoch versucht werden, die wichtigsten endoskopisch erkennbaren Symptome darzustellen, um den Leser in die Lage zu versetzen, physiologische Zustände und krankhafte Veränderungen zu erkennen. Ziel des Buches ist es auch, das Interesse an dieser hilfreichen und nach einiger Übung in jeder Praxis durchführbaren diagnostischen Maßnahme zu wecken und ihre breiten Möglichkeiten aufzuzeigen. Nicht zuletzt soll versucht werden, die Freude an einer auch ästhetisch befriedigenden Untersuchungsmethode weiterzugeben.

München, im Herbst 1992   Wilfried Kraft

1 Geschichte der Endoskopie

W. Kraft

Bereits im Jahre 1806 konstruierte Philipp Bozzini ein Gerät, bestehend aus einem Metallrohr mit Spiegel und beleuchtet durch eine Wachskerze, mit dem er den Harntrakt zu untersuchen trachtete. Das erste Gastroskop entwickelte der unter anderem in Freiburg wirkende Arzt Adolf Kußmaul. Der durch hervorragende Forschungsergebnisse auf zahlreichen Gebieten der Medizin hervorgetretene Gelehrte (der zusammen mit dem Autor L. Eichrodt Parodien unter dem Titel »Gedichte des schwäbischen Schulmeisters Gottlieb Biedermeier...« veröffentlichte, die später der Epoche des Biedermeier ihren Namen gaben) stellte im Jahre 1868 ein starres, gerades, 43 cm langes Endoskop vor. Zunächst wurde ein biegsames Rohr geringeren Durchmessers in den Magen eingeführt, über das das Hohlrohr geschoben wurde. Beleuchtet wurde das Instrument durch eine Desmoreaux-Lampe, die durch ein Gemisch aus Alkohol und Terpentinöl gespeist wurde. Demonstriert wurde die – zweifellos beschränkte – Einsatzfähigkeit des Geräts bezeichnenderweise an einem Schwertschlucker.

Einen ersten Fortschritt bedeutete die Erfindung des Wieners Mikulicz (1881), der ein Gastroskop herstellte, das an seiner Spitze einen glühenden Platinfaden aufwies, zu dessen Kühlung zwei Wasserkanäle eingebaut wurden. Zur Insufflation von Luft wurde bereits ein eigener Luftkanal angebracht. Die Spitze war leicht abgewinkelt. Die Einführung des Gerätes war allerdings so belastend, daß die Patienten vorher mit Morphin ruhiggestellt werden mußten. Die neue Methode zog entschiedene Kritik nach sich. Sie wurde als viel zu schwierig und risikoreich und als zu teuer bezeichnet. Mit diesem Gerät wurden aber erstmals peristaltische Vorgänge, Magenulzera und Karzinome im Patienten sichtbar gemacht.

Der Kehlkopf und der obere Teil der Luftröhre konnten untersucht werden, als Kirstein (1895) mit einer Weiterentwicklung des Bozzinischen Gerätes über einen Spiegel das Licht einer Kerze in Richtung der zu untersuchenden Organe lenkte. Aber schon 1877 berichtet Nitze über ein Gerät mit Beleuchtung an der Spitze, optischem System und Instrumentenkanal.

Kurz nach der Jahrhundertwende, im Jahre 1907 und später, baute der Amerikaner Jackson ein Endoskop, das ein kleineres Außenrohr aufwies, mit dem Magensaft abgesaugt werden konnte. Er verzichtete auf ein optisches System, führte auch keine Insufflation durch; zum ersten Mal entfernte er aber Fremdkörper und entnahm Schleimhautbioptate.

Während mit den bisherigen Instrumenten nur eine einzige Richtung – Geradeausrichtung oder allenfalls wie bei Mikulicz leicht abgewinkelt – festgelegt war, brachte der Deutsche Elsner (1910) an seinem Gastroskop ein automatisch kippendes Prisma an, so daß erstmals die Kardia vom Magen aus, also rückwärts, beobachtet werden konnte.

Zu Beginn der 30er Jahre entwickelte Schindler zusammen mit der Berliner Firma Wolff das erste halbflexible (Wolff-Schindler-)Endoskop. Während der orale Teil starr war, konnte der gastrale Teil durch ein kompliziertes Linsensystem bis auf 34° abgewinkelt werden. Geschützt wurde die Konstruktion durch eine gummiummantelte Drahtspirale. Der Blickwinkel betrug 60°. Dieses Gastroskop erfuhr mit Erweiterung des Blickwinkels auf 90° durch Henning (1934) eine weitere Verbesserung. Henning brachte an der Endoskopspitze einen Gummiballon als Verletzungsschutz an und reduzierte den Durchmesser des Gerätes von bisher 11 auf 8,5 mm. Mit diesem Gerät wurden bis in die 50er Jahre Gastroskopien beim Menschen durchgeführt.

Die Voraussetzungen für die heute weite Verbreitung der Endoskopie wurden durch Hopkins und Baird gelegt, die geordnete Glasfaserbündel in ein starres Endoskop einbauten. Mit der Vorstellung des ersten vollflexiblen Gastroskops durch Hirschowitz im Jahre 1957 in Washington wurde ein neues Zeitalter der Endoskopie eingeleitet. Die Erfindung der Glasfaser machte eine kontinuierliche Lichtleitung ohne aufwendige Linsensysteme möglich. Die Entdeckung, daß der Verlauf des Lichtstrahls unter bestimmten Voraussetzungen gekrümmt werden kann, geht bereits auf John Tyndall (1854), einen englischen Physiker, zurück. Er konnte zeigen, daß Licht in einem Wasserstrahl durch interne Reflektion bogenförmig umgelenkt wird. Im Jahr 1927 wurden zum ersten Mal Glasfasern zur internen Reflektion durch Baird verwendet. Das von Hirschowitz präsentierte Gerät war noch wenig flexibel, so daß eine retrograde Betrachtung des Magens, etwa des Kardiabereichs, noch nicht möglich war. Dies wurde erreicht, als die Deutschen Ottenjahn und Petzel (1966) den außenliegenden Seilzug als Steuerungsmöglichkeit einführten. Kurz darauf wurden auch japanische Geräte mit Seilzugabwinkelung vertrieben. Das Problem der ausreichenden Beleuchtung wurde mit Einführung des Kaltlichts durch die deutsche Firma Wolf, Knittlingen, im Jahre 1962 gelöst. Dabei ist die Lichtquelle nicht mehr an der Endoskopspitze lokalisiert, sondern außerhalb des Endoskops in einem besonderen Gerät; durch ungeordnete Glasfaserbündel wird es an die Gerätespitze geleitet, wo es (weitgehend) kalt ankommt. Damit sind Kühleinrichtungen unnötig, und die Verbrennungsgefahr der Schleimhaut ist gebannt.

Die japanische Firma Olympus verband 1964 eine Endokamera mit einem Gastroskop. Die winzige Kamera an der Endoskopspitze, die einen Mikrofilm enthielt, wurde blind in den Magen eingeführt. Es wurden ohne Sichtkontrolle photographische Aufnahmen hergestellt.
Seither wurden die Endoskope ständig weiterentwickelt. Insbesondere wurden Flexibilität und Abwinkelung erhöht, es wurden Biopsie- und Faßzangen, Bürsten, Absauggeräte, chirurgische Elektrokoagulatoren zur Entfernung von Polypen entwickelt, die durch getrennte Arbeitskanäle eingeführt und unter Sichtkontrolle gehandhabt werden können. Die Dokumentation erfolgt durch Photo- oder Videoaufzeichnung. Zahlreiche Hersteller bieten Geräte unterschiedlichster Kaliber und Blickrichtung je nach Verwendungszweck an.

In der Tiermedizin erfolgte die Einführung der Endoskopie zuerst beim Pferd. Bereits im Jahre 1888 setzten Polanski und Schindelka, 1912 gleichzeitig Marek und Wirth und 1913 Frese starre Endoskope zur Untersuchung des Nasen-Rachenraumes und schließlich auch des Luftsackes (Marek, 1922) ein. Marek war es auch, der bereits 1922 über die Zystoskopie und Rektoskopie berichtete. 1910 führte Redecha Zystoskopien durch. Das Gerät von Polanski und Schindelka war 55 cm lang, hatte einen Durchmesser von 55 mm und wog nicht weniger als 660 g. Es hatte eine Heißlichtquelle, d. h. die Lampe war am vorderen Ende des Endoskops angebracht und mußte gekühlt werden. Auch die optische Einrichtung scheint nicht sehr leistungsfähig gewesen zu sein. Dagegen war Wirths Gerät, ein humanmedizinisches Zystoskop, von deutlich besserer Qualität. Es wog nur 220 g, hatte einen Durchmesser von 10 mm und gestattete sogar photographische Aufnahmen. Das erste brauchbare, als Rhinolaryngoskop für Pferde bezeichnete Gerät wurde von Frese eingeführt, hergestellt von der Fa. Wolf, Knittlingen. Es war 50 cm lang, hatte einen Durchmesser von 8 mm und wies einen Blickwinkel von 90° auf. Diese Endoskope hatten abgewinkelte Optiken zwischen 45 und 90°. Die Beleuchtung wurde über Batterien oder Transformatoren gespeist. Im Jahre 1924 wurden die Bronchoskopie und die Ösophagoskopie

in Amerika von Horning und Mackee beim Hund und 1925 die Gastroskopie von Unterspan ebenfalls beim Hund in Berlin eingeführt. Unterspan verwendete ein 67 cm langes umgebautes Zystoskop der Firma Wolff, Berlin, mit einem Durchmesser von 10 mm. Damit konnte er die Mägen von Hunden bis zu mittlerer Schäferhundgröße untersuchen. Bereits 1927 wagte Tarasevic die Laparoskopie, und Köps führte 1929 Hysteroskopien durch. Gülzow (1939) berichtete über die Gastroskopie über Fisteln sowie über die orale Einführung des Geräts. Schnitzlein (1959) verwendete erstmals ein halbflexibles Instrument von 65 cm Nutzlänge, mit dem er Hunde bis Mittelschnauzergröße untersuchte. Er hatte Probleme in der Darstellung des Pylorus. Außerdem bestand Verbrennungsgefahr durch das mit Heißlicht ausgestattete Gerät.
Schon früh wurde beim Pferd das an der Spitze leicht gekrümmte starre Luftsackendoskop nach Neumann-Kleinpaul verwendet. Es war mit Heißlicht ausgestattet, das über einen externen Transformator mit elektrischem Strom gespeist wurde. Die Einführung erfolgte blind. Durch die Starrheit des Gerätes war die Verletzungsgefahr bei Abwehrbewegungen des Pferdes groß. Mit Einführung der flexiblen Geräte wurde ein Siegeszug der Endoskopie beim Pferd eingeleitet. Besonders die Laryngoskopie ergab ein breites Betätigungsfeld, wobei die Untersuchung zur Diagnose des Kehlkopfpfeifens als obligatorisch angesehen wurde. Mit der Entwicklung längerer Endoskope konnten auch die Trachea und schließlich die Stammbronchen zugänglich gemacht werden. Durch Einführen flexibler Endoskope in die Harnblase des männlichen und flexibler oder starrer Endoskope in die Blase des weiblichen Pferdes wurde die Zystoskopie vereinzelt durchgeführt.

In der Kleintiermedizin wurden in den 60er und zu Beginn der 70er Jahre hauptsächlich experimentelle Arbeiten über endoskopische Untersuchungen publiziert. In dieser Zeit führten Eikmeier und Lettow die endoskopische Untersuchung der Leber ein. Umfangreiche laparoskopische Befunde des Pankreas wurden von Geyer erhoben. Erst 1976 wurde über eine Fremdkörperextraktion beim Hund durch Silverstein und Dennis berichtet. Danach wurden zahlreiche Arbeiten und inzwischen auch Lehrbücher über die Endoskopie beim Kleintier veröffentlicht.

2 Das Endoskop

W. Kraft

Aufbau

Unterschieden werden starre und bewegliche (flexible) Endoskope. Das Funktionsprinzip ist bei beiden Formen gleich.

Die **starren Endoskope** bestehen aus einem Glasfaserbündel für die Lichtleitung (Lichtleitbündel) und einem optischen Glasfaserbündel (Bildleitbündel, s. unten) sowie dem zugehörigen Linsensystem. Sie sind i. a. lichtstärker, geben brillantere Bilder, sind wesentlich weniger störanfällig, aber weniger gut manövrierfähig als die flexiblen Endoskope. Sie finden als Rhino-, Laryngo-, Broncho-, Rekto-, Laparo- und Arthroskope Verwendung. In vielen Fällen werden sie mit einem Führungsgerät verwendet, durch das die Endoskope und weitere Arbeitsinstrumente eingeführt werden können.

Davon unterschieden werden die **flexiblen Endoskope**, die prinzipiell gleich aufgebaut sind, aber je nach Hersteller in Einzelheiten voneinander abweichen können. Das Lichtleitkabel stellt die Verbindung zur Lichtquelle her und leitet das Licht bis zum Endoskop (»Nabelschnur« des Endoskops). Es besteht aus inkohärenten Glasfasern (s. unten). Das Licht wird am Endoskopkopf ins Gerät eingespeist und gelangt über ein oder zwei ebenfalls inkohärente Lichtleitbündel innerhalb des Endoskops an die Endoskopspitze, wo es austritt und das zu untersuchende Objekt beleuchtet.

Das vom Objekt reflektierte Licht wird von der optischen Einrichtung (Linsensystem) an der Spitze des Endoskops aufgenommen, vom kohärenten Lichtleitbündel weitergeleitet und durch die optische Einrichtung am Endoskopkopf abgebildet. Das Okular vergrößert das vom optischen Lichtleitbündel transportierte Bild acht- bis zwölffach. Es ist bei den meisten flexiblen und einem Teil der starren Endoskope auf die Dioptriezahl des Untersucherauges einstellbar.

Der mechanische Apparat des flexiblen Glasfiberskops besteht bei größeren Geräten aus Drahtzügen, die die Endoskopspitze in allen Richtungen zu bewegen vermögen. Geräte mit kleinem Durchmesser haben oft nur eine Einrichtung zur Bewegung in zwei Richtungen, während sehr kleine Uroskope in der Regel keinen Seilzug zum aktiven Bewegen besitzen. Die Steuerung geschieht bei den meisten Modellen mittels Drehknöpfen; einige Hersteller bevorzugen dagegen Hebelkonstruktionen.

Sollen mit dem Endoskop nicht nur adspektorische Untersuchungen, sondern auch Proben entnommen und evtl. kleine operative Eingriffe vorgenommen werden, so ist darauf zu achten, daß das Gerät einen oder auch zwei Arbeitskanäle enthält. Hierdurch können Biopsie- und Fremdkörperfaßzangen, Zytologiebürsten, Absaugröhrchen oder Diathermieschlingen eingeführt werden. Der Durchmesser des Instrumentenkanals beträgt in der Regel zwei bis drei Millimeter. Ein Spülkanal, dessen distales Ende so umgelenkt ist, daß die Frontlinse durch Wasser oder Luft erreicht wird, dient der Luftinsufflation und der Zufuhr von Spülflüssigkeit.

Die Steuerung von Spülflüssigkeitszufuhr, Luftinsufflation und Absaugeinrichtung geschieht über Druckknöpfe am Kopf des Endoskops. Hier herrscht leider die größte Vielfalt (besser vielleicht: das größte Durcheinander) in der Anordnung, Reihenfolge und Kombination der Bedienungselemente, da jeder Hersteller glaubt, sein eigenes System vertreten zu müssen. Bei Verwendung mehrerer Geräte unterschiedlicher Fabrikate muß man sich daher vor Gebrauch immer zunächst einmal über die Druckknopfanordnung klarwerden.

Physikalische Grundlagen

Wenn ein Lichtstrahl durch einen luftleeren Raum geschickt wird, wird er nicht abgelenkt. Ähnliches gilt für Luft auf kurzen Strecken. Trifft jedoch ein Lichtstrahl aus Luft kommend auf ein anderes Medium, etwa Glas, so wird er in Richtung auf die Senkrechte abgelenkt. Dabei zeigt es sich, daß der Lichtstrahl um so stärker abgelenkt wird, je schräger er auf Glas auftrifft, d. h. je stärker sein Einfallswinkel von der Senkrechten abweicht. Gleichzeitig wird ein Teil des Lichts in einem Winkel reflektiert, der dem des einfallenden Lichts entspricht (Einfallswinkel gleich Reflektionswinkel). Dabei ist der reflektierte Anteil des einfallenden Lichtstrahls um so stärker, je größer der Einfallswinkel ist, je stärker der Lichtstrahl also von der Senkrechten abweicht.

Umgekehrt gilt, daß ein durch Glas geschickter Lichtstrahl an seiner Austrittsstelle in Luft ebenfalls zum Teil im gleichen Winkel reflektiert, zum Teil aber in die Luft eintritt und nach außen abgelenkt

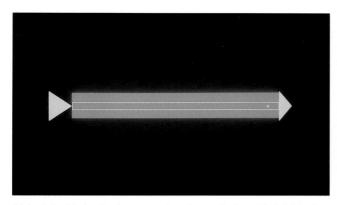

Abb. 2.1. Verlauf eines senkrecht auf das Lichtleitkabel auftreffenden Lichtstrahls.

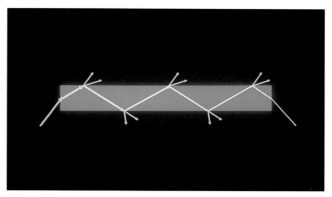

Abb. 2.2. Im Winkel auftreffendes Licht; der Strahl wird an der Grenze der Glasfaser zum Teil reflektiert, ein Teil geht jedoch in die Umgebung verloren. Dadurch wird das aus dem Lichtleitkabel austretende Licht erheblich geschwächt.

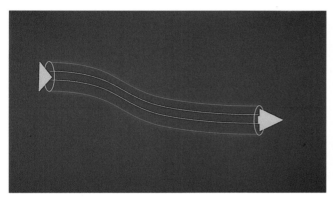

Abb. 2.1a. Der Lichtstrahl läßt sich durch Biegen der Glasfaser ablenken.

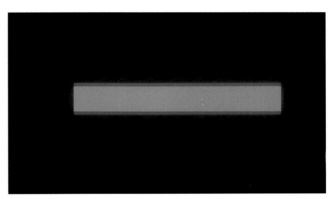

Abb. 2.3. Gegen den Lichtverlust an der Grenze der Glasfaser wird diese mit einer Glasschicht eines anderen Brechungsindexes beschichtet (dunkelblau).

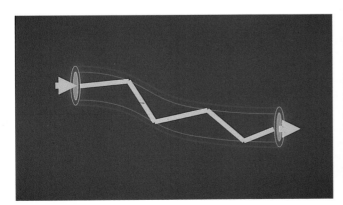

Abb. 2.1b. Die Weiterleitung des Lichtstrahls in der gebogenen Glasfaser ist möglich, weil der Lichtstrahl an den Grenzflächen reflektiert und wieder in die Glasfaser zurückgeschickt wird.

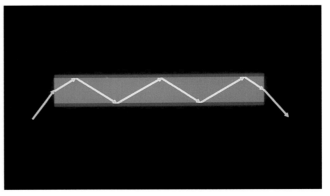

Abb. 2.4. Mit Glas höheren Brechungsindexes (dunkelblau) beschichtete Glasfiber; beim Auftreffen des gewinkelten Lichtstrahls wird (fast) alles Licht in die Glasfiber zurückgesandt. Das austretende Licht ist annähernd so stark wie das eintretende.

wird; der Einfallswinkel ist hier kleiner als der Austrittswinkel. Bei ständiger Vergrößerung des Einfallswinkels wird ein Punkt erreicht, an dem kein Licht mehr in die Luft austritt, sondern an der Grenzfläche Glas/Luft entlangläuft. Der Winkel, an dem dieses Phänomen eintritt, wird als **kritischer Winkel** bezeichnet. Schließlich wird bei weiterer Vergrößerung des Eintrittswinkels über den kritischen Winkel hinaus alles Licht in das Glasmedium reflektiert. Diese vollständige innere Reflexion des Lichts in das Glasmedium bei Überschreiten des kritischen Winkels ist die Voraussetzung für die Wirksamkeit der Glasfaser. Da eine vollständige Reflexion nur an der Grenze von Glas (oder auch anderen Medien, wie auch Wasser) zu Luft, nicht dagegen an der Grenze von Luft zu Glas oder einem anderen Medium eintritt, läßt es begreiflich werden, daß die Ablenkung der Lichtleitung nur in Glas, nicht dagegen in Luft möglich ist.

Glasfasern sind nur biegsam und dabei (einigermaßen) bruchsicher, wenn sie sehr dünn sind. Eine dünne Glasfaser ist biegsam, ein Glasstab wird mit zunehmender Dicke immer weniger biegsam und immer bruchempfindlicher.
Dies bedeutet, daß ein flexibles Fiberskop aus sehr vielen sehr dünnen Glasfasern bestehen muß. Die vollständige innere Reflexion an diesen Glasfasern kann nur aufrechterhalten werden, wenn die einzelne Glasfaser gegen die Nachbarn isoliert bleibt — eine Voraussetzung, die zu Beginn der Glasfaserinstrumente erhebliche Probleme aufwarf. Sobald eine Glasfaser in direkten Kontakt mit einer (oder mehreren) Nachbarfaser(n) kommt oder ihre Oberfläche verschmutzt ist, bricht die vollständige innere Reflexion zusammen, Licht geht verloren, das Bild wird zunehmend gestört. Das Problem wurde so gelöst, daß der Glasfaser auf ihrer Außenschicht ein dünner Film eines Glases mit geringerem Brechungsindex als dem eigenen aufgetragen wird. Der Strahl, der im kritischen Winkel auf die Grenzfläche auftrifft, wird parallel zu ihr weitergeleitet. Allerdings wird auch jetzt Licht, das jenseits des kritischen Winkels auf die Grenzfläche zwischen Glasfaser und Beschichtung auftrifft, nicht intern reflektiert, sondern geht verloren.
Mit der Abnahme des Kalibers der einzelnen Glasfaser nimmt die Zahl der Reflexionen an der Grenzschicht zu. Außerdem wird Licht, das nicht auf das Ende einer Glasfaser, sondern in den Zwischenraum zweier oder mehrerer Fasern fällt, nicht weitergeleitet. Dabei geht ein gewisser, wenn insgesamt auch geringer Anteil des Lichts verloren. Hinzu kommt, daß die umhüllende Glasschicht einen Teil des auftreffenden Lichts absorbiert. Je dünner die Faser, um so mehr Licht geht auf diese Weise verloren. Ein Lichtverlust entsteht außerdem durch Reflexion beim Auftreffen auf die optischen Einrichtungen (Linsen). Durch Beschichtung mit einem Film aus Magnesiumfluorid kann diese Reflexion deutlich vermindert werden.

Am Fiberskop werden zwei Arten von Glasfasern unterschieden: Fasern, die das von der Lichtquelle erzeugte Licht zur Beleuchtung des zu untersuchenden Objekts bis zur Spitze des Endoskops transportieren und dort in das Organ senden, und optische Glasfasern, die das Bild des zu untersuchenden Objekts (etwa der Organschleimhaut) nach außen transportieren und an einem optischen System (Linsensystem) für das Auge, die Photo- oder Videokamera sichtbar machen.

Um ein optisch exaktes Bild zu erzielen, müssen die optischen Glasfasern kohärent gebündelt werden. Das bedeutet, daß die Lokalisation eines jeden Glasfaserendes an der Spitze des Endoskops an der exakt gleichen Stelle der Betrachterseite ankommen muß. Jede Glasfaser leitet einen Lichteindruck von einheitlicher Farbgebung weiter. Aus der Summe aller Lichteindrücke setzt das menschliche Auge dann den Gesamteindruck zu einem Bild zusammen. Dagegen ist das Lichtleiterfaserbündel ungerichtet, da ja nur Licht transportiert und kein Bild übertragen werden muß.
Was die Bildqualität betrifft, so läßt sich aus dem oben Erwähnten unschwer ableiten, daß die Qualität um so besser wird, je mehr Glasfasern Bildpunkte übertragen, anders ausgedrückt, je feiner die Glasfasern sind (d. h., je kleiner ihr Durchmesser ist). Hinzu kommt, daß die Ummantelung jeder Glasfaser mit der Glasisolierschicht so gering wie möglich gehalten werden muß. Je geringer der Durchmesser und je dünner die Isolierschicht, um so mehr Glasfasern können auf der Oberflächeneinheit untergebracht und um so mehr Bildpunkte können damit abgebildet werden. Je mehr Bildpunkte abgebildet werden können, desto besser ist die Bildqualität. Dies ist bei Anschaffung eines Gerätes und bei Preisangeboten zu berücksichtigen. Man geht davon aus, daß ein Endoskop mit Glasfasern, die einen Durchmesser von 6 µm und eine Isolierschicht von 1,5 µm aufweisen, gute Bildqualitäten gibt. Damit beträgt die Gesamtglasfiberdicke 7,5 µm; sie kann aber je nach Qualität und Hersteller bis weit über 10 µm ansteigen.

Die Anzahl der Glasfasern, die in einem Endoskop verarbeitet werden können, hängt außer von ihrem eigenen Durchmesser besonders auch von dem des Endoskops ab, d. h., sie ist abhängig vom Gebrauchszweck des Endoskops. Ein Arthroskop/Rhinoskop mit einem sehr geringen Durchmesser besitzt zwischen 2000 und 6000 Einzelfasern, ein Bronchoskop für Kleintiere 15 000 bis 30 000, ein Gastroskop oder Koloskop für größere Hunde bis 40 000 Fasern, und ein Bronchoskop oder Gastroskop für Pferde kann diesen Wert noch übersteigen.

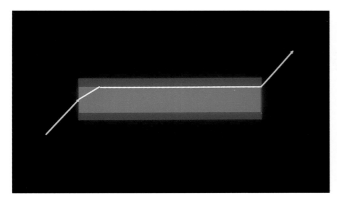

Abb. 2.5. Im kritischen Winkel auftreffendes Licht wird an der Grenze der Glasfiber parallel geleitet.

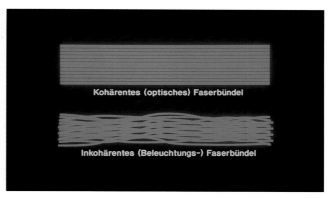

Abb. 2.8. Das Endoskop enthält mindestens zwei Lichtleitkabel: Das Lichtleitkabel zum Hineinleiten des Lichts in das Hohlorgan (Beleuchten des Objekts) besteht aus nichtgeordneten Glasfasern (inkohärentes Bündel); dagegen muß das optische Faserbündel, das das Objekt abbilden soll, streng kohärent, also geordnet sein.

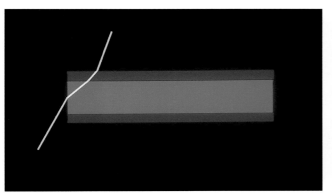

Abb. 2.6. Nur in sehr steilem Winkel auftreffendes Licht kann auch bei beschichteter Glasfiber diese verlassen.

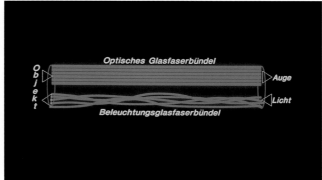

Abb. 2.9. Verlauf des Lichts zur Beleuchtung und zur Abbildung.

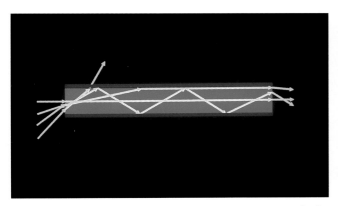

Abb. 2.7. Verlauf des in verschiedenem Winkel auf die beschichtete Glasfaser auftreffenden Lichts.

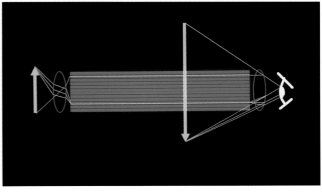

Abb. 2.10. Wie die Abbildung zeigt, wird durch die Optik ein um 180° gedrehtes, also auf dem Kopf stehendes Bild erzeugt.

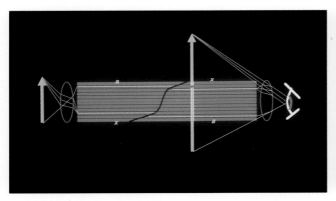

Abb. 2.11. Ein der Wirklichkeit nahekommendes, also senkrecht stehendes Bild wird erzeugt, indem man das kohärente Faserbündel um 180° dreht.

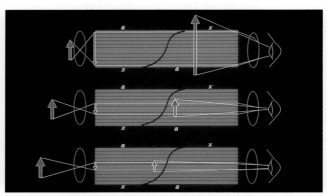

Abb. 2.12. Räumlicher Eindruck: Die Abbildung zeigt, weshalb weiter entfernte Gegenstände kleiner und näher liegende größer abgebildet werden.

Es versteht sich, daß bei der Notwendigkeit zur Herstellung einer Kohärenz so vieler Glasfasern von extremer Feinheit der Herstellungspreis nicht gering sein kann.

Die Güte eines Endoskops hängt wesentlich von seinem optischen System ab; die Qualität ist vergleichbar mit der einer guten und einer billigen Photokamera. Da die Glasfiberbündel nur ein sehr kleines Bild von der Größe des Bündeldurchmessers abgeben würden, muß das Bild, um durch das menschliche Auge erkannt werden zu können, vergrößert werden. Dies geschieht mit Hilfe der Objektivlinse vor dem Auge. Dabei entsteht ein vergrößertes virtuelles Bild, das in einiger Distanz vom Auge zu liegen scheint, wodurch es in die Tiefe des Endoskops und damit in Richtung auf das zu untersuchende Objekt projiziert wird. Es hat, wie auch von der Photokamera und von Projektoren bekannt ist, den Nachteil der Drehung um 180° (»es steht auf dem Kopf«). Um ein aufrecht stehendes Bild zu erzeugen, wird das optische Glasfaserbündel in seinem Verlauf durch das Endoskop um 180° gedreht.

Der Eindruck des räumlichen Sehens bei der Endoskopie wird auf ähnliche Weise erreicht, wie es im täglichen Leben der Fall ist: Entfernte Gegenstände werden auf der Netzhaut des Auges kleiner, nahe liegende größer abgebildet. So stellt es sich auch im Endoskopiebild dar.

Die meisten Endoskope sind so konstruiert, daß die Blickrichtung geradeaus gerichtet ist, daß also die Abweichung von der Geradeausrichtung 0° beträgt. Diese Endoskope sind für nahezu alle in der Routineuntersuchung der Tiermedizin anfallenden Fragestellungen ausreichend. Dies gilt besonders, seit leistungsfähige Endoskope mindestens in einer Richtung um 180° oder mehr abgewinkelt werden

können und damit einen Blick rückwärts zulassen. Daneben werden Endoskope angeboten, deren Blickrichtung um 30, 60 oder sogar 90° abgewinkelt ist. Mit den 90°-Endoskopen läßt sich etwa der Gallengang besser aufsuchen; diese Geräte bieten auch die Möglichkeit der Gallengangssondierung – eine Untersuchungsmethode, die in der Tiermedizin normalerweise keine Indikation hat. In der Regel wird man daher mit Geräten mit Geradeausblick auskommen.

Eine wesentliche Frage ist die des Blickwinkels. Während ältere Instrumente einen Blickwinkel von etwa 60 bis 75° aufwiesen, werden heute wesentlich größere Blickwinkel erreicht, die Werte um 90 bis 120° mit Extremen von 80 bis 150° aufweisen. Damit läßt sich ein wesentlich besserer Überblick über das zu untersuchende Objekt erreichen. Die Vergrößerung des Blickwinkels bringt allerdings zwei Nachteile mit sich: Die Abbildung des Objekts erscheint kleiner, und die Ausleuchtung wird schwächer, wodurch das Objekt dunkler erscheint. Die geringe Abbildungsgröße läßt sich durch eine Vergrößerung mit der Objektivlinse beheben. Für die Verbesserung der Ausleuchtung wird ein zweites nichtkohärentes – also der Beleuchtung dienendes – Glasfaserbündel in das Endoskop eingeführt.

Der komplizierte Aufbau eines Endoskops zeigt, daß das Gerät sorgfältig gehandhabt werden muß, um Zerstörungen zu vermeiden. Insbesondere bedarf das optische Faserbündel eines sorgfältigen Schutzes vor mechanischen Einflüssen, um Faserbrüche zu vermeiden. Sie äußern sich bei Geräten mit Fasern großen Durchmessers als schwarze Punkte, bei sehr feinen Fasern als dunkle Regionen. Gleiches gilt für Verschmutzung oder Eindringen von Wasser, wie es bei Beschädigungen der Endoskophülle beobachtet wird. Zu starkes passives

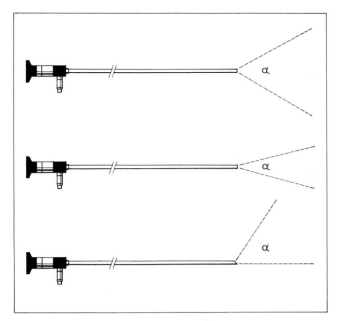

Abb. 2.13. Endoskop-Blickwinkel (am Beispiel starrer Endoskope) mit unterschiedlicher Optik: a) Geradeausoptik (0°) mit Blickwinkel von 60°. b) Geradeausoptik, mit Blickwinkel von 30°. c) Schrägoptik, Blickwinkel von 60°.

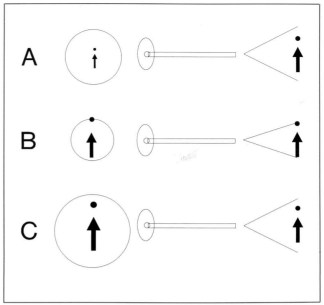

Abb. 2.14. Endoskope mit unterschiedlichem Blickwinkel: A. Endoskop mit großem Blickwinkel; das zu untersuchende Gebiet ist groß, das Objekt wird jedoch erheblich verkleinert. B. Endoskop mit kleinem Blickwinkel; das Untersuchungsfeld ist klein, die Abbildung des Objekts jedoch groß. C. Endoskop mit großem Blickwinkel, bei dem jedoch der Nachteil der Verkleinerung durch ein vergrößerndes Linsensystem ausgeglichen ist.

Beugen oder gar Abknicken sind zu vermeiden, ebenso Anschlagen, Darauftreten oder -beißen. Die Patienten sind entsprechend vorzubereiten und zu sichern. Das Einführen eines Arbeitsgerätes durch den Arbeitskanal muß in gestrecktem Zustand der Endoskopspitze geschehen, da es andernfalls zu Beschädigungen der Auskleidung im Arbeitskanal kommen kann. Beim Kauf von gebrauchten Geräten muß unbedingt auf die optische Qualität und die Leichtgängigkeit der Abwinkelung geachtet werden sowie darauf, daß die Arbeitsgeräte dazu passen. Reparaturen sind außerordentlich kostspielig!

Zubehör

▶ **Biopsiezangen:**
Für die flexiblen Endoskope sind Geräte mit innenliegendem Seilzug, geschützt durch eine äußere Drahtspirale, im Handel. Sie sind als Backenzangen ausgebildet. Die Zange wird über scheren- oder hebelartige Griffe gesteuert (auch hier herrschen herstellerbedingte Unterschiede). Damit kann man mehrere Millimeter große Schleimhautstücke gezielt unter Sichtkontrolle entnehmen. Bei tangentialer Zangenführung ist ein innenliegender Dorn hilfreich, der die Fixation der Zange auf der Schleimhaut ermöglicht.

Für die Endoskopie mit starren Geräten eignen sich starre oder halbstarre Zangen besser als flexible, da damit eine exaktere Probeentnahme durchgeführt werden kann. Die Backen dieser Zangen sind im allgemeinen größer, so daß auch größere Biopsieproben entnommen werden können. Dies ist insbesondere bei der Laparoskopie (etwa zur gezielten Leberbiopsie) von Vorteil. Andererseits ist die Biopsiewunde dann auch wesentlich größer, was besonders bei Biopsien im Dickdarmbereich nicht ungefährlich ist (Perforationsgefahr).

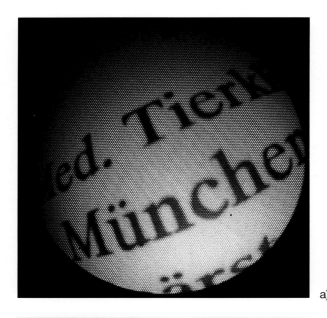

a)

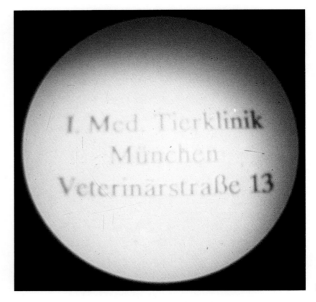

d)

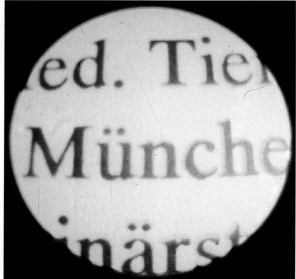

b)

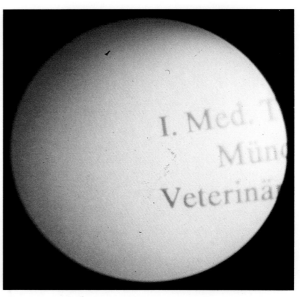

e)

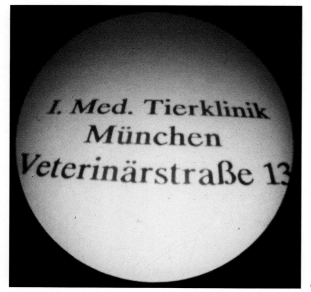

c)

Abb. 2.15. Bildwiedergabe: a) Endoskop mit 60°-Blickwinkel, Schrift aus ca. 3 cm Entfernung, b) Endoskop mit 60°-Blickwinkel, Schrift aus ca. 1 cm Entfernung, c) Endoskop mit 30°-Blickwinkel, dieselbe Schrift und Entfernung wie in (a), d) Endoskop mit 30°-Blickwinkel, etwa 1 cm Entfernung, e) Endoskop mit 45°-Schrägoptik, 60°-Blickwinkel, dieselbe Schrift bei Geradeausrichtung des Endoskops wie in den vorigen Abbildungen, Abstand zum Objekt ca. 3 cm.

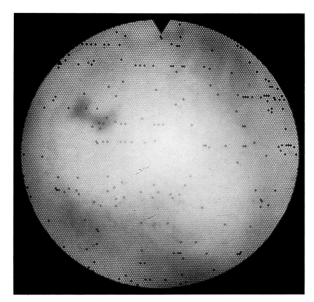

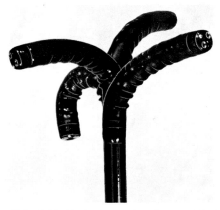

Abb. 2.16. Endoskopschaden: Durch Wassereinbruch in das Gerät infolge Beschädigung der Umhüllung geht das Bild vollständig verloren. Außerdem sind reihenweise schwarze Punkte zu erkennen, die aus Faserbrüchen herrühren (unsachgemäße und zu robuste Behandlung des Gerätes).

Abb. 2.18. Endoskopspitze in verschiedener Abwickelungsposition; das Gerät sollte mindestens in einer Richtung um 180° abwinkelbar sein

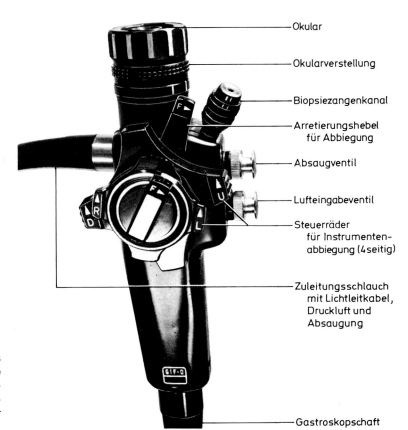

Okular

Okularverstellung

Biopsiezangenkanal

Arretierungshebel
für Abbiegung

Absaugventil

Lufteingabeventil

Steuerräder
für Instrumenten-
abbiegung (4 seitig)

Zuleitungsschlauch
mit Lichtleitkabel,
Druckluft und
Absaugung

Gastroskopschaft

Abb. 2.17. Darstellung des Steuerkopfes eines modernen flexiblen Endoskops; das abgebildete Gerät ist eine Version mit zwei Ventilen (Absaug- und Insufflationsventil). Die verschiedenen Hersteller haben zum Teil erheblich voneinander abweichende Systeme entwickelt.

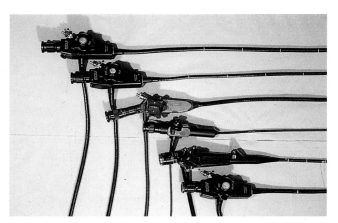

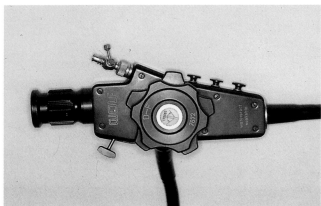

Abb. 2.19. Thema mit Variationen (I): Jeder Hersteller verfolgt in der Anordnung der technischen Einrichtungen des Endoskops seine eigene »Philosophie«. Wenn man mehrere Endoskope verschiedener Hersteller in Gebrauch hat, vergegenwärtige man sich vor dem jeweiligen Gebrauch die Anordnung der Steuerungselemente!

Abb. 2.20. Endoskop der Fa. Wolf mit drei Ventilen und Eingang zum Arbeitskanal zwischen Optik und »Klaviatur«.

▶ **Zytologiebürsten:**

Sie bestehen aus Kunststoffborsten, die von einer Plastikhülle geschützt werden. Nach Erreichen der zu untersuchenden Region wird der Plastiküberzug zurückgezogen und die Bürste über die Schleimhautstelle bewegt. Die Probe wird zytologisch untersucht, nachdem die Bürste entweder direkt ausgestrichen oder in physiologischer Kochsalzlösung ausgewaschen wird.

▶ **Absaugschlauch:**

Geeignet ist ein Polyvinylschlauch. Verwendet wird sterile Meterware, deren äußerer Durchmesser dem des Arbeitskanals angepaßt sein muß. Das Absaugen von Sekret zu Untersuchungszwecken findet hauptsächlich in den Luftwegen Anwendung. Bei gröberen, nicht zu viskösen Sekreten kann das direkte Absaugen, sonst nach Aufschwemmen in physiologischer Kochsalzlösung (sog. Lavage) durchgeführt werden (s. Kap. Bronchoskopie)

▶ **Faßzangen und Drahtkörbe:**

Sie werden in der Regel in Verbindung mit flexiblen Endoskopen als ebenfalls flexible Instrumente verwendet. Beide dienen der Fremdkörperextraktion, wobei die Faßzangen für weichere, die Drahtkörbe für harte und glatte Fremdkörper geeignet sind. Die meist als Doppeldrahtschlingen ausgebildeten Drahtkörbe werden um den Fremdkörper dirigiert, vorsichtig zurückgezogen, bis der Fremdkörper gut fixiert ist, und dann mit dem Endoskop herausgezogen.

▶ **Diathermieschlingen:**

Es handelt sich um Drahtschlingen, die durch elektrischen Strom aufgeheizt werden. Dadurch wird das umschlungene Gewebe abgetrennt. Sie dienen zur Gewinnung größerer Gewebeproben in Hohlorganen (Magen, Darm, selten Bronchen) und zur operativen Entfernung von Polypen o. ä. Wichtig: Bei Anwendung der Diathermie darf nicht gleichzeitig eine Videokamera zur Beobachtung oder Aufzeichnung verwendet werden!

▶ **Lichtquelle:**

Für starre Endoskope stehen noch immer direkte Lichtquellen zur Verfügung, wobei eine Glühlampe von etwa 100 bis 150 W das Objekt beleuchtet (Otoskop, Laryngoskop) oder an einem Lichtträger durch das Endoskop eingeführt wird (Proktoskop, Koloskop). Der Vorteil dieser Methode ist ihre einfache Handhabung und ihr niedriger Preis. Wenn jedoch auch mit flexiblen Endoskopen gearbeitet wird, empfiehlt sich in jedem Fall eine einheitliche Einrichtung unter Verwendung von Kaltlicht auch für die starren Endoskope (mit Ausnahme der Otoskope und evtl. der Laryngoskope).

Für den Praxisgebrauch sind Halogenlampen geeignet. Sie erzeugen genügend Licht für die üblichen Untersuchungsmethoden und sind preislich erschwinglich. Bessere Ergebnisse, insbesondere wenn Photo- oder Film-/Videodokumentationen erforderlich sind, wie zu wissenschaftlichen Untersuchungen oder Lehrzwecken, lassen sich jedoch mit Xenonlampen erzielen, die allerdings einer besonderen Beleuchtungseinrichtung mit Luftkühlung bedürfen. Sie ergeben ein Licht besonders hoher Farbtemperatur. Moderne Geräte lassen sich bei Ausfall einer Lampe während der Endoskopie sofort auf eine Ersatzlampe umschalten.

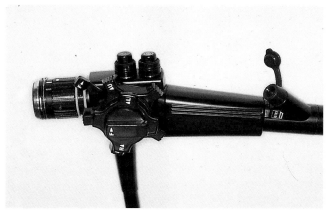

Abb. 2.21. Endoskop der Fa. Olympus mit zwei Ventilen; der Eingang zum Arbeitskanal liegt weit vorn und ist mit einer Klappe verschließbar.

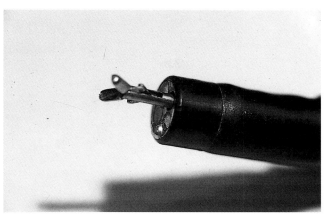

Abb. 2.24. Endoskop mit geöffneter Biopsiezange, aus dem Arbeitskanal herausgetreten.

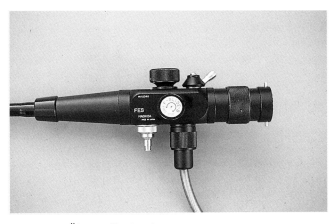

Abb. 2.22. Älteres Gastroskop.

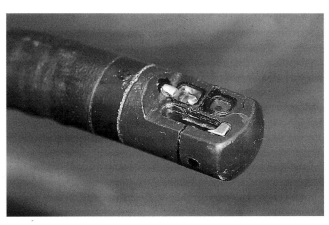

Abb. 2.25. Endoskop mit Seitenoptik (90°), vorzugsweise zur Duodenoskopie mit Gallengangssondierung, aber auch zur Gastroskopie geeignet.

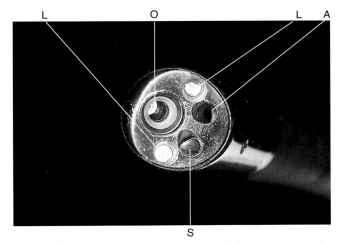

Abb. 2.23. Endoskopspitze mit zwei Beleuchtungskabeln (L), Optik (O), Spülkanal (S) und Arbeitskanal (A).

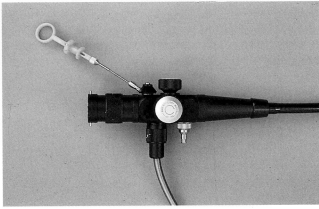

Abb. 2.26. Endoskop mit Arbeitsgerät im Arbeitskanal.

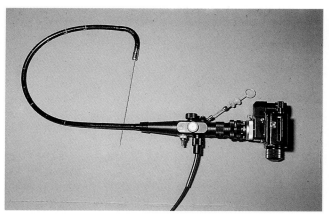

Abb. 2.27. Endoskop mit aufgesetzter Endoskopkamera.

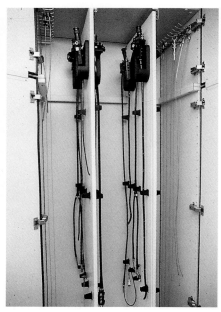

Abb. 2.28. Geeignete hängende Aufbewahrung von Endoskopen im Schrank.

▶ **Spül-, Absaug-, Insufflationseinrichtung:**
Die Frontlinse der Endoskopspitze flexibler Geräte kann mit dieser Einrichtung während der Manipulation gereinigt werden, ohne daß das Gerät herausgenommen werden muß. Es sollte daher eine Spüleinrichtung vorhanden sein. Sie ist meist kombiniert mit einer Absaugeinrichtung und einer Insufflationspumpe. Bei Gastro- und Koloskopien ist die Luftinsufflation unbedingt erforderlich.

Reinigung, Sterilisation, Aufbewahrung

Wichtig ist die Beachtung der Anweisungen des Herstellers. Endoskope dürfen nicht heißsterilisiert werden! Manche der metallenen Zubehörteile können dagegen mit Hitze behandelt werden.
Die älteren flexiblen Endoskope waren nicht wasserdicht. Moderne flexible Endoskope sind ebenso wie die starren Geräte wasserdicht und können unter fließendem Wasser gereinigt und in Wannen mit Desinfektionsmittel eingelegt werden. Darüber hinaus kann durch Leckage-Detektoren eine Undichtigkeit erkannt werden. Sobald jedoch durch grobes Behandeln des Gerätes die geringste Undichtigkeit aufgetreten ist, kann durch solcherlei Maßnahmen die Unbrauchbarkeit des Endoskops mit der Folge kostspieliger Reparaturen herbeigeführt werden.

Zunächst wird das Endoskop mit einem weichen Tuch oder Zellstoff naß abgerieben. Gröbere Verschmutzung kann unter dem Wasserstrahl entfernt werden. Zur Desinfektion stehen Glutaraldehyd und Jodkomplexpräparate zur Verfügung. Die Art des Mittels, dessen Konzentration und die Dauer der Einwirkung richten sich nach den Angaben des Herstellers. Es muß unbedingt beachtet werden, daß der Arbeitskanal ebenfalls gereinigt und desinfiziert wird. Man durchspült ihn zunächst unter Verwendung einer Spritze kräftig mit Wasser und danach mit Desinfektionsmittel.

Eine wesentlich aufwendigere Sterilisationsmethode ist die sogenannte Kaltsterilisation mit Gas. Sie wird z. T. in Kliniken, in praxi dagegen kaum durchgeführt. Es ist erforderlich, daß wasserdichte Geräte vor Einbringen in das Sterilisationsgerät durch Aufbringung einer Kappe geöffnet werden und so ein interner Druckausgleich stattfinden kann. Andernfalls kann das Gerät beschädigt werden. Das Desinfektionsgas muß anschließend durch Belüftung entfernt werden.

Nach jeder Reinigung muß das Endoskop sorgfältig getrocknet werden, um das Eindringen von Wasser sowie das Wachstum von Mikroorganismen zu verhindern. Dies gilt besonders für die Arbeitskanäle.
Die Aufbewahrung von starren Endoskopen kann am besten in einer Desinfektionsbox geschehen. Flexible Geräte sollten in einem eigenen Schrank hängend aufbewahrt werden.

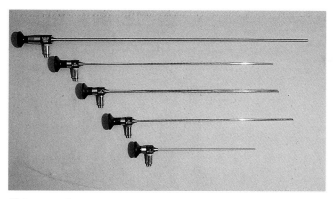

Abb. 2.29. Starre Endoskope (unten ein Arthro-/Rhinoskop).

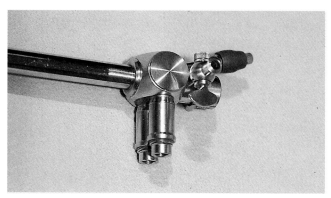

Abb. 2.32. Kopf des starren Bronchoskops.

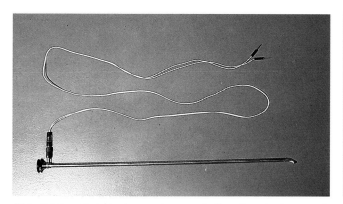

Abb. 2.30. Historisches starres Luftsackendoskop mit Warmlichtquelle.

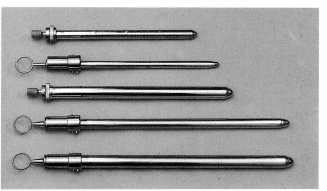

Abb. 2.33. Starre Rekto-(Kolo-)skope mit Obturator in Position.

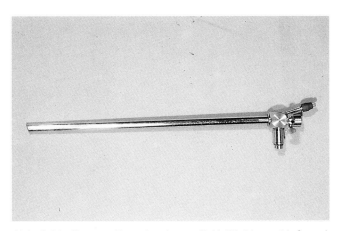

Abb. 2.31. Starres Bronchoskop mit Kaltlichtanschluß und Arbeitskanal.

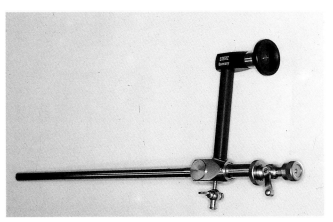

Abb. 2.34. Laparoskop mit abgewinkelter Optik, hebelverschließbarem Arbeitskanal (gegen das Entweichen des Gases) und verschließbarem Gasanschluß.

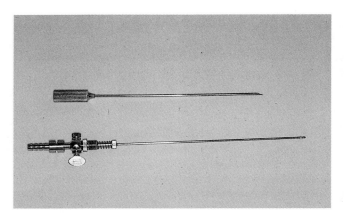

Abb. 2.35. Verres-Nadel zur Gasinsufflation bei Laparoskopie.

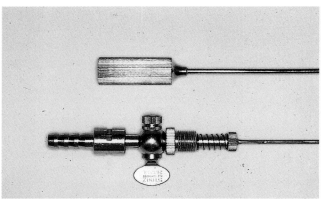

Abb. 2.36. Insufflationsteil der aus der Kanüle entfernten Verres-Nadel.

Endoskopie, Durchführung

Arbeiten mit dem Endoskop

Vor dem Einführen des Endoskops sollte man sich von dessen ordnungsgemäßem Zustand überzeugen. Hierzu gehört ggf. das Abspülen von Desinfektionsmitteln. Es wird vorausgesetzt, daß die Dichtigkeit regelmäßig überprüft worden ist. Durch Drehen der Endoskopräder kontrolliert man die Beweglichkeit der Spitze. Nach Anschluß an die Lichtquelle prüft man die Optik, indem man die Endoskopspitze in die hohle Hand nimmt und durch das Gerät schaut. Dabei werden Faserbrüche, Unschärfen oder Verschmutzungen der Optik sichtbar. Da die meisten Hersteller ihre eigenen Vorstellungen bei der Knopfanordnung verfolgen, sollte man sich besonders bei Verwendung mehrerer Fabrikate über die Reihenfolge der »Klaviatur« vergewissern. Das Einführen eines Gerätes durch den Arbeitskanal zeigt dessen Durchgängigkeit an. Auch die Arbeitsgeräte selbst sollten vor Gebrauch auf Funktionsfähigkeit geprüft werden.

Der Endoskopkopf wird in der linken Hand gehalten. Zeige-, Mittel- und Ringfinger der linken Hand bedienen die Bedienungsknöpfe (bei manchen Endoskopen besteht ein kombinierter Luft-Wasser-Insufflationsknopf, der mit dem Mittelfinger bedient wird). Der Daumen kann in einen der Fingerausschnitte des inneren – größeren – Rades für die Auf- und Abbewegung der Endoskopspitze gelegt werden. Nach einiger Übung gelingt es den meisten Untersuchern mit einigermaßen langen Fingern, das innere Rad mit dem Daumen der linken Hand und das äußere kleine Rad für die seitlichen Bewegungen zu bedienen. Allerdings kann das Bedienen der Drehräder nach Einführen des Endoskops auch der rechten Hand überlassen werden.

Mit der rechten Hand läßt sich das kleinere Rad für die seitlichen Bewegungen bedienen, außerdem die Arretierungseinrichtung feststellen oder lockern. Sie ist von Vorteil, wenn Manipulationen mit Geräten durchgeführt werden sollen. Das Einführen von Geräten durch den Arbeitskanal und die Manipulationen werden rechtshändig durchgeführt. Die rechte Hand führt das Gerät in gerader Richtung ein. Dazu ist es erforderlich, daß der Untersucher in einiger Entfernung vor (bzw. bei Koloskopie hinter) dem Patienten steht oder sitzt; bei zu nahem Herantreten wird das Endoskop stark gebeugt. Wichtig ist, daß die Endoskopspitze in jedem Falle beim Einführen gestreckt ist. Dabei sind seitliche Bewegungen der Spitze bis zum Erreichen des Magenlumens in der Regel unnötig, Auf- oder Abwärtsbewegungen sind nur in geringem Maße erforderlich, so daß sie ohne Schwierigkeiten mit dem Daumen der linken Hand durchgeführt werden können.

Die Einführung von Hilfsgerät (Sonden, Biopsiezangen, Schlingen usw.) erfolgt mit der rechten Hand. Bei den meisten modernen flexiblen Endoskopen ist die Einführungsöffnung normalerweise durch eine Membran verschlossen, damit die insufflierte Luft nicht entweichen kann. Der Verschluß öffnet sich selbständig beim Einführen des Arbeitsgeräts. Bei anderen flexiblen Endoskopen muß ein Hebel geöffnet werden. In jedem Fall muß die Spitze des flexiblen Endoskops bei dem Durchführen durch die Spitze geradegerichtet werden; andernfalls kann der Versuch der Einführung von Arbeitsgeräten zu schweren Schäden am Endoskop führen. Bei starren Koloskopen wird das starre oder halbstarre Hilfsinstrumentarium durch die Führungs-

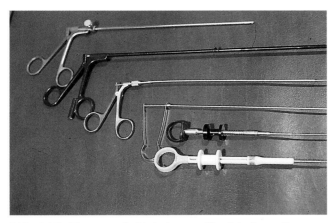

Abb. 2.37. Thema mit Variationen (II): Arbeitsgeräte verschiedener Hersteller mit unterschiedlich praktischem Bedienungselement. Gut geeignet, aber leider sehr anfällig sind die Geräte mit scherenartigem Bedienungselement.

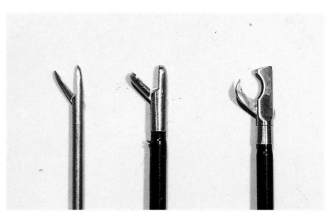

Abb. 2.40. Starre Biopsiezangen beachtlicher Größe für starre Laparoskope.

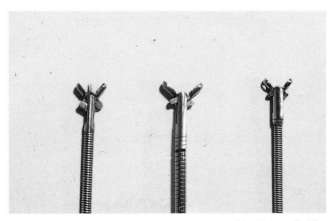

Abb. 2.38. Flexible Biopsiezangen unterschiedlicher Größe für flexible Endoskope, links ein Gerät mit Fixationsdorn.

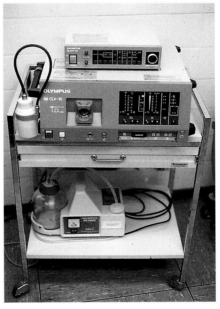

Abb. 2.41. Moderne Kaltlichtquelle mit allen Funktionen (Blitz-, Absaug-, Insufflations-, Spüleinrichtung).

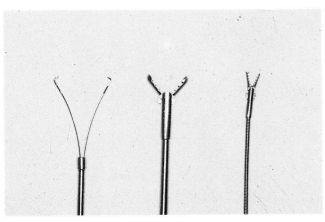

Abb. 2.39. Flexible Fremdkörperfaßzangen unterschiedlicher Größe.

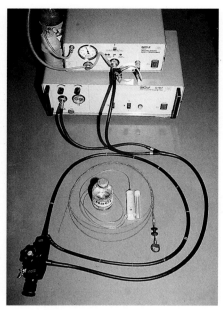

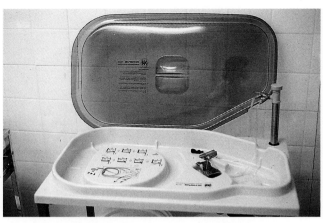

Abb. 2.43. Endoskopreinigungs- und -desinfizieranlage.

Abb. 2.42. Einfache transportable Lichtquelle mit getrennter Absaug-, Insufflations- und Spüleinrichtung und angeschlossenem Endoskop sowie verschiedenes Zubehör.

hülse geführt. Flexible Biopsiezangen, Sonden usw. eignen sich nur bedingt für die Untersuchung mit starren Endoskopen, da die gezielte Probenentnahme damit kaum möglich ist.

Die Biopsieentnahme erfolgt nach Auswahl des zu untersuchenden Gebiets unter Sichtkontrolle durch festes Aufsetzen der Biopsiezange auf die Schleimhaut. Besonders bei schrägem Aufsetzen kommt es dabei in der Regel zum Abrutschen der Backen, so daß zwar Läsionen gesetzt werden, aber kein Material in ausreichender Menge gewonnen werden kann. In diesem Fall eignen sich Biopsiezangen mit einem Dorn sehr gut zur Fixation. Nach Fixierung der Zange werden die Backen fest geschlossen und die Zange – weiterhin geschlossen – durch das Endoskop zurückgezogen. Beim Eintritt der Backen in den Arbeitskanal wird die Probe aus dem Gewebeverband gelöst. Die dabei auftretenden Blutungen sind harmlos, eine ungestörte Blutgerinnung vorausgesetzt. Die Probe wird vorsichtig mit einer spitzen Pinzette oder auch mit der Spitze einer Injektionskanüle aus den Backen der Zange entnommen. Sie kann dann zunächst auf einem Holzspatel oder Fließpapier ausgebreitet, dort ca. 30 Sekunden belassen und dann in das Fixationsmedium überführt werden; oder aber das Bioptat wird sofort ins Fixationsmedium gegeben.

Beschädigungen des Endoskops

Eine Beschädigung des Endoskops kann folgende Ursachen haben:
- Abknicken starrer Geräte durch plötzliche Bewegungen des Patienten (Niesen bei Rhinoskopie infolge unzureichender Anästhesie)
- Abknicken flexibler Geräte durch plötzliche Abwehrbewegungen (Pferd)
- Zerstörung durch Draufbeißen (ungenügende Sedation, nichtsitzender Maulspreizer)
- zu starkes passives Biegen oder gar Knicken des Fiberskops
- Einführen der Arbeitsgeräte bei abgebogener Endoskopspitze
- Zurückziehen von geöffneten Arbeitsgeräten
- Verwendung von für den Arbeitskanal zu großlumigen Arbeitsgeräten
- unzureichende Reinigung nach Gebrauch
- zu langes Belassen (Vergessen) in stark konzentrierter Desinfektionslösung

Hinweis:
Die auf dem Markt befindlichen endoskopischen Geräte sind außerordentlich vielgestaltig. Neben der Qualität und dem Preis achte man insbesondere auf die Qualität des Kundendienstes. Eine Endoskopieeinrichtung bedarf immer einmal wieder der Reparatur. Die optisch und mechanisch beste Einrichtung ist daher nur so gut wie ihr Kundendienst! Man erkundige sich ggf. bei örtlichen Krankenhäusern oder Universitäts(tier)kliniken.

3 Endoskopie des Respirationstrakts bei Hund und Katze

B. Ballauf und W. Kraft

Einleitung

Die Endoskopie des Respirationstraktes bei Hund und Katze umfaßt die Rhinoskopie, die Adspektion des Maul-Rachen-Raumes, des Kehlkopfes, der Trachea, des Bereichs der Luftröhrengabelung sowie der Stammbronchien und nachgeschalteter Bronchien. Im Gegensatz zu rhinobronchoskopischen Untersuchungen beim Pferd, die am im Stand fixierten, aber in der Regel unsedierten Tier durchgeführt werden, müssen Hund und Katze in Allgemeinanästhesie untersucht werden. Dies kann bei herz- oder atmungsinsuffizienten Tieren das Risiko quoad vitam erhöhen. Dennoch bringt die endoskopische Untersuchung des Respirationstraktes auch bei Hunden und Katzen viele Vorteile. Im wesentlichen sind dies die direkte Beurteilung von morphologischen Veränderungen des Respirationstraktes, lokalisierter oder generalisierter Entzündungserscheinungen sowohl infektiöser als auch nichtinfektiöser Art am respiratorischen Epithel, muraler Läsionen oder Zubildungen in den einsehbaren Bereichen und nicht zuletzt der Menge, Verteilung und Viskosität von vorhandenen Sekretionen. Besonders bei muralen Veränderungen bietet die Bronchoskopie die Möglichkeit, Probeentnahmen unter Sichtkontrolle durchzuführen. Aber auch Proben der vorgefundenen Sekrete können gezielt aspiriert werden, um weiterführenden Untersuchungen zugeleitet zu werden. Einen therapeutischen Effekt gewinnt die Bronchoskopie bei der Entfernung von aspirierten Fremdkörpern. Auch die mechanische Abtragung von parasitär bedingten Schleimhautwucherungen (durch Filaroides osleri) kann endoskopisch gesteuert werden.

Rhinoskopie

Indikationen

- chronischer Nasenausfluß
- einseitiger Nasenausfluß
- chronisches Niesen
- Nasenbluten
- Umfangsvermehrungen im Nasenbereich
- nasaler und pharyngealer Stridor
- exzessiver Würgereiz (!)

Geräte

Endoskope

Verwendet werden starre Arthroskope (Teleskope) mit Geradeausblickrichtung (0 Grad), 2 mm Durchmesser, ca. 18 cm Länge.

Lichtquelle

In der Regel reichen Kaltlichtquellen mit Wolframlampe aus; für Photo- und Videodokumentation benötigt man eine Xenonlampe mit Blitzeinrichtung.

Zubehör

- Fremdkörperfaßzangen
- starre Biopsiezangen
- Spül- und Absaugkatheter (Meterware)
- Fixationsmedium und Behälter für Biopsieproben
- sterile Tupfer
- Einmalspritzen
- Objektträger
- physiologische NaCl-Lösung

Vorbereitung des Patienten

Die Patienten müssen nach den allgemeinen Maßgaben für eine tiefe Allgemeinnarkose vorbereitet werden.

Anästhesie

In jedem Falle ist für die Rhinoskopie eine tiefe Allgemeinanästhesie erforderlich.
Prämedikation: Atropin. sulfuric. 0,05 mg/kg

▶ **Hund:**
Droperidol + Fentanyl (Thalamonal 0,5 ml/kg i.v., maximal 15 ml pro Tier)
Vertiefung der Narkose durch Etomidat, 2 mg/kg, als DTI nach Wirkung

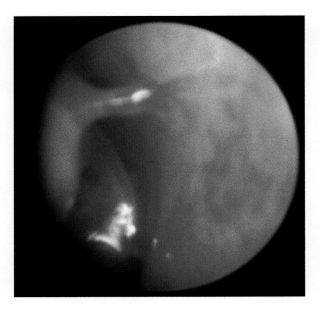

Abb. 3.1. Rhinoskopie: fleckige Nasenschleimhaut bei Rhinitis; Hund.

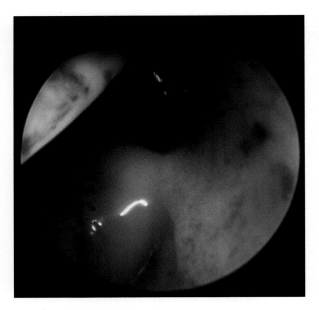

Abb. 3.2. Eitrige Rhinitis; Hund.

▶ **Katze:**
Ketaminhydrochlorid, 10 bis 20 mg/kg i. m., Xylazin, 1 bis 2 mg/kg i. m., in der Mischspritze
Bei beiden Tierarten ist zusätzlich eine Lokalanästhesie der Nasenschleimhaut mit einem Tetracainspray (z. B. Gingicain M®) notwendig.

Durchführung

Sollen auch die tieferen Atemwege endoskopiert werden, so empfiehlt sich dies zweckmäßig vor der Rhinoskopie, da bei einer Verletzung der Nasenschleimhaut Blut aspiriert und das Bild damit verfälscht werden kann.
Die Tiere werden in Brustlage gebracht und der Kopf so fixiert, daß die Nasenöffnungen sich in Augenhöhe des Untersuchers befinden. Die Nasengänge des Patienten sollen mit dem Rhinoskop und dem Auge des Untersuchers eine Linie bilden. Unter Sichtkontrolle wird das Endoskop in die einzelnen Nasengänge vorsichtig (!) eingeführt. Geachtet wird auf Sekrete und sonstige Auflagerungen, Fremdkörper, Integrität der Nasenschleimhaut und Nasenmuscheln, Schleimhautfarbe, -glätte und -glanz (Feuchtigkeit) sowie lumenverlegende Prozesse (Tumoren, lytische Vorgänge an den Nasenmuscheln, zähe Sekretmassen, Sequesterbildungen und Fremdkörper).

Befunde

Ohne besonderen Befund

Die physiologische Nasenschleimhaut ist im Anfangsteil bei manchen Tieren pigmentiert, dann jedoch rosafarben, feucht, glatt und glänzend. Klares Sekret ist in geringen Mengen vorhanden und bisweilen als klare, fadenziehende Flüssigkeit zu erkennen. Die Turbinalien lassen sich gut erkennen und können durch eingelagerte Venenplexus der Schleimhaut einen dunkleren Farbton verleihen. Bei Hunden und Katzen mit nicht zu stark eingesunkenem Nasendach können die Nasengänge bis zum Ethmoid eingesehen werden. Abwehrbewegungen der Tiere bei nicht ausreichender Narkosetiefe und robustes Endoskopieren führen leicht zu Schleimhautläsionen mit starken Blutungen, die das endoskopische Bild beeinträchtigen und zum Abbruch der Rhinoskopie führen können. Die Adspektion des Aditus nasopharyngicus ist mit flexiblen Endoskopen von der Mundhöhle aus möglich (s. Kap. Pharyngoskopie).

Krankhafte Befunde

Rhinitiden

Auffallend sind die stärkere Sekretion seröser bis purulenter Art sowie die höhere Rötung und ödematöse Schwellung der Schleimhaut. Bei der Ausbildung von Ulzera werden häufiger Blutspuren bemerkt. Die an sich schon vulnerable Schleimhaut

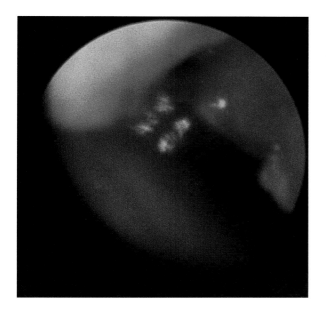

Abb. 3.3. Fremdkörper (Getreidegranne) im ventralen Nasengang; Hund.

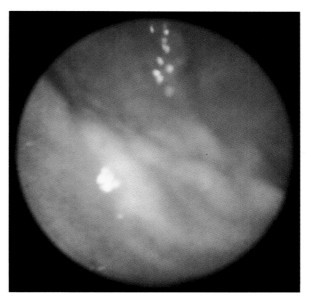

Abb. 3.5. Mykose der Nasenschleimhaut, Hund.

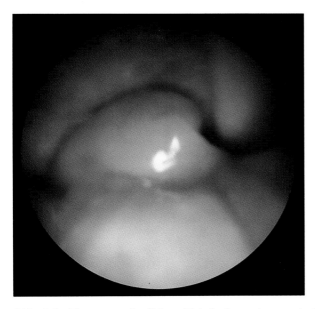

Abb. 3.4. Tumor und eitrige Entzündung im ventralen Nasengang; Hund.

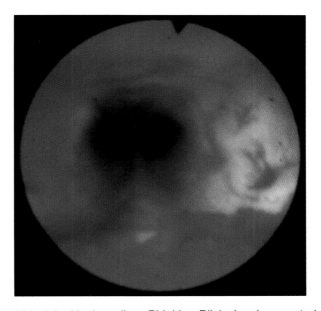

Abb. 3.6. Hochgradige Rhinitis, Blick in den ventralen Nasengang durch retrospektive Adspektion mit einem flexiblen Endoskop vom Pharynx respiratorius aus.

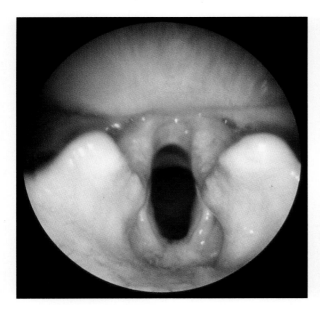

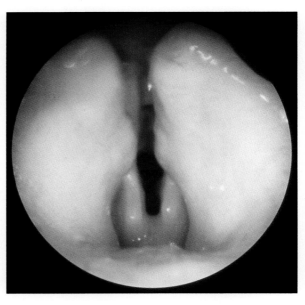

Abb. 3.7. Larynx (Hund); Schleimhaut rosa, nur wenige netzartig verästelte Gefäße sichtbar. Aryknorpelfortsätze (Processus corniculati und cuneiformes) ins Lumen des Cavum glottidis ragend, bei flacher Narkose Motilität beurteilbar; Stimmritze leicht geöffnet.

Abb. 3.8. Larynx (Hund); Processus cuneiformes in Adduktionsstellung bei flacher Narkose: Stimmritze eng, spaltförmig.

ist bei rhinitischen Zuständen noch leichter verletzlich und blutet auch bei vorsichtiger Endoskopie stark. Bei der mykotischen Rhinitis fallen insbesondere weißliche pseudomembranöse Beläge auf der leicht blutenden Schleimhaut auf. Auch ulzeröse Veränderungen werden gesehen. In der Regel findet man ein stark eitriges Sekret.

Schleimige Degeneration der Konchen

Auf der Schleimhaut der Konchen finden sich große Mengen eines zäh-schleimigen, weißlich-trüben Sekrets. Die Schleimhaut selbst kann scheinbar intakt, aber auch ulzerös bis nekrotisch wirken. Verformungen der knorpeligen Grundlagen kommen vor.

Tumoren

Sie sind als unregelmäßig große, halbkugelig ins Lumen ragende, oberflächlich glatte oder zerklüftete Gebilde erkennbar. Nicht selten erscheinen sie aber auch als Ulzera. In jedem Fall empfiehlt sich die Entnahme eines Bioptats; allerdings muß tief biopsiert werden, was bei der Enge der Nasengänge nicht immer gelingt.

Fremdkörper

Als Fremdkörper kommen alle Gegenstände in Frage, die von der Größe her von apikal oder vom Pharynx aus in die Nase gelangen können. Sie lösen eine einseitige zunächst seröse, dann eitrige Sekretion aus. In dem vermehrt vorhandenen Sekret können die Fremdkörper oft zunächst verborgen sein. Verletzungen der Schleimhaut und Ulzerationen können zu starken Blutungen Anlaß geben. Die Entfernung gelingt meist unter Sichtkontrolle mit Fremdkörperfaßzangen.

Epistaxis

Im akuten Stadium des Nasenblutens ist die Rhinoskopie nicht durchführbar, da die Sichtverhältnisse die Adspektion unmöglich machen. Nach Aufhören der akuten Blutung und Ausschluß von Gerinnungsstörungen kann jedoch die Endoskopie die Ursachen aufklären.

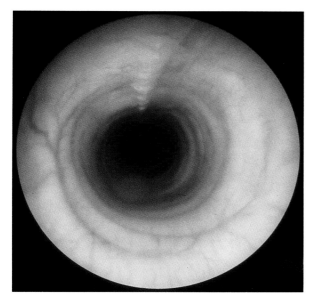

Abb. 3.9. Trachea (Hund); Schleimhaut blaßrosa über den Knorpelspangen, rosa in den Bereichen dazwischen; nur vereinzelt kleine Gefäße im Zwischenknorpelbereich sichtbar; Lumen der Trachea rund.

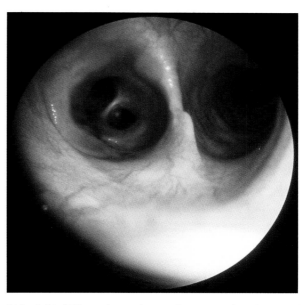

Abb. 3.11. Bifurcatio tracheae; Septum schmal, ventral mit zipfelartigem Schleimhautfortsatz (keine nosologische Bedeutung).

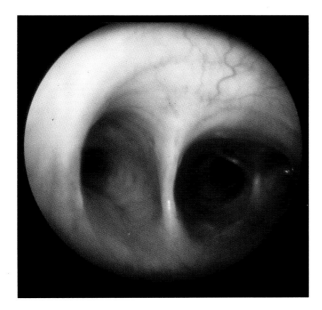

Abb. 3.10. Bifurcatio tracheae (Hund); Septum schmal, leichte Gefäßinjektion in diesem Bereich.

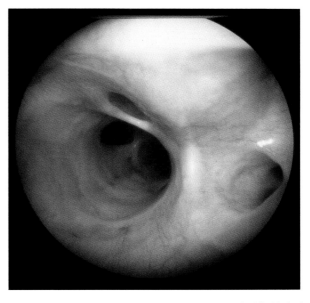

Abb. 3.12. Stammbronchus rechts (Hund); Schleimhaut blaßrosa, ihre Oberfläche erscheint durch die unter dem Epithel liegenden stützenden Knorpelplatten unregelmäßig erhaben. Die Abzweigung des Bronchus accessorius (rechts im Bild) markiert gleichzeitig den Übergang des Stammbronchus in den Bronchus caudalis.

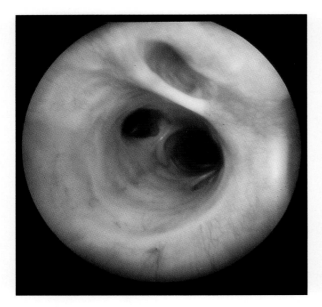

Abb. 3.13. Stammbronchus links (Hund); Schleimhaut wie in Abb. 3.12; rechts im Vordergrund die Abzweigung des Bronchus cranialis.

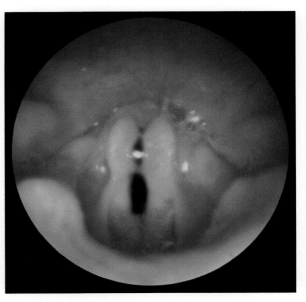

Abb. 3.14. Larynx (Katze); im Gegensatz zum Larynx des Hundes tragen hier die Aryknorpel keine Fortsätze, so daß die Aryknorpel selbst nur als kissenartige Wülste imponieren, die den dorsalen Anteil der Stimmritze bilden. Die Schleimhaut ist blaßrosa und erscheint generell leicht ödematisiert. Gefäße sind nicht sichtbar. Klares Sekret in geringen Mengen ist physiologisch.

Laryngotracheo-bronchoskopie

Indikationen

- chronischer Husten (nach Ausschluß kardialer Ursachen)
- chronische respiratorische Symptomatik (Dauer mehr als drei Wochen) mit unterschiedlicher Ausprägung
  - Polypnoe
  - Dyspnoe
  - Stridorgeräusche
  - ständiger Würgereiz
  - Stimmverlust oder Stimmänderung
  - mit Dyspnoe einhergehender Leistungsabfall
  - röntgenologische Veränderungen im bronchialen und peribronchialen Bereich
- akute Atemnotanfälle
- Fremdkörperaspiration
- Verdacht auf pathologische Veränderungen anatomischer Strukturen im Respirationstrakt

Geräte

Endoskope

Für die Adspektion des Larynx, der Trachea und der tieferen Bronchien bei den unterschiedlich großen Hunderassen und Katzen werden eine Reihe von verschiedenen Endoskopen benötigt:
- flexible Endoskope, Arbeitslänge 60 bis 120 cm, Außendurchmesser 6 bis 9 mm, Arbeitskanal
- starre Teleskope (Geradeausoptik) mit Arbeitslängen von 18, 37 und 50 cm, äußerem Durchmesser von 2, 3 und 5,5 mm
- fakultativ starre Bronchoskophüllen mit Führungsschienen für die optischen Teleskope sowie Arbeitskanal

Lichtquelle

Meist ist eine Kaltlichtquelle mit Wolframlampe ausreichend, für Photo- und Videoaufnahmen ist jedoch eine Xenonlampe zu empfehlen.

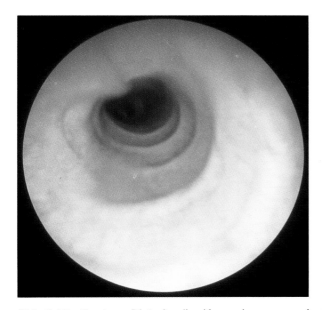

Abb. 3.15. Trachea (Katze); die Knorpelspangen, deren Enden sich dorsal auf geringe Entfernung annähern, sind unter der rosafarbenen, leicht ödematös wirkenden Schleimhaut erkennbar. Die Membrana dorsalis bildet eine schmale, ins Lumen ragende Leiste.

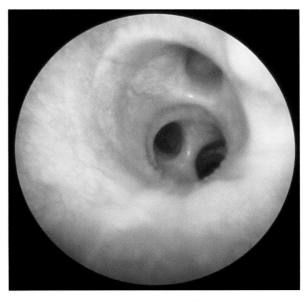

Abb. 3.16. Bronchien (Katze); die Schleimhaut ist rosafarben und erscheint leicht ödematisiert. Knorpelplatten im Bereich der Septen sind im Gegensatz zum Hund nicht erkennbar.

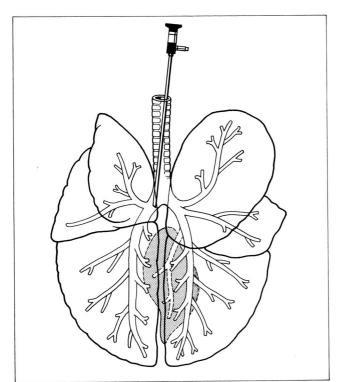

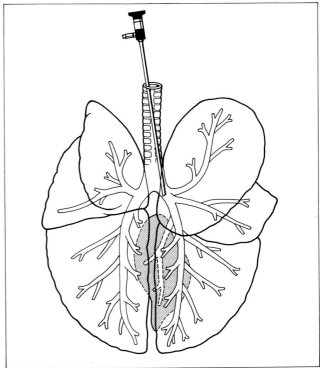

Abb. 3.16a und b. Schematische Darstellungen der Bronchoskopie mit einem starren Bronchoskop. Die Abbildungen zeigen die Grenzen des starren Geräts. (Die anatomische Zeichnung wurde dem Lehrbuch der Anatomie der Haustiere, Band II, von Nickel, Schummer und Seiferle, Verlag Paul Parey, entnommen.)

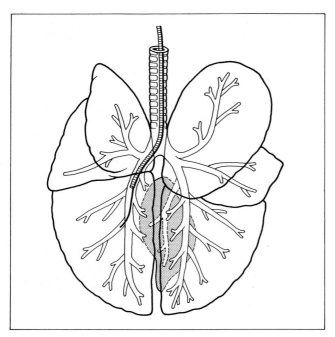

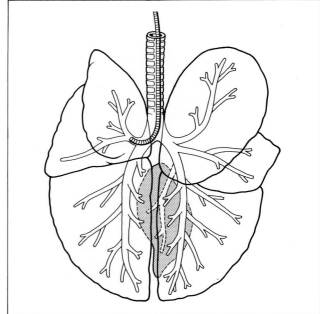

Zubehör

- flexible und starre Fremdkörperfaßzangen
- Fremdkörperfangkörbchen
- flexible und starre Biopsiezangen
- Spül- und Absaugschläuche (Meterware)
- Einmalspritzen
- Behälter für Biopsieproben
- sterile Tupfer
- Objektträger
- physiologische NaCl-Lösung
- Maulspreizer
- Zubinder

Die Endoskope und Zusatzgeräte sollten vor der Bronchoskopie desinfiziert oder sterilisiert werden.

Kontraindikationen

- akute Infektionskrankheiten
- kardial bedingte Stauungserscheinungen im Lungenbereich
- höhergradige anämische Zustände

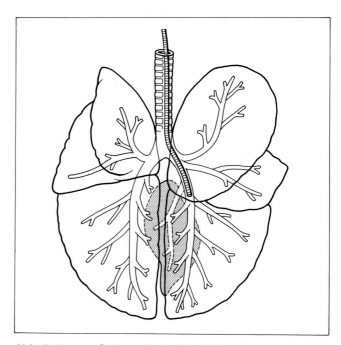

Abb. 3.16c – e. Schematische Darstellungen der Bronchoskopie mit einem flexiblen Bronchoskop. Die Abbildungen zeigen die wesentlich größere Eindringtiefe. In Abb. 3.16c ist das Einführen eines Abführschlauches zur Sekretgewinnung dargestellt.

Vorbereitung des Patienten

Die für die Bronchoskopie vorgesehenen Tiere werden vor dem Eingriff einer gründlichen klinischen und labordiagnostischen sowie röntgenologischen Untersuchung unterzogen. Dabei wird besonderes

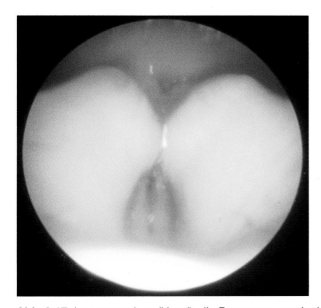

Abb. 3.17. Larynxparalyse (Hund); die Processus corniculati und cuneiformes der Aryknorpel sind weit ins Lumen der Kehlkopfhöhle eingesunken, die Stimmritze ist geschlossen, die schlaffen Stimmbänder schwingen im in- und exspiratorischen Luftstrom.

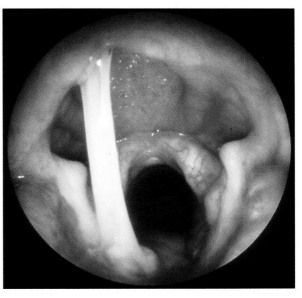

Abb. 3.19. Nasopharynx, Blick in den Larynx (Hund); visköse, purulente Sekretspange, aus den Choanen herabtropfend; Schleimhautgefäße deutlich injiziert

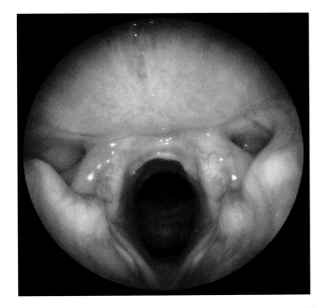

Abb. 3.18. Laryngitis (Hund); Stimmritze weit geöffnet; Schleimhaut der Aryknorpelfortsätze fleckig gerötet und mit netzartig injizierten Gefäßen; muköse Sekretion.

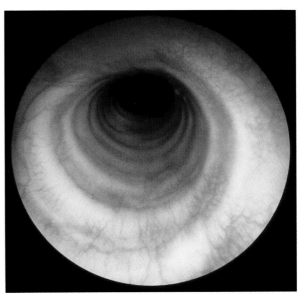

Abb. 3.20. Tracheitis sicca (Hund); deutliche Gefäßinjektion (zirkulär und in Längsrichtung) der Schleimhaut, starke, diffuse Rötung der Membrana dorsalis.

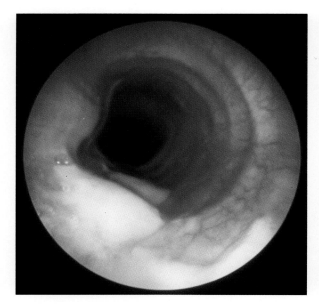

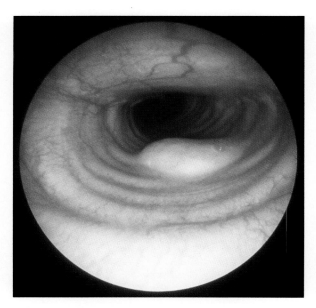

Abb. 3.21. Tracheitis (Hund); mit hochgradiger diffuser Schleimhautrötung und zirkulärer und in Längsrichtung verlaufender Gefäßinjektion; Membrana dorsalis (links im Bild) geringgradig eingesunken; an den seitlichen Wänden anhaftend weißes, purulentes Sekret in zähen Tropfen.

Abb. 3.22. Tracheitis bei Rechtsherzinsuffizienz (Hund); Tracheallumen queroval (geringgradiger Trachealkollaps); Schleimhaut zwischen den Knorpelspangen mit deutlicher Gefäßinjektion; weißes, schaumiges Sekret als Bolus in der Trachea liegend.

Augenmerk auf die Narkosefähigkeit des Tieres gelegt. Wenn es notwendig erscheint, sollte auf jeden Fall zunächst eine Stabilisierung der Kreislaufsituation eingeleitet werden.

Ein intravenöser Zugang für die Verabreichung der Anästhetika ist zu legen. In den letzten zwölf Stunden vor der Narkoseeinleitung ist strikte Nahrungskarenz erforderlich.

Anästhesie

Die Bronchoskopie stellt einige besondere Anforderungen an die durchgeführte Narkose bei Hund und Katze. Zunächst sollte die Forderung erfüllt sein, eine möglichst schonende, d. h. wenig atem- und kreislaufdepressive Anästhesieform bei gleichzeitig guter Steuerbarkeit einzusetzen. Die in bezug auf diese Forderungen optimal erscheinende Inhalationsnarkose birgt den wesentlichen Nachteil, daß der Einsatz der Bronchoskopie durch die hier erforderliche Intubation stark eingeschränkt wird. Nur Spezialanfertigungen von starren Bronchoskopen mit integrierter Beatmungsmöglichkeit bieten hier die für die Bronchoskopie notwendigen Voraussetzungen. Deshalb wird in der Regel eine Injektionsnarkose während der Bronchoskopie eingesetzt werden.

Folgende Empfehlungen können hierfür gegeben werden:
▶ **Prämedikation:** Atropin. sulfuric. 0,05 mg/kg zur Ausschaltung vagaler Reflexe
▶ **Hund:**
a) Droperidol + Fentanyl (Thalamonal, 0,5 ml/kg i. v., maximal 15 ml/Tier)
   Vertiefung der Narkose durch Etomidat, 2 mg/kg, als DTI nach Wirkung
b) Droperidol + Fentanyl (Thalamonal, 0,5 ml/kg i. v., maximal 15 ml/Tier) und
   Metomidat, 5 mg/kg i. v.
c) Diazepam, 1,0 mg/kg i. v., und
   Ketaminhydrochlorid, 10 mg/kg i. v., und
   Thiamylal-Na, 10 bis 20 mg/kg i. v., nach Wirkung

▶ **Katze:**
Ketaminhydrochlorid, 10 bis 15 mg/kg i. m.,
Xylazin, 1 bis 2 mg/kg i. m., in der Mischspritze
Die für die Bronchoskopie erforderliche Narkosetiefe ist 10−20 min nach Applikation der Anästhetika erreicht.

Bei beiden Tierarten ist zusätzlich in allen Fällen eine Lokalanästhesie des Larynx mit einem Tetracainspray vorzunehmen, da sonst die Gefahr der Auslösung von Laryngospasmen durch die Manipulationen erhöht ist.

Die gewünschte Narkosetiefe ist bei Ausschaltung des Schluck- und Hustenreflexes bei erhaltenem Kornealreflex erreicht. Bei den mit Neuroleptanal-

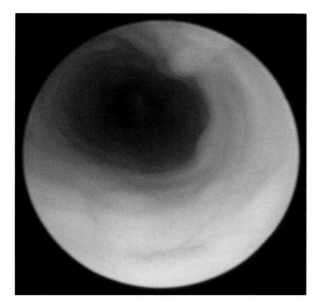

Abb. 3.23. Tracheitis follicularis (Katze); Schleimhaut leicht gerötet und ödematisiert, die einzelnen Knorpelspangen sind aufgrund der Schleimhautödematisierung nur mehr undeutlich zu erkennen. Multiple lymphatische Schleimhautfollikel, v. a. an der Membrana dorsalis.

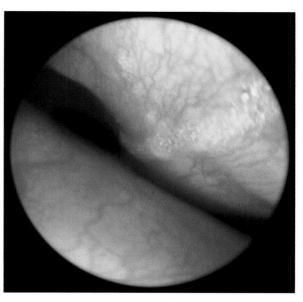

Abb. 3.25. Hochgradiger Trachealkollaps; starkes Durchhängen der Membrana dorsalis; Schleimhaut gerötet, ödematisiert.

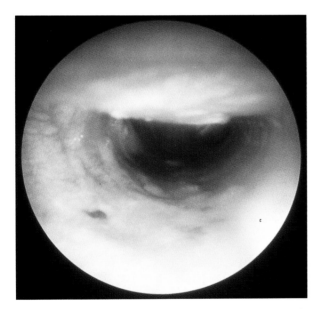

Abb. 3.24. Mittelgradiger Trachealkollaps (sog. »Säbelscheidentrachea«); Schleimhaut deutlich ödematisiert, multiple lymphofollikuläre Proliferationen als Umfangsvermehrungen in der Mukosa sichtbar; Punktblutung im Vordergrund links.

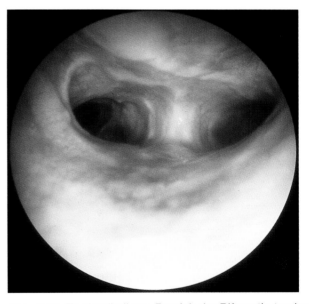

Abb. 3.26. Trachealkollaps, Bereich der Bifurcatio tracheae; Lumen auch hier deutlich queroval, Bifurkation hochgradig verbreitert; Rötung und Ödematisierung der Schleimhaut.

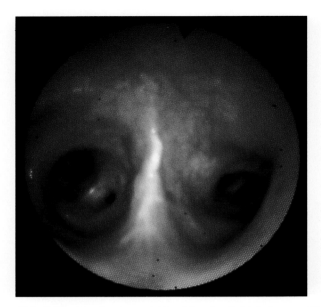

Abb. 3.27. Tracheobronchitis (Hund); Schleimhaut diffus hochgradig gerötet; Septum der Bifurkation ventral geringgradig verbreitert, dorsal scharfe, sich weiß abhebende Kante; Bronchialsepten ebenfalls verbreitert.

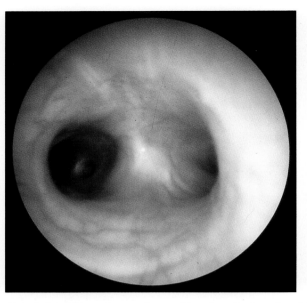

Abb. 3.28. Bifurcatio tracheae (Hund); mittelgradige Verbreiterung.

getika durchgeführten Narkosen (a und b) ist auch die gerade noch erhaltene Auslösbarkeit des Lidreflexes anzustreben.

Eine Prämedikation mit Atropin ist gut geeignet, um unerwünschte vagale Reflexreaktionen wie Arrhythmien, Bradykardien oder Bronchospasmen auszuschalten. Eine Beeinflussung des Sekretionszustandes des Atemwegsepithels und der mukoziliären Clearance ist anzunehmen, wird sich aber nur selten in Form von trockenen, pappigen Schleimhäuten äußern.

Von den für die Hunde aufgeführten Narkosearten kann die Variante a) mit dem Neuroleptanalgetikum Thalamonal (Droperidol + Fentanyl) mit einer Vertiefung der Anästhesie mit dem Hypnotikum Hypnomidate (Etomidate) besonders empfohlen werden, da die Applikation des Hypnotikums über Dauertropfinfusion eine hervorragende Anpassung der Narkosetiefe an die Erfordernisse der Bronchoskopie ermöglicht. Die Steuerbarkeit erreicht annähernd die Möglichkeiten der Inhalationsnarkose. Zudem gewährleistet diese Narkose eine gute Relaxation und Reflexausschaltung bei gleichzeitig nur geringer Depression des Atemzentrums. Die Nachschlafphase ist mit 15 bis 20 Minuten sehr kurz. Nach dieser Zeit sind die Tiere wieder ansprechbar. Als störend kann sich das in fast allen Fällen einsetzende Hecheln erweisen, das die Bildqualität durch Bewegungsunschärfe beeinträchtigt.

Bei der mit Xylazin und Ketamin durchgeführten Narkose bei den Katzen ist der Xylazinanteil im oben angegebenen Rahmen unbedingt auszudosieren, da sonst nur eine unzureichende Relaxation im Bereich des Kehlkopfes erreicht wird. Dies kann zu u. U. nicht beeinflußbaren Laryngospasmen führen, die den Sauerstoffaustausch wesentlich beinträchtigen können. Auch ist die relativ große zentrale Atemdepression der Xylazinkomponente zu beachten. Die Nachschlafphase dauert bei dieser Narkoseform zudem ein bis mehrere Stunden.

Während der bronchoskopischen Untersuchung ist eine Hilfsperson ausschließlich für die Narkoseüberwachung zuständig.

Durchführung

Der Hund oder die Katze wird nach der Narkoseeinleitung in exakter Brustlage mit gestrecktem Kopf/ Halsbereich auf einem höhenverstellbaren Tisch gelagert. Dabei fixiert eine Hilfsperson den Kopf; zur Unterstützung des Rumpfes werden die Hintergliedmaßen des Tieres eingesetzt. Ein Maulspreizer wird mit einem Stoffband fixiert, um eine sichere Öffnung des Maules zu gewährleisten. Die bronchoskopische Untersuchung in Brustlage ist vorteilhaft, da ein zwar seitenverkehrtes, aber aufrechtes Bild des Respirationstraktes beurteilt werden kann. Damit ist die Orientierung im Labyrinth des Bronchialbaumes wesentlich erleichtert. Zudem kann es

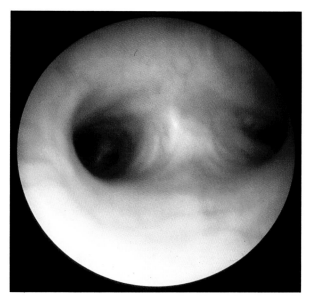

Abb. 3.29. Bifurcatio tracheae (Hund); hochgradige Verbreiterung; Schleimhaut blaß mit ödematösem Charakter.

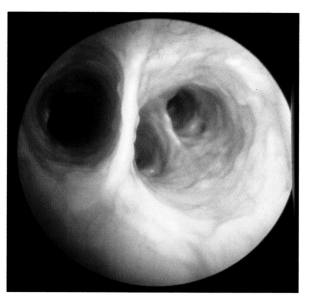

Abb. 3.31. Bronchitis (Hund); Schleimhaut im Bronchus caudalis dexter wenig gerötet, stecknadelkopfgroße Lymphfollikel sichtbar.

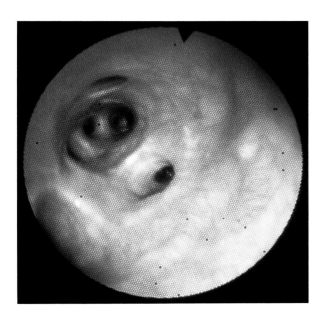

Abb. 3.30. Bronchitis (Hund); fleckige Schleimhautrötung im rechten Stammbronchus und in den abzweigenden Sekundärbronchien; Septen leicht ödematisiert; Schleimhaut erscheint »trocken«.

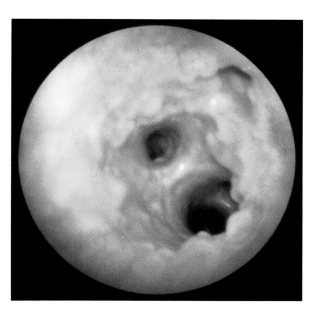

Abb. 3.32. Bronchitis (Hund); Schleimhaut der Bronchien diffus gerötet und ödematisiert, Septen verbreitert; in der Schleimhaut multiple, stecknadelkopf- bis linsengroße Umfangsvermehrungen; Histologie: Lymphfollikel.

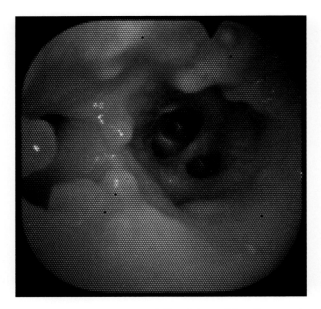

Abb. 3.33. Bronchus caudalis sinister (Hund); granulomatöse Bronchopneumonie bei Lungentuberkulose.

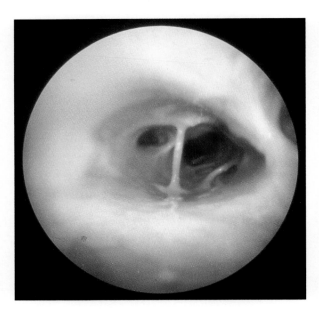

Abb. 3.34. Bronchus caudalis dexter (Hund); Schleimhaut ödematisiert, verbreiterte Septen an den Bronchialabzweigungen; im Vordergrund grau-gelbliches Sekret in Spangenform und Sekretsee.

nicht, wie bei Lagerung auf dem Rücken, zu einem Versacken von Sekretionen aus den ventralen in dorsale Lungenbezirke kommen. Ein weiterer Vorteil der Brustlage ist die für die Narkoseüberwachung wichtige gute Zugänglichkeit der Augen, um hier die Reflexe prüfen zu können.

Der Untersucher trägt Schutzkleidung, eine Gesichtsmaske, einen Augenschutz und Handschuhe. Er sitzt vor dem Kopf des Tieres, wobei sich das geöffnete Maul in Augenhöhe befindet.
Das desinfizierte oder sterilisierte Instrumentarium ist griffbereit anzuordnen, das Reichen der Geräte durch einen Assistenten, der auch bei der Entnahme von Sekret- und Biopsieproben benötigt wird, ist von Vorteil.
Entsprechend der Größe des Tieres und dem danach zu erwartenden Durchmesser der Trachea wird ein Endoskop gewählt.

Die Untersuchung wird von kranial, d. h. beginnend mit der Inspektion der Maulhöhle, nach kaudal vorgenommen. Sollen Sekretproben für mikrobiologische Untersuchungen entnommen werden, so empfiehlt sich dies direkt im Anschluß an die Adspektion des Larynx und der Trachea, um eine Kontamination der Schleimhaut mit oropharyngealen Keimen so gering wie möglich zu halten. Danach wird systematisch der gesamte einsehbare Bereich des Respirationstraktes untersucht. Nach der Adspektion der Bifurcatio tracheae fährt man mit der Untersuchung des Bronchialsystems fort.

Es empfiehlt sich, dabei mit der Adspektion des rechten Stammbronchus, der die annähernd geradlinige Fortsetzung der Trachea bildet (Abzweigungswinkel ca. 160 bis 170°), zu beginnen. Dann werden der Reihe nach die Segmental- und Subsegmentalbronchien des Lobus cranialis, Lobus medius, Lobus accessorius und Lobus caudalis der rechten Lungenhälfte untersucht, soweit es ihr Verzweigungswinkel gestattet. Hierauf wird das Bronchoskop bis vor die Bifurkation zurückgezogen und analog der linke Stammbronchus, Lobus cranialis und Lobus caudalis der linken Lunge in Augenschein genommen. Wenn bereits von der Bifurkation aus gesehen eine Hälfte des Bronchialbaumes verändert erscheint, so sollte stets mit der Untersuchung der unverändert aussehenden Seite begonnen werden.

Im Anschluß an die Adspektion können Gewebeproben von lokalisierten Läsionen der Tracheobronchialschleimhaut entnommen und größere Sekretmengen abgesaugt oder, bei nur spärlich ausgeprägter Sekretion, durch Spülung mit physiologischer Kochsalzlösung (maximal 3 ml/kg Körpergewicht) gewonnen werden. Ebenso ist es in dieser Phase möglich, eventuell vorgefundene Fremdkörper zu entfernen.

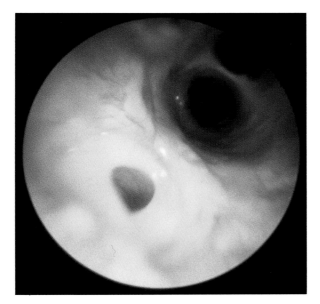

Abb. 3.35. Bronchitis (Hund); Schleimhaut gerötet, Septen ödemtatös, verbreitert; gelb-weißes, hochvisköses, purulent wirkendes Sekret; zytologisch eosinophiles Entzündungsbild.

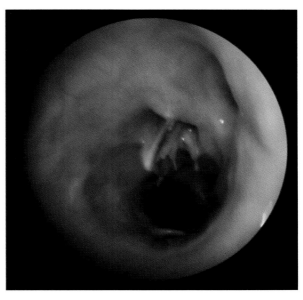

Abb. 3.37. Fremdkörper-Bronchitis (Hund); Getreideähre in Sekundärbronchus.

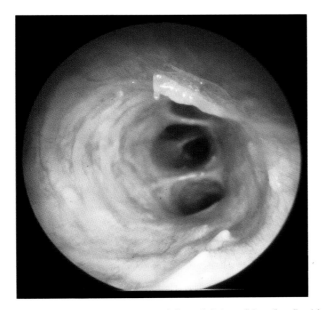

Abb. 3.36. Bronchus caudalis sinister (Hund); fleckige Schleimhautrötung; hochvisköses, pappiges Sekret; Aufzweigungssepten schmal.

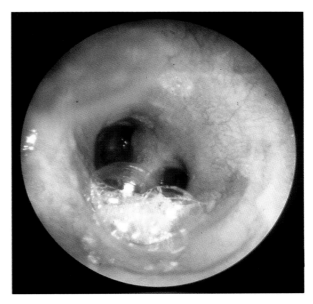

Abb. 3.38. Lungenödem (Hund); Schleimhaut verwaschen blaßrosa mit zyanotischem Stich; klares, seröses Sekret als schaumige Blase.

Nach der Beendigung der Adspektion und Probenentnahme wird das Endoskop langsam wieder aus
dem Respirationstrakt zurückgezogen, wobei
besonderes Augenmerk auf durch das Instrumentarium gesetzte Schleimhautläsionen zu richten ist.
Sind derartige Verletzungen vorhanden, muß das
Tier in der Aufwachphase besonders gründlich
überwacht werden, um eventuell daraus entstehen-
den Atemnot- und Hustenanfällen sofort gezielt
begegnen zu können.

Die bronchoskopische Untersuchung verfolgt das
Ziel, Aussagen über die Form der Strukturelemente
des Respirationstraktes, die Schleimhautbeschaffenheit, Sekretmenge und -beschaffenheit sowie
über besondere Befunde treffen zu können. Aus
diesen pathomorphologischen Befunden kann
zusammen mit weiterführenden Untersuchungen
(mikrobiologisch, zytologisch, histologisch, röntgenologisch) in allen Fällen eine symptomatische, in
vielen Fällen jedoch auch eine ätiologische Diagnose gestellt werden.

Befunde

Ohne besonderen Befund

Larynx

Die Kehlkopfhöhle ist von einer beim Hund rosafarbenen, bei der Katze blaßrosafarbenen Schleimhaut ausgekleidet, in der einzelne kleine Gefäße
sichtbar sind. In der Schleimhaut der Epiglottis
sowie dorsal im Cavum infraglotticum sind stets
einzelne größere Gefäße unter der Mukosa sichtbar. Strukturelemente, wie die Larynxknorpel, Bän-
der und Muskelzüge und lymphatische Follikel, sind
unter der Schleimhaut erkennbar. Dabei stellen
sich die Aryknorpel des Hundes mit ihren Procc.
corniculati, welche den dorsalen Anteil der Stimmritze bilden, und den ins Lumen des Cavum glottidis
ragenden Procc. cuneiformes sehr prominent dar.
Der Katze fehlen beide Processus, so daß die
Aryknorpel hier kissenförmig die Schleimhaut im
dorsalen Stimmritzenbereich vorwölben. Die
Stimmbänder, von einer etwas blasser als die
Umgebung erscheinenden Schleimhaut überzogen,
bilden den ventralen Teil der Rima glottidis. Während der Hund eine zwischen Plicae vocales und
Plicae vestibulares jeweils taschenartig ausgeprägte
Vertiefung mit lymphatischen Einrichtungen besitzt
(Ventriculus laryngis lateralis), sind bei der Katze
hier nur zwei flache Mulden ausgeprägt.

Trachea

Der Querschnitt durch die physiologische Trachea
ist beim Hund rund bis queroval, bei der Katze
immer rund. Die Knorpelspangen sind dorsal nicht
geschlossen, die wulstartigen Enden sind unter der
Schleimhaut beim Hund gut sichtbar, bei der Katze
gehen sie eher ineinander über. Die Schleimhaut ist
über den Knorpelspangen blaßrosa bis fast weiß,
im Bereich zwischen den Knorpelstangen rosarot
mit zirkulären Gefäßen. Umfangsvermehrungen,
auch in Form von Lymphfollikeln, und Sekrete sind
stets als pathologisch zu werten.

Bifurcatio tracheae

Die Bifurcatio tracheae stellt den Beginn der Auf-
zweigung des Bronchialbaumes dar. Das Septum ist
stets scharf, die Schleimhaut hier etwas blasser als
in der Umgebung; beim Hund kann das ventrale
Drittel eine zipfelartige Aussackung besitzen.

Bronchien

Die Schleimhaut in den sich spitzwinklig verzwei-
genden Bronchien ist rosafarben, beim Hund scheinen unter der Schleimhaut die die Aufzweigungen
stützenden Knorpelspangen häufig als blassere,
glatte Flächen durch. Insgesamt entsteht dadurch
das Bild einer fleckig gefärbten, leicht unregelmäßi-
gen Schleimhautoberfläche.

Morphologisch-strukturelle Veränderungen

Diese Veränderungen umfassen jegliche Abweichung, die von den strukturgebenden Elementen
des Respirationstraktes, also insbesondere den
Kehlkopfknorpeln und -bändern, den Tracheal-
knorpeln sowie den knorpeligen Stützelementen
des Bronchialbaumes ausgehen.
Auch funktionelle Läsionen, die durch Innerva-
tionsstörungen an der Larynxmuskulatur ausgelöst
sind, gehören mit in diesen Bereich. Dadurch können **Larynxparalysen** entstehen. Diese werden bei
unveränderter Schleimhautoberfläche als schlaffes
Flattern eines oder beider Stimmbänder im Atem-
luftstrom gesehen.
Im Bereich der Trachea beobachtet man als patho-
morphologische Erscheinung mit sekundär entzündlichen Veränderungen bei kleinen Hunderassen den **Trachealkollaps**. Dabei hängt die Membrana dorsalis im Hals- und/oder Brustteil der
Trachea mehr oder weniger stark ins Lumen durch
und behindert so die Ventilation erheblich. Je
stärker die Verlegung des Atemwegs auftritt, um so
deutlicher sind auch entzündliche Erscheinungen
wie Rötung und Sekretion ausgeprägt.

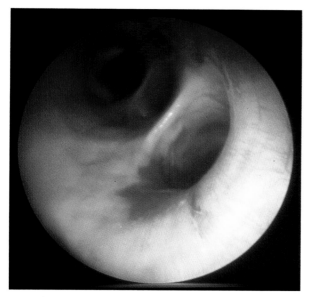

Abb. 3.39. Fremdkörperaspiration; Austritt von blutigem Sekret aus dem Bronchus medius 8 Tage nach Aspiration von Pflanzenpartikeln (Heu); mikroskopischer Nachweis des aspirierten Materials im Tracheobronchialsekret.

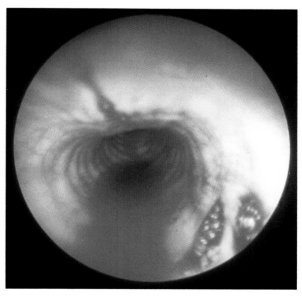

Abb. 3.41. Trachea; der Fremdkörper aus Abb. 3.40 wurde extrahiert; massive Blutung in der Trachea und diffus gerötete Schleimhaut infolge Verletzung durch die scharfen Dornen.

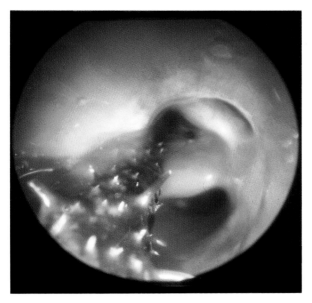

Abb. 3.40. Fremdkörper im Bronchus caudalis dexter: Dornenstöckchen; Schleimhaut ödematisiert, mukopurulent-hämorrhagisches Sekret aus der Tiefe kommend.

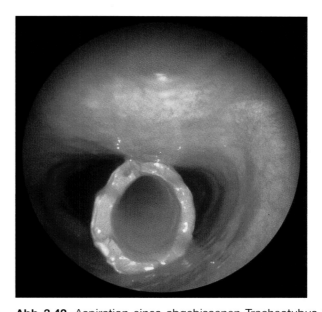

Abb. 3.42. Aspiration eines abgebissenen Tracheotubus in die Trachea.

Die Beurteilung von Strukturveränderungen im Respirationstrakt stellt bei genauer Kenntnis der physiologischen Verhältnisse kein größeres Problem dar. Sind funktionelle Folgen durch die Veränderungen zu vermuten, so muß bedacht werden, daß diese im Rahmen der Narkose nur bedingt beurteilbar sind.

Umfangsvermehrungen, die außerhalb des eigentlichen Respirationstraktes gelegen sind, diesen jedoch durch die Raumforderungen einengen, sind nur selten endoskopisch zu erkennen.

Veränderungen der respiratorischen Schleimhäute

Diese betreffen die Farbe, den Grad der Gefäßzeichnung, den Ödematisierungsgrad sowie den Sekretionszustand.

Farbnuancen, die vom physiologischen Bild abweichen, können sowohl Blässe als auch Rötung sein. Letztere kann sich diffus, generalisiert oder lokalisiert auf einzelne Organabschnitte, aber auch fleckförmig verteilt darstellen. Blässe kann bei generalisiertem Auftreten der Ausdruck einer Anämie sein, ist häufig jedoch auch zu beobachten, wenn höhergradige Ödematisierungen der Schleimhaut vorliegen. Die Stimmbänder, die Septen des Bronchialsystems sowie beim Hund die Bezirke der Schleimhaut, die über den bronchialen Knorpelspangen gelegen sind, weisen immer, auch im physiologischen Zustand, einen helleren Farbton als die Umgebung auf.

Feine Gefäße sind beim Hund sowohl in der Larynxschleimhaut als auch in den Zwischenknorpelbereichen der Trachea, hier als zirkulär-verästelte Gebilde, und auch in der Brochialschleimhaut zu erkennen. Stärkere Gefäßinjektionen zeigen sich entweder als solitäre, größere Blutgefäße, aber auch generell als vermehrte Ramifizierung zirkulärer oder longitudinaler Art. Der Einfluß der Manipulation der Schleimhäute durch die Geräte bei der Endoskopie ist zu berücksichtigen.

Eine vermehrte Ödematisierung der Schleimhaut kann einzelne, aber auch alle Abschnitte des Respirationstraktes betreffen. Generell neigt die Katze eher und auch im physiologischen Zustand zu einem höheren Grad der Ödematisierung im Atemwegsepithel als der Hund. So genügen schon geringste Berührungsreize an der Schleimhaut, um bei der Katze zu einer sichtbaren ödematösen Schwellung, dem Larynxödem zu führen. Bei chronischen Reizzuständen im laryngealen Bereich sind jedoch häufig bei beiden Tierarten die Stimmbänder glasig ödematisiert, was häufig zu einer Einengung der Stimmritze führt. Entzündliche Ödematisierungen treten stets auch bei Kollapszuständen in

der Trachea, häufig aber auch gleichzeitig im Bifurkationsseptum und in den Bronchialsepten auf. Dabei kann eine hochgradige Verbreiterung dieser Septen zu einer starken Einengung der peripher gelegenen Atemwege und damit zu einem sog. »air trapping« führen.

Lymphofollikuläre Proliferationen

Die Anlagen für die Ausbildung von sichtbaren Lymphfollikeln sind sowohl beim Hund als auch bei der Katze auf der laryngealen Epiglottisfläche, in den Ventriculi laryngis laterales des Hundes sowie auf dem freien Rand der Kehldeckelfalten (Plicae cricoepiglotticae) der Katze gegeben. In der Trachealschleimhaut können vor allem im Bereich der Membrana dorsalis, bei starker lymphatischer Proliferation jedoch auch ventral und seitlich in der Luftröhre bis zu linsengroße Follikel bei Hund und Katze entstehen. Auch die Bronchialschleimhaut trägt insbesondere bei der Katze häufig Lymphfollikel. Ausgenommen davon ist nur die Schleimhaut der bronchialen Septen.

Bei der Katze tritt eine pathologische Zunahme der Lymphfollikel in der Schleimhaut des Respirationstraktes relativ häufig auf, wobei nicht selten alle Abschnitte der Atemwegsepithelien betroffen sind. Dies kann u. U. zu einer bedeutenden Einengung des Atemweglumens führen. Bei einer hochgradigen Vergrößerung und Vermehrung dieser lymphatischen Schleimhautfollikel ist häufig eine Abgrenzung zu tumorösen Veränderungen schwierig.

Beim Hund tritt eine sichtbare Vergrößerung der lymphofollikulären Anlagen der Schleimhaut meist nur bei chronischen entzündlichen Krankheiten auf, wobei auch hier häufig nur die Bronchien betroffen sind.

Sekretionen im Respirationstrakt

Abweichend von dem als physiologisch zu betrachtenden serösen Sekretfilm auf den respiratorischen Schleimhäuten ist jede andersgeartete Sekretansammlung, Vermehrung oder Konsistenzänderung als pathologisch zu werten. Die Bewertung der Menge der Strecke wird in der Regel einem subjektiven Maßstab unterworfen sein. Objektive Kriterien für die Beschreibung der Sekrete sind die Angabe der Form (tropfig, schlierig, plaqueartig, zirkuläre Spangenbildungen, pfropfartig, »Sekretseen« oder »-straßen«, fädig, bolusartig usw.) sowie der Viskositätsgrad (flüssig, fadenziehend, schleimig, zäh, pappig, bröckelig usw.). Zusätzlich kann der Charakter des Sekrets beschrieben werden; als Nomenklatur bieten sich hier die Begriffe serös, mukös, mukopurulent und purulent an.

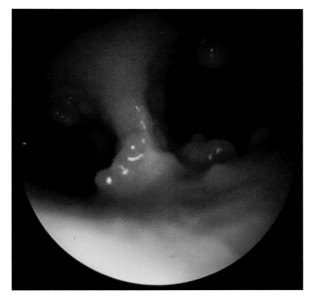

Abb. 3.43. Filaroides osleri; Wurmgranulome im Bereich der Bifurcatio tracheae, Lumen der Trachea und der Stammbronchien einengend; Schleimhaut gerötet, muköse Sekretion.

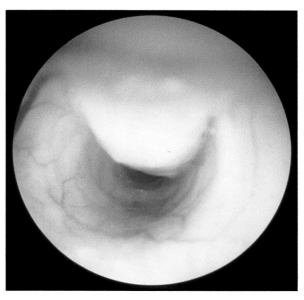

Abb. 3.45. Trachea (Katze); Lymphosarkom, ausgehend von den lymphofollikulären Anlagen in der Membrana dorsalis mit hochgradiger Einengung des Tracheallumens; Schleimhaut generalisiert ödematös angeschwollen, einzelne Gefäße injiziert.

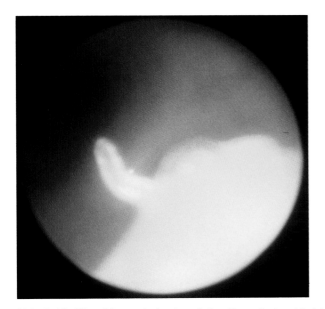

Abb. 3.44. Filaroides osleri; ein adulter Parasit durchbricht die Schleimhautoberfläche des Wurmgranuloms.

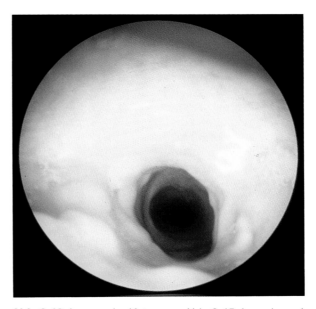

Abb. 3.46. Larynx der Katze aus Abb. 3.45; Lymphosarkom. Kehlkopfstrukturen durch hochgradige Infiltration der Schleimhaut mit lymphatischen Zubildungen nicht mehr erkennbar.

Fremdkörper und Fremdmaterialien

Die Aspiration von Fremdmaterial kann alle Körper betreffen, deren Größe einen Durchtritt durch die Stimmritze erlaubt. Damit kann hiermit sowohl die Einatmung von mikroskopisch kleinen Partikeln aus der Umgebung des Tieres als auch die Aspiration größerer oder sperriger Fremdkörper im Spiel oder bei verstärkter Inspiration (z.B. im Lauf) bezeichnet werden. Während große Fremdkörper häufig bereits in der Luftröhre oder in den Stammbronchien steckenbleiben und dadurch eine hochgradige Dyspnoe hervorrufen, können kleinere Objekte tief in die Bronchien aspiriert werden, wo sie zwar Hustenreiz verursachen und häufig auch zu vermehrter Sekretbildung führen, aber letztendlich kein so dramatisches klinisches Bild hervorrufen. Die Lokalisation des Fremdkörpers kann oft nur durch die Verfolgung einer Sekretspur aus einem bestimmten Bronchialabschnitt erreicht werden. Mikroskopisch kleines Fremdmaterial ist dagegen nur im Sekretausstrich nachweisbar. Seine Entfernung muß medikamentös angestrebt werden.

Filaroides-osleri-Infestation

Als einzige der parasitären Respirationskrankheiten kann die Infestation mit Filaroides osleri beim Hund direkt im bronchoskopischen Bild diagnostiziert werden. Typisch und pathognomonisch sind die Wurmgranulome in der Trachea und in den Stammbronchien ausschließlich in unmittelbarer Nähe der Bifurcatio tracheae. Dabei können die Granulome durchaus einen Durchmesser von bis zu 1 cm erreichen. Häufig können lebende, d.h. sich bewegende Parasiten unter der Schleimhaut, aber auch die Knoten perforierend, gesehen werden. Je nach Größe und Anzahl der Wurmknoten können eine mehr oder weniger stark ausgeprägte Dyspnoe und Husten das klinische Bild bestimmen.

Tumoren

Primäre Bronchial- und Lungentumoren beim Hund und bei der Katze sind ein relativ seltenes Ereignis. Deshalb werden sie bronchoskopisch auch nur sehr selten gesehen. Lokalisation, Aussehen und Ausmaß der Einengung der tieferen Luftwege sind dabei von Fall zu Fall verschieden. Ihren Ausgang nehmen sie in der Regel vom Epithel der Atemwege. Tumoröse Veränderungen im Bereich des Larynx treten hingegen besonders bei der Katze häufiger auf. Hierbei ist die Abgrenzung zu hochgradigen lymphofollikulären Proliferationen meist nicht ganz leicht, da lymphatisches Gewebe oft das Ausgangsmaterial darstellt.

Die Darstellung von sekundären, d.h. metastatischen Tumoren im bronchoskopischen Bild wird nur in Ausnahmefällen, nämlich beim Einbruch von Tumorgewebe in die einsehbaren Bronchien und der Ausbildung von Abklatschmetastasen auf dem respiratorischen Epithel, möglich sein.

4 Endoskopie des Respirationstrakts beim Pferd

A. Grabner und W. Kraft

Rhino-, Aerozysto-, Laryngo-, Tracheo-, Bronchoskopie

Einleitung

Mit Hilfe der Endoskopie läßt sich beim Pferd der gesamte obere Respirationstrakt bis zur Bifurkation und den Stammbronchien untersuchen; bei ausreichender Endoskoplänge und nicht zu großem Lumen können auch die Bronchi lobares endoskopiert werden. Die Untersuchungsmethode muß heute zu den unbedingt erforderlichen Maßnahmen zur zuverlässigen Diagnosestellung der Luftwege und darüber hinaus auch der Lunge gezählt werden. Die Methode gestattet die direkte Adspektion der Auskleidung und des Inhaltes der Luftwege und der Luftsäcke; weiterhin ermöglicht sie die gezielte Entnahme von Sekreten und Gewebeproben und damit den selektiven Erregernachweis, zytologische und biochemische sowie histologische Untersuchungen. Durch Beobachtung der Bewegungen von einzelnen Abschnitten der Luftwege werden wichtige Hinweise auf deren Funktion sowie die Druckverhältnisse im Thorakalraum gewonnen. Auf diese Weise werden nicht nur die mit den klassischen klinischen Untersuchungsmethoden diagnostizierbaren Krankheiten exakter qualifiziert, sondern auch bereits Krankheiten bei scheinbar noch gesunden Pferden erkannt. Mittels der Endoskopie lassen sich außerdem therapeutische Maßnahmen durchführen, überwachen und deren Erfolg kontrollieren; zum Teil gestattet sie die Feststellung früher durchgeführter therapeutischer Maßnahmen (z.B. Kehlkopfpfeiferoperationen), die aus irgendwelchen Gründen nicht bekannt geworden sind (forensische Fragestellungen).

Indikationen

Die Endoskopie der Atemwege des Pferdes hat ihre hauptsächliche Indikation besonders bei chronischen, z.T. auch bei akuten Krankheiten des Respirationstrakts:

- Stenosengeräusche im Bereich der Nase (in-, exspiratorisch oder gemischt)
- Stenosengeräusche im Bereich des Pharynx respiratorius
- Stenosengeräusche im Kehlkopfbereich (inspiratorisch)
- Stenosengeräusche im Bereich der Trachea
- Atembeschwerden aller Art
- Nasenausflüsse unklarer Ursache und verschiedener Art, ein- oder beidseitig (Feststellung der Lokalisation)
- Schluckbeschwerden
- Gewinnung von Bronchialsekret (bakteriologische, mykologische, virologische, zytologische, chemische Untersuchungen)
- Gewinnung von Luftsacksekret
- Gewinnung von Biopsieproben
- Sicherung der Diagnose bei Erkrankungen der Atemwege oder/und der Lunge
- Entfernung kleinerer Neubildungen
- Entfernung von Granulomen und Zelldetritus bei Luftsackmykosen
- Eröffnung von Abszessen (besonders im Luftsackbereich)
- medikamentöse Lokalbehandlungen
- Therapieüberwachung
- Diagnostik bei Leistungsinsuffizienz ohne anderweitig feststellbare Ursache (auch bei Fehlen klinisch eindeutiger Symptome von seiten des Respirationstrakts)

Geräte

Endoskope

Kaltlichtgeräte; die bisweilen noch gebräuchlichen Warmlichtgeräte weisen erhebliche Nachteile auf (Licht schwächer, Erwärmung der Instrumentenspitze und damit Verbrennungsgefahr des Patienten, Haltbarkeit der Glühlampen sehr begrenzt, ältere Instrumente mit Kabelgewirr und Kontaktproblemen, Verletzungsgefahr) und sollten ersetzt werden.

Starre Kaltlichtendoskope

Vorteile: exakte, einfache Führungsmöglichkeit (besonders in die Luftsäcke), helles Gesichtsfeld, leicht zu reinigen und zu desinfizieren, preisgünstig.

Nachteile: eingeschränktes Gesichtsfeld, beschränkte Reichweite (i. a. nur bis zum Kehlkopf reichend), wesentlich größere Verletzungsgefahr, Zerstörung des Gerätes durch seitliches Verbiegen (Abwehrbewegungen), in der Regel keine Arbeitskanäle, oft schlecht vom Pferd toleriert.

Starre Endoskope – bisweilen heute noch zur Luftsackendoskopie und Pharyngolaryngoskopie verwendet – sind normalerweise 60 bis 66 cm lang. Der Durchmesser beträgt 9 bis 12 mm. Die Instrumentenspitze ist bei Luftsackendoskopen abgewinkelt, um ein leichteres Einführen in die Tuba auditiva zu ermöglichen. Die Blickrichtung ist 60 bis 70 Grad prograd.

Flexible Endoskope

Es handelt sich immer um Kaltlichtgeräte. Verwendet werden Gastroskope der Humanmedizin oder speziell für Pferde angefertigte Fiberskope.

Vorteile: große Beweglichkeit, umfassender Einblick in die zu untersuchenden Organe, Arbeits-, Spül- und Luftinsufflationskanal meistens vorhanden, geringe Verletzungsgefahr, Verbiegung führt nicht zu Schäden; bessere Tolerierung durch das Pferd, leichte Einführbarkeit.

Nachteile: Glasfaserbrüche führen zur »Punktierung« des Gesichtsfeldes, Brillanz i. a. schlechter als bei starren Geräten, insgesamt anfälliger; Verletzung der Außenhülle führt zu Wassereinbrüchen, die die optische Qualität schwer beeinträchtigen oder oft völlig zunichte machen (teure Reparatur!), Reinigung und Desinfektion aufwendiger, Einführen in die Luftsäcke gelingt nicht immer, teuer in der Anschaffung.

Flexible Endoskope für die Untersuchung von Nasenhöhlen, Pharynx, Larynx und Luftsäcken sind 80 bis 120 cm lang und weisen einen Durchmesser von 9 bis 11 (bis 14) mm auf; für die Rhinoskopie und Luftsackendoskopie beim Fohlen oder bei Kleinpferden empfehlen sich die kleineren Größen von 7 bis 9 mm Durchmesser (pädiatrische Endoskope). Speziell für die Luftsackuntersuchung können Endoskope mit spatelförmiger Spitze oder abwinkelbarer Klappe benutzt werden. Mit Geräten von 130 bis 150 cm Länge gelingt es, bis zur tiefsten Stelle der Trachea kaudal der Apertura thoracis vorzudringen; an dieser Stelle kann recht

gut Sekret entnommen werden. Mit Geräten dieser Länge wird die Bifurcatio tracheae bei mittelgroßen bis großen Pferden gerade »in der Ferne« sichtbar; sie kann besonders bei großen Pferden dann nur schlecht beurteilt werden. Die Bifurkation und die Stammbronchien werden mit 150 bis 180 cm langen Bronchoskopen erreicht.

Endoskope für Pferde besitzen meistens eine Geradeausoptik von 0 Grad; für die Luftsackendoskopie können Schrägoptiken von 60 Grad bei weitem Blickwinkel bisweilen Vorteile ergeben (bessere Einsicht in die Gegend des Luftsackbodens).

Die Endoskopspitze sollte in zwei Ebenen (also nach allen Richtungen) verstellbar und mindestens in einer Ebene um 180 Grad zu biegen sein (Blickrichtung rückwärts). Sie ist bei den meisten Endoskopen in jeder Blickrichtung arretierbar.

Die Geräte sollten einen Arbeits-, Spül- und Luftinsufflationskanal besitzen.

Lichtquelle

Für die meisten Untersuchungen ist eine leistungsstarke Wolframlampe geeignet. Für photographische oder Videodokumentation empfehlen sich eine Xenonlampe und eine Blitzeinrichtung.

Zubehör

▶ **Pumpeinrichtung:** In der Regel sind bei kleineren Einheiten Pumpe für Spülwasser und Luftinsufflation sowie die Absaugpumpe mit der Lichtquelle in ein Gerät integriert. Sehr leistungsfähige Lichtquellen werden bisweilen gesondert angeboten. In diesen Fällen müssen die Einrichtungen für die Pumpen speziell angeschafft werden.

▶ **Absaugsonde:** Zum Gewinnen von Sekreten wird Schlauchmaterial benötigt. Als geeignet und preiswert hat sich Meterware erwiesen. Es muß darauf geachtet werden, daß das Lumen des Arbeitskanals den Schlauch leicht beweglich aufzunehmen vermag. Zum Absaugen des Sekrets wird eine 20-ml-Einmalspritze verwendet.

▶ **Tastsonde:** Sie eignet sich zur Prüfung von Gewebsturgor, Sondierung von Gängen und Buchten sowie insbesondere zur Einführung des Endoskops in die Tuba auditiva durch Aufklappen der Luftsackklappen.

▶ **Biopsiezangen:** Verwendung finden flexible Zangen, die der Länge des Endoskops angepaßt sein müssen. Für die glatte Schleimhaut des Respirationstrakts empfehlen sich Zangen mit Fixierdorn (Bajonettzangen). Die Schleimhaut von Trachea und Bronchien setzt der Biopsie erheblichen Widerstand entgegen.

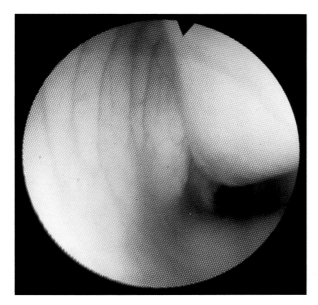

Abb. 4.1. Rechter ventraler Nasengang, ohne besonderen Befund.

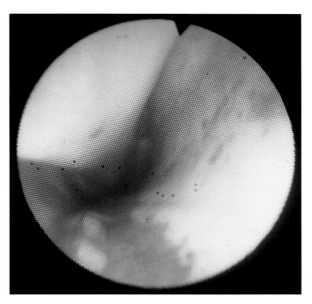

Abb. 4.3. Blutungen in der Nasenhöhle bei Petechialfieber.

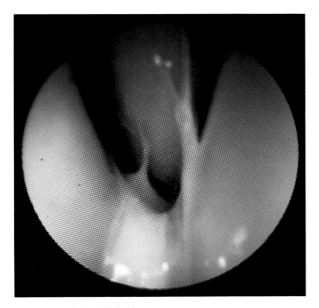

Abb. 4.2. Eitrige Rhinitis.

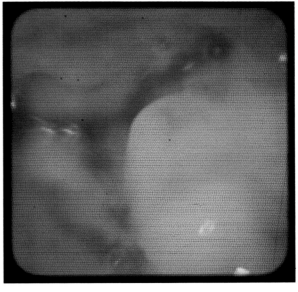

Abb. 4.4. In die Nasenhöhle durchgebrochenes Kieferhöhlenempyem infolge eitriger Alveolarperiostitis.

▶ **Zytologiebürsten:** Sie erlauben die Entnahme von Zellmaterial für zytologische und bakteriologische Untersuchungen. Allerdings führt ihre Anwendung zu Mikroläsionen auf der Schleimhaut und kann damit das Zellbild verfälschen.

▶ **Nadelbiopsiegerät:** Das ebenfalls durch den Arbeitskanal einzuführende Instrument kann durch die Bronchialwand in die Lunge geführt und zur Lungenbiopsie verwandt werden.

▶ **Polypektomiezange:** Sie wird durch den Arbeitskanal eingeführt und ermöglicht die Entfernung raumfordernder Prozesse auch an anatomisch schlecht zugänglichen Stellen. Bei Verwendung der thermischen Polypektomiezange ist ein Zusatzgerät zur Stromversorgung erforderlich.

▶ **Behälter** mit Fixationsmittel; Einmalspritzen;

▶ **Aufbewahrungsbehälter** für die Endoskope: Verwendet werden können die Originalbehälter (gut geeignet für den Transport im Kraftfahrzeug). Im übrigen eignet sich die hängende Aufbewahrung in Plastikröhren besser (geringere mechanische Beanspruchung, damit geringere Faserbruchgefahr).

▶ **Desinfektionsmittel,** evtl. Desinfektionswanne (Desinfektionsanweisung des Herstellers beachten!).

▶ **Dokumentation:** Photokamera mit automatischer Belichtung, Filme 400 ASA.

▶ **Endokamera** mit Videoeinrichtung.

▶ ggf. **Diskussionsgerät.**

Vorbereitung des Patienten

Diagnostische endoskopische Untersuchungen der Atemwege werden beim Pferd in der Regel am stehenden Patienten durchgeführt. Die Untersuchung im Notstand ist vorteilhaft, aber nicht zwingend. Ein Gurt über dem Widerrist hindert das Pferd am Herausspringen. Sofern ein Notstand nicht zur Verfügung steht, wird das Pferd am besten mit dem Hinterteil schräg in eine Ecke gestellt. Notfalls kann mit seitlich aufgerichteten Strohballen ein Ausweichen nach den Seiten erschwert werden. Eine Longe um die Vorderbrust verhindert das Ausbrechen nach vorn. Hilfspersonal und Untersucher müssen auf alle Fälle ausweichen können (Hindernisse aus dem Weg räumen!). Beidseitige Fixation des Kopfes am Halfter; empfohlen worden ist ein Martingal oder Gurt, der zwischen den Vorderbeinen durchgezogen und über den Widerrist geführt wird. Weniger empfehlenswert ist eine gepolsterte niedrige Decke über dem Kopf. Vorteilhaft sind zwei Hilfspersonen. In den meisten Fällen ist eine Oberlippenbremse erforderlich. Sie ist so anzulegen, daß die Nasenöff-

nungen frei bleiben (Atemstörung führt zur Unruhe). Sofern erforderlich, kann eine zweite Bremse am Ohr angebracht oder ein Vorderbein aufgehalten werden. Trotzdem läßt sich ein plötzliches Ausbrechen nicht immer verhindern (Panik des Fluchttieres Pferd). Wenn alle diese Maßnahmen nicht zur ausreichenden Ruhigstellung des Pferdes führen, sollten keine endlosen – und fruchtlosen – weiteren Versuche unternommen werden, sondern das Pferd sediert werden.

Sedation

Sie wird nur durchgeführt, wenn das Pferd als kopfscheu bekannt ist oder wenn sich erste Versuche zum Einführen des Endoskops als ohne Sedierung nicht realisierbar herausgestellt haben. Pferde, denen eine Nasenschlundsonde eingeführt werden kann, können in der Regel ohne Sedation endoskopiert werden. Es muß beachtet werden, daß unter Sedation die Untersuchung der Kehlkopfmotilität evtl. unsicher sein kann. Geeignet sind folgende Wirkstoffe:

● Azepromazin 20 bis 40 mg
● Diazepam 20 bis 40 mg
● Xylazin 100 mg
● Kombination Combelen®/Polamivet® 4 + 16 ml in der Mischspritze

Durchführung

● Pferd in der beschriebenen Weise sichern
● Kopf fixieren
● ggf. Nasenbremse anbringen
● Nüster reinigen
● Endoskop die ersten Zentimeter rasch in den ventralen Nasengang einführen oder von einer Hilfsperson einführen lassen; darauf achten, daß die Augen nicht geblendet werden;
● unter Adspektion und Beurteilung vorschieben
● Beurteilen nach folgenden Kriterien:
  – Lumen des ventralen Nasengangs;
  – evtl. stenosierende Prozesse;
  – Auflagerungen (Sekret, Blut, Futter);
  – Schleimhautfarbe, -feuchtigkeit, -glätte, -glanz;
  – Form der Nasenmuscheln, Beschaffenheit der Oberfäche.

Soll nur die Nase untersucht werden, empfiehlt es sich, zunächst den ventralen Nasengang vollständig zu adspizieren, danach den mittleren und dann den dorsalen Nasengang der einen Seite. Es schließt sich danach die Endoskopie der anderen Seite an. Sekretproben können während der Untersuchung entnommen werden. Dagegen werden Bioptate erst am Schluß gewonnen.

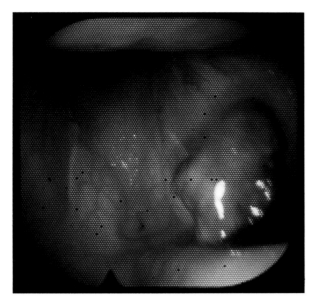

Abb. 4.5. Nasenmuschelnekrose.

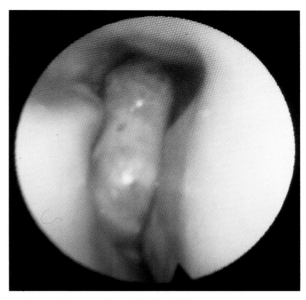

Abb. 4.7. Progressives Siebbeinhämatom.

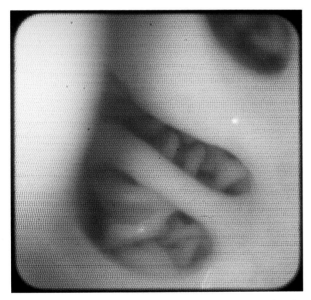

Abb. 4.6. Ethmoidchoanen, ohne besonderen Befund.

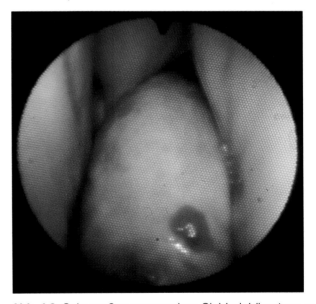

Abb. 4.8. Sehr großes progressives Siebbeinhämatom, weit in den ventralen Nasengang hineinreichend, inspiratorisches Atemgeräusch und eitrig-blutiger Nasenausfluß.

Bei Untersuchung auch der tiefen Luftwege wird zunächst der ventrale Nasengang untersucht und danach das Endoskop weiter geschoben. Nach Untersuchung der tieferen Luftwege wird die Rhinoskopie ggf. im mittleren und oberen Nasengang wiederholt.

- evtl. nach Untersuchung der distalen Luftwege, Fortsetzung der Rhinoskopie im kontralateralen Nasengang;
- Weiterführen in den Pharynx respiratorius;
  - Adspektion der Klappen der Tuba auditiva, auf Schluß, Farbe und Ausfluß achten;
  - Form und Oberfläche der Ethmoidchoanen;
  - Recessus pharyngeus adspizieren;
  - Rachendach untersuchen nach o. a. Kriterien (besonders Schleimhautoberfläche wichtig);
  - Lage und Schleimhaut des Velum palatinum (ventral liegend!) beachten;
- Kehlkopf untersuchen: Lage, Form (Symmetrie bei In- und Exspiration und beim Schluckakt), Schleimhaut (Auflagerungen, Farbe, Feuchtigkeit, Glätte, Glanz), Beweglichkeit; beurteilt werden können:
  Epiglottis
  Plicae aryepiglotticae
  Recessus piriformis
  Aryknorpel
  Stimmbänder
  Stimmritze
- Rasches Vorschieben des Endoskops während Abduktionsstellung des Kehlkopfs. Dabei werden oft Husten und Abwehrbewegungen ausgelöst;
- Form und Weite der Trachea beurteilen, insbesondere Integrität und Form der Knorpelringe;
  - Inhalt beurteilen: Menge, Viskosität, Verteilung, Farbe, Beimengungen (Blut, Futter), Schleim (Speichel) evtl. mit Endoskop hineingebracht;
  - Bifurkation beurteilen: Form (Schärfe des Septums), Inhalt, Sekret (evtl. einseitig), Schleimhaut (s. o.);
  - Bronchialöffnungen beobachten: Weite, Form, insbesondere Bewegungen bei In- und Exspiration, Sekret, Schleimhaut;
- Bei Eintauchen der Optik in Sekret oder Festsaugen an Schleimhaut verschwindet das Bild, das Gesichtsfeld wird stark überstrahlt; in diesen Fällen Veränderung der Lage der Endoskopspitze, ggf. Spülen.

Luftsäcke

Starres Endoskop mit gebogenem Optikteil:
- Abmessen der Länge Nüster/medialer Augenwinkel;
- bis in die Höhe Endoskop in den ventralen Nasengang einführen und etwa 5 cm zurückziehen;

- Aufsuchen der Klappe des ipsilateralen Ostium pharyngeum tubae auditivae (sie ist eindeutig an ihrem schräg dorsoventralen Verlauf und ihrer etwas helleren Kante zu erkennen);
- Drehen des gebogenen Spitzenteils in Richtung Luftsackklappe um 90 Grad nach lateral;
- Einführen des Spitzenteils in das Ostium pharyngicum tubae auditivae durch Andrücken des Endoskops gegen das Nasenseptum;
- Vorschieben des Endoskops durch die Tuba auditiva in den Luftsack.

Flexibles Fiberskop

- Einführen einer Führungssonde oder einer (ständig geschlossenen!) Biopsiezange in den Arbeitskanal des Endoskops bis zur Spitze;
- Einführen des Endoskops in den ventralen Nasengang;
- Aufsuchen der ipsilateralen Klappe unter Sichtkontrolle;
- Vorschieben der Sonde zwei bis drei Zentimeter aus dem Arbeitskanal unter Sichtkontrolle;
- Einführen der Sonde in den Tubenspalt und Aufklappen der Tubenklappe (bei Endoskopen mit angebautem Hebel ersetzt dieser die Sonde);
- Drehen des Endoskops um etwa 90 Grad (rechter Luftsack) und dabei Öffnen des Tubenspalts;
- Vorschieben des Endoskops in die Tuba auditiva;
- Zurückziehen der Sonde in den Arbeitskanal;
- Beurteilen der Tuba auditiva nach Inhalt (Sekret), Weite und Schleimhautfarbe;
- Vorschieben in die mediale Luftsackbucht (Blick fällt auf den den Luftsack in eine große mediale und kleine laterale Bucht teilenden großen, weißlichen, glatten Zungenbeinast);
- Mediale Luftsackbucht: Achten auf Inhalt (ventrale Nische bei kleinen Pferden oder langer Endoskopabwinkelung bisweilen schlecht einsehbar), Schleimhaut (s. o.), insbesondere Inhalt, Auflagerungen und Sekrete, evtl. Blut, käsige bis zerklüftete oder granulomatöse Veränderungen besonders im Bereich der Arteria carotis interna (und externa) und des Stylohyoids; achten ferner auf Pulsation der Arterien, Verlauf der Führungsrinnen des IX. und XII. Gehirnnervs, Lage des Ganglion cervicale craniale (vorderes Ganglion des Grenzstrangs), evtl. Vorwölbung oder Abszeßbildung im kaudalen Endblindsack; in der lateralen Bucht kann lateral der A. carotis ext. ein kleiner Ast der Vena maxillaris gefunden werden;
- Laterale Bucht: Zu erreichen durch Verschieben der Endoskopspitze nach lateral über das Stylohyoid; gleiche Beurteilungskriterien wie mediale Bucht, achten auf Art. carotis externa;
- Sekretentnahme wie bei Trachealsekret.

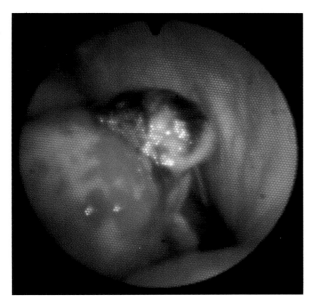

Abb. 4.9. Ulzerierendes, stark blutendes Plattenepithelkarzinom in der Nasenhöhle.

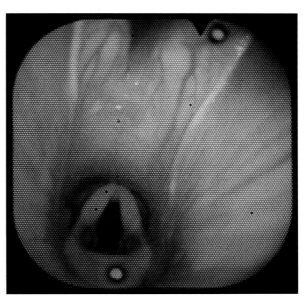

Abb. 4.11. Pharynx mit Kehlkopfkrone, seitlich die Luftsackklappen, dorsal der Recessus epipharyngeus.

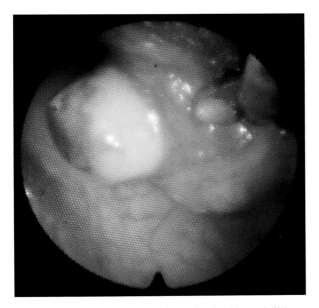

Abb. 4.10. Plattenepithelkarzinom in der Nasenhöhle.

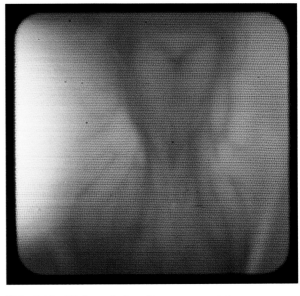

Abb. 4.12. Blick auf den Recessus epipharyngeus, ohne besonderen Befund.

Befunde

Nase

Ohne besonderen Befund

Der ventrale Nasengang ist relativ weit. In ihn ragt die ventrale Nasenmuschel der Länge nach von dorsolateral hinein. Es findet sich nur wenig Sekret, das die Schleimhaut feucht hält. Ihre Farbe ist bei guter Beleuchtung und im Abstand von wenigen Zentimetern vom distalen Endoskopende rosa; sie kann bei zu großer Nähe oder zu heller Beleuchtung zu hell erscheinen, bei Dunkelheit oder weitem Abstand zu dunkel. Die Schleimhaut ist feucht, glatt, zeigt wenige Schlaglichter (Glanz), Blutgefäße sind gut sichtbar. Der ventrale Nasengang ist bis in den kurzen Ductus nasopharyngeus und darüber hinaus zu verfolgen.

Der mittlere Nasengang ist wesentlich enger; seine rhinoskopische Untersuchung löst oft Niesen und häufiger Abwehrbewegungen aus als die des ventralen Nasengangs; dies gilt auch für den dorsalen Nasengang. Während der mittlere Nasengang – je nach Größe des Patienten – ganz oder bis etwa zu zwei Dritteln seiner Länge zu untersuchen ist, kann der dorsale Nasengang nur wenige Zentimeter verfolgt werden.

Der gemeinsame Nasengang verbindet sämtliche Nasengänge und zieht sich seitlich der Nasenscheidewand vom Nasendach bis zum Boden. Er ist ventral am weitesten.
Der Untersuchung zugänglich sind das Nasenseptum, die Außenwände, die ventrale und dorsale sowie Teile der kleinen mittleren Nasenmuschel, ferner die Ethmoidchoanen. Sie liegen im Hintergrund der Nasenhöhle und bilden das Ethmoidlabyrinth.
Im mittleren Nasengang kann bisweilen der Aditus nasomaxillaris als Spalt im aboralen Bereich dorsal festgestellt werden. Normalerweise entweicht ihm kein Sekret.

Rhinitis

Akute katarrhalische Rhinitiden fallen durch Schwellung und Rötung der Schleimhaut auf. Anfangs können sie durchaus trocken sein, werden später aber zunehmend feucht (stärkere Schlaglichter) und weisen ein seromuköses Sekret größerer Menge auf.
Chronische katarrhalische Rhinitiden zeigen oft ein sehr wenig vom gesunden abweichendes Bild. Es kann evtl. vermehrt zähes Sekret beobachtet werden. Dagegen werden bei chronischen Rhinitiden besonders in Verbindung mit chronischen Infektionskrankheiten (Botryomykose, Aktinomy-kose, Tuberkulose, Rotz) sowie bei Fremdkörpern Blutungen, Ulzera und Granulome gesehen; bei Rotz wird von typischen Narben berichtet.

Stenosen

Sie können durch Mißbildungen, Tumoren, chronische Entzündungen (Granulome), Verlaufsanomalien oder Verdickungen des Nasenseptums oder Hämatome ausgelöst werden. Endoskopisch fällt die Einengung des betroffenen Nasenganges auf.

Tumoren, Hämatome, Siebbeinhämatom

Sie kommen relativ selten vor, führen zu (meist einseitigem) Nasenausfluß, der schleimig, eitrig, mißfarben und schließlich blutig werden kann. Geschwülste können gut- oder bösartig sein; es ist deshalb in jedem Falle ein Bioptat zu entnehmen und histologisch zu untersuchen. Das progressive Siebbeinhämatom, das Ähnlichkeit mit dem Hämangioendotheliom aufweist, fällt durch Abgang von Blut oder blutigem Sekret aus einem oder auch beiden Nasenöffnungen auf. Endoskopisch kann eine Blutspur aus dem Bereich der Siebbeingänge oder aus dem Ductus nasomaxillaris beobachtet werden, ohne daß das Hämatom zu erkennen sein muß. In anderen Fällen fällt eine bläulich-grünliche Verfärbung der Siebbeinmuscheln auf, oder das blauschwarze bis gelbgrünliche Hämatom wird als glatte, oft sehr große Umfangsvermehrung gesehen. Auch hier kann eine Biopsie durchgeführt werden.

Sinusitis catarrhalis, Nasennebenhöhlenempyem

Die Befunde sind unsicher und variabel, bisweilen ist rhinoskopisch kein krankhafter Befund zu erheben. In anderen Fällen fließt seröses oder eitriges Sekret im mittleren Nasengang aus dem Bereich des Ductus nasomaxillaris ab. Es sind Fälle von in die Nasenhöhle durchgebrochenen Kieferhöhlenempyemen beschrieben worden. In einigen Fällen gelingt es, mit einem dünnen Katheter in den Ductus nasomaxillaris vorzudringen, Sekret abzusaugen und die Kieferhöhle zu spülen.

Rachen, Kehlkopf

Ohne besonderen Befund

Die Schleimhaut von Rachen und Kehlkopf ist normalerweise rosarot, feucht, glatt und glänzend. Es kann etwas glasiger und schaumiger Speichel aufgelagert sein. Größere Sekretmengen fehlen. Die Ethmoidchoanen sind gut sichtbar, ebenso der

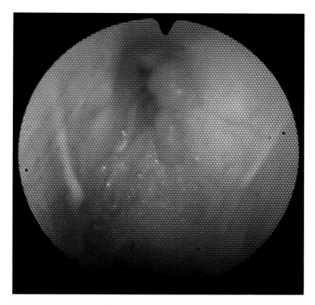

Abb. 4.13. Enzündung und Polyp am Recessus epipharyngeus, Einsenkung des Rachendaches als Hinweis auf eine Luftsackerkrankung.

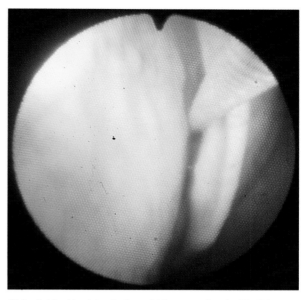

Abb. 4.15. Rechte Luftsackklappe, durch Einführen einer Führungssonde zum Eingehen mit dem Endoskop geöffnet; ohne besonderen Befund.

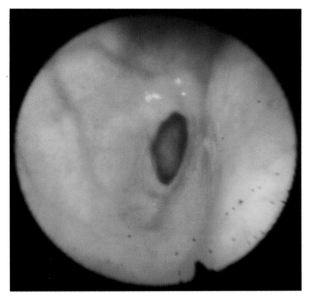

Abb. 4.14. Perforation des Recessus epipharyngeus.

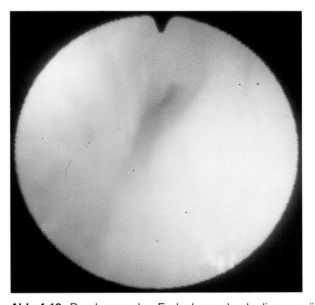

Abb. 4.16. Durchgang des Endoskops durch die unveränderte Tuba auditiva.

Recessus pharyngeus. Die Luftsackklappen liegen an, es entweicht kein Sekret; sie können sich beim Schluckakt kurz öffnen. Das Rachendach ist glatt, es zeigt keine Follikel, ist rosarot, eine leichte Gefäßzeichnung kann vorliegen. Das Gaumensegel, dessen Dorsalfläche gut sichtbar ist, liegt unterhalb der Epiglottis und erscheint häufig leicht nach dorsal gewölbt. Von der Epiglottis sind die Dorsal- und nach Verschieben der Endoskopspitze auch die Ventralfläche gut einsehbar. Ihr Rand ist leicht gewellt, eine kräftige Gefäßzeichnung ist gut sichtbar. Ihre Schleimhaut ist glatt, sie zeigt keine Follikelzeichnung, die Farbe ist hellrosa. Gut sichtbar ist der Recessus piriformis zwischen Epiglottis und Thyroid, dessen Schleimhautauskleidung leicht gefältelt ist.

Der Kehlkopf läßt dorsal die symmetrischen, kissenförmigen Cartilagines corniculatae erkennen. Ihre Schleimhaut ist infolge der Einlagerung zahlreicher kleiner Lymphfollikel leicht höckrig, fast reibeisenartig. In ihrer unteren Hälfte öffnen sie sich V-förmig (umgekehrtes V). Ihnen gegenüber befindet sich das aufrecht stehende V der beiden Stimmbänder, die die Stimmritze (Rima vocalis) bilden. Die Stimmritze ist symmetrisch. Sie ist während der Inspiration weit geöffnet, während der Exspiration wird sie enger. Die Stimmbänder und Cartilagines corniculatae (»Aryknorpel«) bewegen sich geringgradig gleichzeitig und gleichmäßig während der Inspiration nach außen, so daß sich die Stimmritze (Rima glottidis) symmetrisch erweitert, während sie sich in der Exspiration nach innen bewegen und die Stimmritze verengen. Bei maximaler Öffnung werden die Stimmbänder V-förmig weit nach außen gestellt, die Cartilagines corniculatae (Aryknorpel) begrenzen das Cavum laryngis dorsal und dorsolateral. Bei vollständigem Schluß nähern sich die Cartilagines corniculatae dagegen maximal an und bilden zwischen sich einen senkrecht stehenden geschlossenen Spalt. Lateral wird der Kehlkopf durch die Plica aryepiglottica begleitet. Zwischen ihr und dem Stimmband erkennt man beiderseits die Öffnung des Ventriculus laryngis lateralis.

Die Funktionsfähigkeit des Kehlkopfs wird in Ruhe und während des Schluckreflexes untersucht. Der Larynx erscheint in Ruhe symmetrisch. Der Schluckreflex kann ausgelöst und beobachtet werden, indem man die Spitze des Endoskops in die Nähe des Schlingrachens führt und die Schleimhaut berührt. Dabei schließt sich der Kehlkopf reflektorisch, der weiche Gaumen hebt sich an, und die Klappen der Tubae auditivae öffnen sich. Läßt sich der Schluckreflex auf diese Weise nicht auslösen, gelingt dies bisweilen mit einer Spritze voll Wasser, das durch den Arbeitskanal injiziert wird. Bei ruhigen Pferden kann auch die Gabe einiger Halme Heu versucht werden. Die Prüfung des Schluckreflexes ist besonders indiziert, wenn vorberichtlich Schluckbeschwerden oder Regurgitation erwähnt worden sind oder wenn endoskopisch Futterreste in Rachen oder Nase gefunden werden.

Pharyngitiden

Entzündungen des Rachens gehen im unkomplizierten akuten Krankheitsverlauf (**Pharyngitis simplex**) mit Rötung, Auflagerung von serösem, mukösem oder eitrigem Sekret, Schwellung, evtl. auch Faltenbildung einher. Das Krankheitsbild wird im Zusammenhang mit akuten Katarrhen der oberen Luftwege meist viraler Natur beobachtet. Bei Druse kann bisweilen eine anginöse Entzündung (**Angina**) durch Schwellung des Gaumensegels und des Rachendaches beobachtet werden. **Pharyngitis (et laryngitis) follicularis** oder **lymphatische Hyperplasie** ist ein sehr häufiger Befund beim Pferd, der offenbar durch eine Reihe von Erregern ausgelöst werden kann. Zunächst werden vereinzelte bis zahlreiche wenige bis mehrere Millimeter große, halbkugelige, glasige, bläschenartige Vorwölbungen gesehen, die hauptsächlich das Rachendach, in schweren Fällen auch die Seitenwände oder das Velum palatinum erfassen; im Falle einer Laryngitis werden die meist zahlreichen stecknadelkopf- bis glasstecknadelkopfgroßen Veränderungen auch an der Epiglottis gesehen. Oft ist der Rand der einzelnen Follikel gerötet. Mit zunehmender Chronizität werden die Follikel weißlich bis leicht gelblich, die Schleimhaut nimmt ein reibeisenförmiges Aussehen an. Bisweilen können einzelne Follikel recht groß werden, andere können gestielt sein und bei der Atmung vibrieren. Durch Atrophie der follikulären Struktur des Rachenrings wird ein waschbrettartiges Aussehen der Schleimhaut erreicht.

Schlundkopflähmungen

Sie zeigen sich durch ein Kollabieren des Rachens: nach innen fallende Wände bei Inspiration, insbesondere bei forcierter Einatmung. Dabei können die Rachenwände im inspiratorischen Luftstrom leicht vibrieren. Der Schluckreflex (s. o.) kann nicht ausgelöst werden. Im Nasen- und Rachenraum werden Futterpartikel beobachtet.

Zysten

Sie sitzen als Zungengrundzysten meist der Plica glossoepiglottica auf und stellen Reste des Ductus thyreoglossus dar. Es sind tauben- bis (seltener) hühnereigroße blasige bis wulstige Gebilde mit glatter Oberfläche, die mit breiter Basis aufsitzen oder gestielt sind. Bisweilen werden Zysten auch

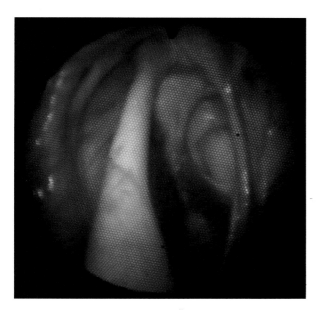

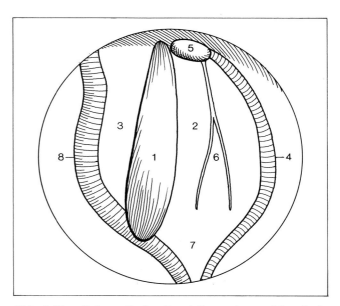

Abb. 4.17. Rechter Luftsack, Übersicht. In der Mitte das Stylohyoid (1), das den Luftsack in die mediale (2) (rechts im Bild) und die laterale Luftsackbucht (3) teilt, ventral der Luftsackboden (7), rechts die Art. carotis interna (4), links die Art. carotis externa (8), in der medialen Luftsackbucht dorsal das Gln. cervicale craniale (5), nach ventral die Führungsrinnen der Nn. glossopharyngeus (IX. Gehirnnerv) und hypoglossus (XII) (6).

Abb. 4.17 a. Schematische Darstellung des rechten Luftsackes (aus: A. Grabner, Diagnose und Therapie der Luftsackmykosen des Pferdes. Tierärztl Prax 1987; 15: Suppl. 2, 10)

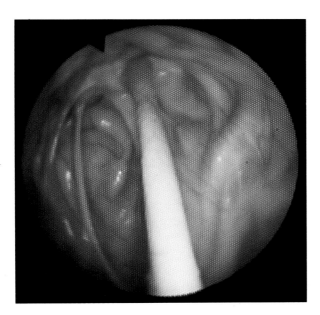

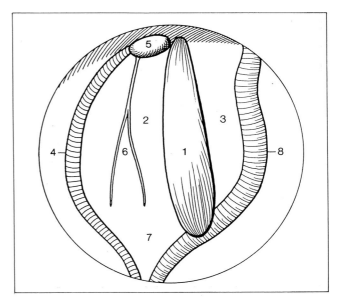

Abb. 4.17 b. Linker Luftsack.

Abb. 4.17 c. Schematische Darstellung des linken Luftsacks; Legende wie in Abb. 4.17 a.

am dorsalen Rachendach beobachtet. Nicht selten werden sie unter der Epiglottis gesehen; dabei wird die Epiglottis nach dorsal angehoben, so daß sie endoskopisch auf den ersten Blick nicht erkannt werden kann.

Fremdkörper

Sie kommen beim Pferd – im Gegensatz zu Hund und Katze – sehr selten vor. Endoskopisch können sie problemlos erkannt und in der Regel mittels Fremdkörperzange entfernt werden.

Mißbildungen

Sie werden in Form von Gaumenspalten, Verkürzung oder Zapfenbildung des Velum palatinum beschrieben und können endoskopisch gut verifiziert werden.

Paresis veli palatini

Die vollständige Lähmung des Gaumensegels führt zu einem Verlagern des Gaumensegels besonders in der Exspiration über die Epiglottis (das Bild kann auch durch ein zu langes Gaumensegel oder eine zu kleine Epiglottis ausgelöst werden). Endoskopisch ist das Krankheitsbild nicht immer sicher zu erkennen. Besonders im Exspirationsstadium flattert das Gaumensegel über der Epiglottis und kann bei Inspiration seine normale Stellung einnehmen.

Einklemmung der Epiglottis (sog. Entrapment)

Die unter der Epiglottis liegenden Plicae aryepiglotticae – die die Seitenflächen der Epiglottis mit den Aryknorpeln verbinden und endoskopisch normalerweise nicht sichtbar sind – werden bei der Einklemmung nach dorsal verlagert und verdecken die Epiglottis ringförmig, so daß das Bild eines Frauenschuhs entsteht. Dabei liegt das Gaumensegel meistens unterhalb (!) der Epiglottis in korrekter Lage, kann aber auch über die Epiglottis gelangen. Die Epiglottis selbst ist bei unvollständigem Entrapment auf ihrer laryngealen Fläche erkennbar, der Rand ist wulstartig von den Plicae aryepiglotticae verdeckt. Bei vollständigem Entrapment wird die Dorsalfläche der Epiglottis völlig verdeckt. Das Cavum laryngis kann durch das über dem Kehlkopf liegende Gaumensegel völlig verlegt sein. Dabei zeichnet sich die Kontur des Kehlkopfs durch das hochgewölbte Gaumensegel ab. An den Falten werden bisweilen Entzündungen gesehen; es ist nicht sicher, ob sie als Folge des Entrapments entstehen, oder ein erworbenes Entrapment die Folge der vorausgegangenen Entzündung sein kann. Die Einklemmung kann angeboren oder erworben, permanent oder vorübergehend sein.

Epiglottitis

Die Entzündung des Kehldeckels kommt isoliert, meist aber in Verbindung mit Laryngitis und/oder Pharyngitis vor. Dabei bestehen höhere Rötung, bisweilen Schwellung, und die Blutgefäßzeichnung verschwindet in akuten Fällen. Es können vereinzelt oder zahlreich kleine Follikel sichtbar werden.

Epiglottiszysten

Sie kommen an der Ventralseite der Epiglottis vor und können beträchtliche Ausmaße erreichen. In diesem Falle führen sie zur Verschiebung der Epiglottis zur Seite oder/und nach oben. Sie können endoskopisch leicht erkannt werden.

Laryngitis

Die akute Entzündung des Kehlkopfes ist endoskopisch gekennzeichnet durch höhere Rötung der Schleimhaut entweder des gesamten Kehlkopfes oder von Teilen desselben. Daneben besteht meistens eine ödematöse Schwellung, die an den Stimmbändern stärkere Ausmaße annehmen kann; in diesem Falle können die Blutgefäße undeutlicher werden, sonst besteht stärkere Ramifikation. Die Schleimhaut kann anfangs trocken sein, ist später aber feuchter; es kann vermehrt Sekret aufgelagert sein (oft aber nicht aus dem Kehlkopf, sondern aus den tieferen Atemwegen stammend).
Bei der chronischen Entzündung sind die Zeichen diskreter; bisweilen bilden sich kleine rötliche Follikel am Kehldeckelrand. In einigen Fällen kommt eine Kehlkopfstarre zustande mit verengter Rima vocalis, die sich während der Inspiration nicht oder kaum weiter öffnet. Ulzera und Nekrosen können hinzukommen.

Glottisödem

Es ist gekennzeichnet durch hochgradige Schwellung der Schleimhaut mit oder ohne Rötung. Das Lumen des Cavum laryngis, insbesondere aber die Rima vocalis, sind sehr stark eingeengt bis völlig verlegt. In manchen Fällen tritt als Ausdruck eines gleichzeitig bestehenden Lungenödems glasige bis schaumige Flüssigkeit aus der Rima glottidis aus.

Hemiplegia laryngis

Die in den weitaus meisten Fällen linksseitig auftretende Lähmung des Kehlkopfes zeigt endoskopisch folgende Zeichen: Der Kehlkopf erscheint besonders in der Inspirationsphase asymmetrisch. Die Kehlkopfbewegungen auf der erkrankten Seite sind weitgehend oder vollständig erloschen, besonders das gelähmte Stimmband bewegt sich nur unvollkommen oder nicht bei den Atembewegungen. Es ist steiler gestellt als das gesunde. Der Aryknorpel

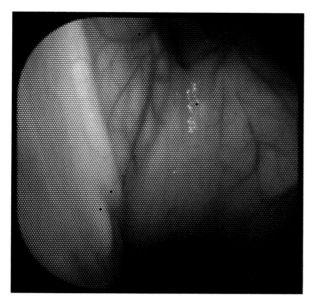

Abb. 4.18. Sekretrinne, aus der Öffnung der Tuba auditiva tretend, als Hinweis auf eine Luftsackerkrankung.

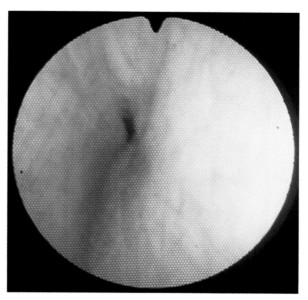

Abb. 4.20. Entzündung der Tuba auditiva.

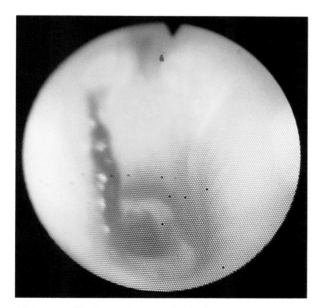

Abb. 4.19. Blutkoagulum an der Luftsackklappe.

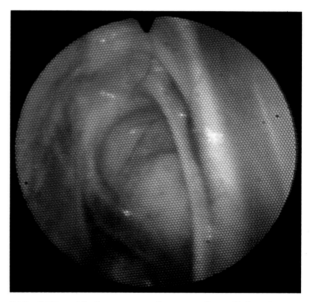

Abb. 4.21. Umfangsvermehrung der Retropharyngeal-lymphknoten (Mitte unten).

ist in Richtung des Cavum laryngis eingesunken und ebenfalls senkrecht gestellt. In geringgradigen Fällen läßt sich die Krankheit bei forcierter Atmung (nach der Arbeit) besser als beim ruhig atmenden Pferd erkennen. Am besten wird die Kehlkopffunktion beim Schluckakt beobachtet. Der Schluckreflex läßt sich durch wenige Milliliter Wasser, injiziert durch den Arbeitskanal des Endoskops, auslösen. Die Kehlkopfmotilität kann bei medikamentöser Ruhigstellung beeinflußt werden, weshalb die Untersuchung möglichst ohne Sedation durchgeführt werden soll.

Paresis laryngis

Die sehr seltene beidseitige Kehlkopflähmung zeigt sich endoskopisch an Hand der verengten Stimmritze mit auf beiden Seiten m. o. w. senkrecht stehenden Stimmbändern, die sich bei Inspiration nicht oder nur unvollständig öffnen. Bei Exspiration ist ein schlaffes Flattern zu beobachten.

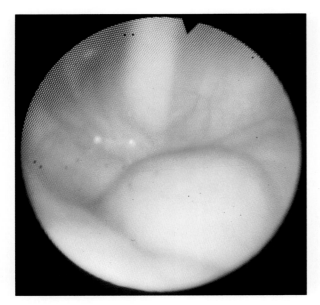

Abb. 4.22. Vorwölbung in der ventralen Luftsacknische durch Umfangsvermehrung des Lymphknotens (Druse, Lymphadenitis).

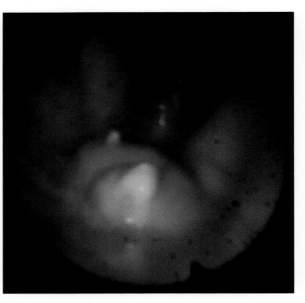

Abb. 4.24. In den Luftsack durchbrechender Lymphknoten.

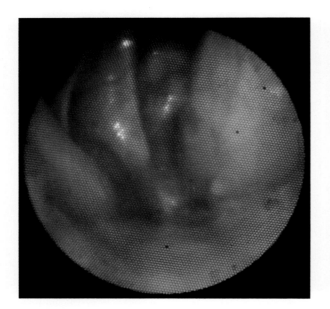

Abb. 4.23. Luftsackempyem. Sekretsee im ventralen Bereich.

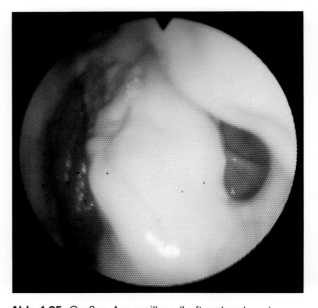

Abb. 4.25. Großes Aspergillom (Luftsackmykose).

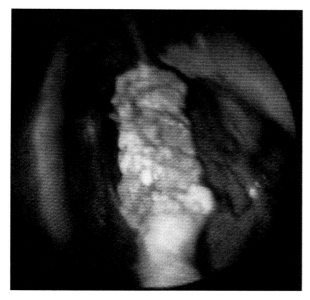

Abb. 4.26. Aspergillose mit Lokalisation am Stylohyoid.

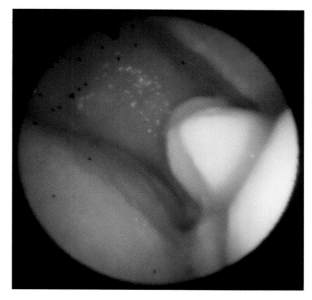

Abb. 4.28. Luftsacksteine.

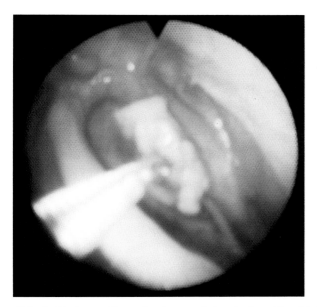

Abb. 4.27. Aspergillose in der medialen Luftsackbucht im Bereich der Führungsrinnen des IX. und XII. Gehirnnerven. Zur Diagnose ist die tiefe Biopsie (mehrmaliges Biopsieren an derselben Stelle) erforderlich; Vorsicht bei Aspergillose im Bereich der großen Gefäße!

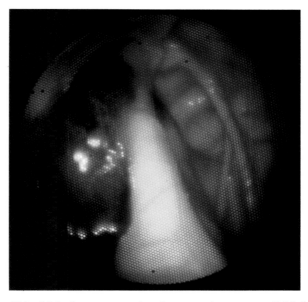

Abb. 4.29. Aneurysma der Art. carotis externa (Bild links neben dem Stylohyoid).

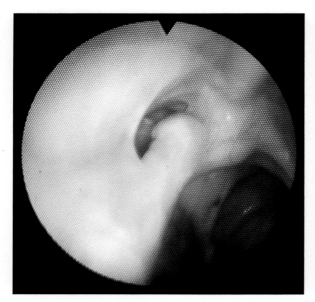

Abb. 4.30. Verwachsung des Zugangs zur lateralen Luftsackbucht nach chronischer Luftsackentzündung.

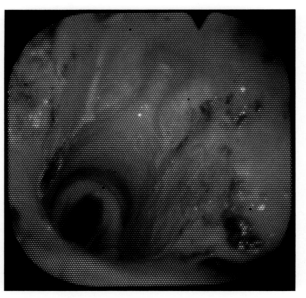

Abb. 4.31. Pharynx (Pharyngitis) mit hochgradiger Rötung durch Regurgitation.

Tumoren

Sie werden als unterschiedlich große Umfangsvermehrungen mit glatter oder blumenkohlartig zerklüfteter Oberfläche besonders an den Stimmbändern und Aryknorpeln gesehen, sind aber insgesamt selten. Es können Ulzera bestehen. Zum Teil sind die Kehlkopfstrukturen bei Entdeckung schon weitgehend zerstört. Nach Kehlkopfpfeiferoperation können hin und wieder Polypen entstehen.

Luftsack

Ohne besonderen Befund

Die Schleimhaut von Tube und Luftsack ist hellrosa bis gelblich, feucht und glatt. Sekret liegt als dünner Film vor. Bei der Übersicht fällt im Luftsack das Stylohyoid auf, das den Luftsack dorsoventral durchläuft und ihn in eine mediale und laterale Bucht teilt. Die mediale Bucht unterteilt sich in den voll zu überblickenden dorsalen Blindsack und die nicht ganz überschaubare ventrale Nische. Am weitesten medial verläuft die graublaue Arteria carotis interna bogenförmig von ventral nach dorsal, gut an der Pulsation zu erkennen. Zwischen Arterie und Stylohyoid verlaufen ebenfalls dorsoventral die Führungsrinnen des IX. (N. glossopharyngeus) und XII. Gehirnnerven (N. hypoglossus), an deren dorsalem Ende die Vorwölbung des Ganglion cervicale craniale des Seitenstrangs zu erkennen ist. Die laterale Bucht des Luftsackes enthält die große Arteria carotis externa, die, von ventral

kommend, in flachem Bogen nach dorsal und leicht lateral verläuft und ebenfalls an ihrer deutlichen Pulsation erkennbar ist.

Luftsackkatarrh

Es besteht eine höhere Rötung der Schleimhaut, wobei die Gefäßzeichnung verstärkt sichtbar werden kann. Im Falle einer Ödembildung besteht Verdickung der Schleimhaut, stärkerer Glanz (Schlaglichter) sowie verstärkte Sekretion von anfangs klarem Sekret. Im Falle eines Ödems verschwindet die feine Gefäßzeichnung, nur die größeren Gefäße sind – dann allerdings deutlicher – sichtbar. Auch die Nervenrinnen werden undeutlicher. Es können sich wulstige Schleimhautfalten bilden. Das Sekret kann mukös und schließlich eitrig werden. Es sammelt sich besonders in der medialen Bucht und der ventralen Nische an. Der Recessus pharyngeus dorsal des Kehlkopfs ist vorgewölbt, die Schleimhaut verdickt.

Follikuläre Luftsackentzündungen

Die auch als herpetiforme Enantheme bezeichneten Veränderungen kommen in Verbindung mit Infektionen der Luftwege zur Beobachtung. Die bläschen- bis knötchenartigen Follikel erfassen hauptsächlich die mediale Luftsackbucht und das Stylohyoid, das dadurch das Aussehen eines Krakenfangarms annehmen kann.

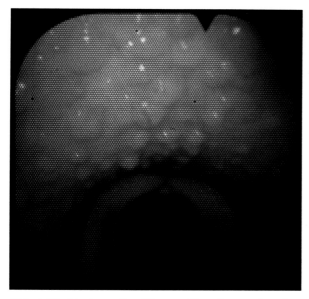

Abb. 4.32. Hochgradige Pharyngitis mit massiver Lymph-follikelbildung.

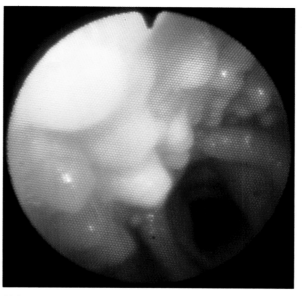

Abb. 4.34. Erhebliche lymphatische Hyperplasie am Rachendach eines Fohlens.

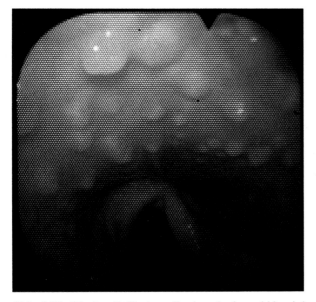

Abb. 4.33. Glasige Follikel am Rachendach und Hemiplegia laryngis sinistra.

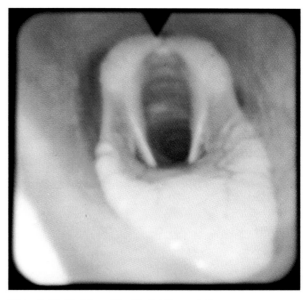

Abb. 4.35. Kehlkopf in Abduktionsstellung.

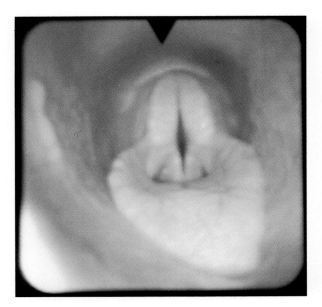

Abb. 4.36. Kehlkopf in Adduktionsstellung.

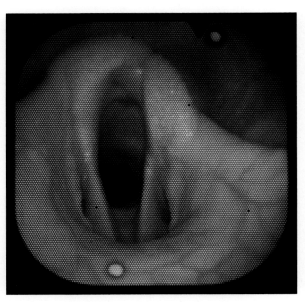

Abb. 4.37. Hemiplegia laryngis sinistra; der linke Aryknorpel und das linke Stimmband bleiben in Abduktionsstellung senkrecht gestellt, während sich der Kehlkopf rechts deutlich öffnet. Die dadurch entstehende Asymmetrie ist gut erkennbar.

Luftsackempyem

Schon beim Aufsuchen der Tubenöffnungen kann die Entleerung von Eiter an Hand einer Sekretstraße bemerkt werden. Das Rachendach ist einseitig eingesunken. Beim Durchgang durch die Tuba auditiva verschmiert sich die Endoskopspitze mit Eiter. Im Luftsack selbst werden oft große Massen eitrigen Sekrets beobachtet, die sich besonders in der medialen Bucht und ventralen Nische angesammelt haben.

Abszesse der Lnn. retropharyngei lateralis et medialis

Sie kommen im Verlaufe von Streptokokkeninfektionen, etwa bei Druse, vor. Die Lymphknoten liegen ventral und hinter der lateralen und medialen Luftsackbucht und ihrem kaudalen Blindsack. Im Falle der Abszedierung entsteht zunächst eine verstärkte Gefäßinjektion, die jeweilige Bucht wird undeutlicher, der Lymphknoten wölbt sich zunehmend in die Bucht hinein vor; es kommt im weiteren Verlauf zu einer brustwarzenähnlichen Ausstülpung, die sich rötlich und dann gelblich verfärbt, schließlich in den Luftsack hinein aufbricht und den Eiter in die Luftsackhöhle entleert. Die Folge ist ein Luftsackempyem.

Luftsackkonkremente

Sie sind die Folgen nicht abgeflossenen Eiters, dessen Wasseranteil resorbiert worden ist. Die oft in großer Zahl vorliegenden »Luftsacksteine« besitzen eine glatte Oberfläche, sind weißlich bis gelblich und können die ventralen Anteile, besonders die ventrale Nische der medialen Luftsackbucht, bis weit in die Mitte und darüber hinaus anfüllen.

Luftsackmykose

Sie ist gekennzeichnet durch diphtheroide Auflagerungen im dorsalen Blindsack der medialen Luftsackbucht. Die Auflagerungen dehnen sich häufig auf die Arteria carotis interna aus; in anderen Fällen können sie auf das Stylohyoid beschränkt sein. Es fallen die käsigen diphtheroiden Massen auf, die die Strukturen des Luftsacks völlig bedekken können. Bei dem Versuch der Biopsie erfaßt man zunächst nur Detritusmassen, die teilweise flockenartig abreißen. Es muß daher eine Tiefenbiopsie durchgeführt werden, d.h. es wird jeweils an der gleichen Stelle mehrmals biopsiert. Sobald eine Arterie arrodiert ist, entstehen lebensgefährliche Blutungen, die als große Blutseen und -straßen erkennbar sind und ggf. eine endoskopische Untersuchung unmöglich machen können.

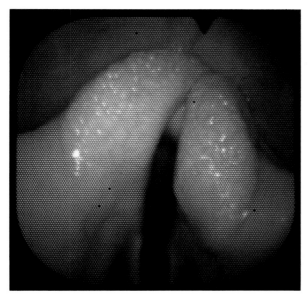

Abb. 4.38. Hemiplegia laryngis sinistra mit hochgradiger Kehlkopfentzündung.

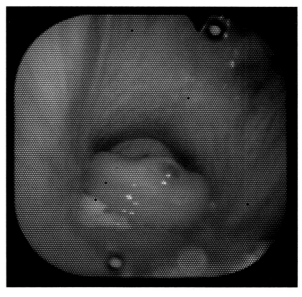

Abb. 4.40. Hochgradige Epiglottitis mit erheblicher Umfangsvermehrung, Rötung und eitrigem Sekret. Hochgradige Atembeschwerden mit Erstickungsgefahr.

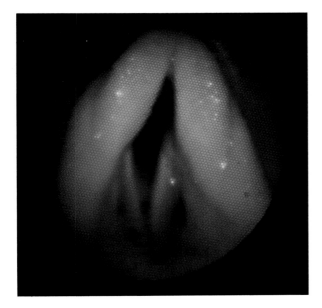

Abb. 4.39. Larynxödem.

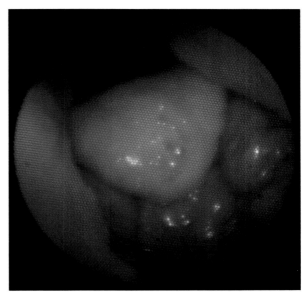

Abb. 4.41. Larynxzysten.

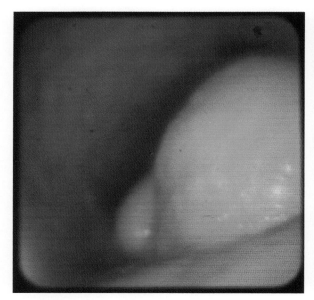

Abb. 4.42. Branchiogene Zyste.

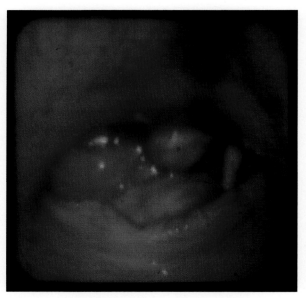

Abb. 4.44. Larynxtumor (Chondrosarkom, »Kehlkopfkrebs«).

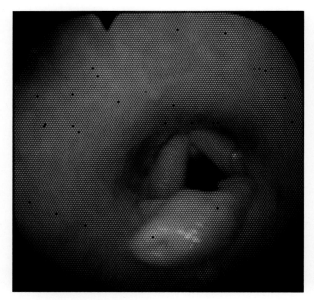

Abb. 4.43. Epiglottiszyste.

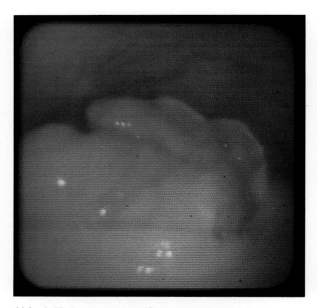

Abb. 4.45. Larynxtumor (Chondrosarkom).

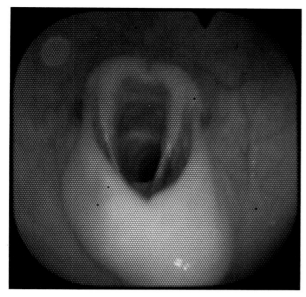

Abb. 4.46. Epiglottis-Entrapment. Die Epiglottis ist unter der Plica aryepiglottica gefangen, wodurch ein »Frauenschuh«artiges Bild entsteht.

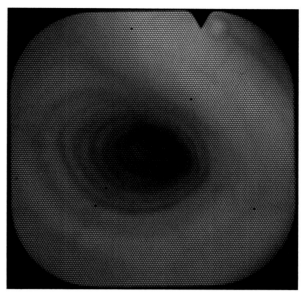

Abb. 4.48. Trachea, ohne besonderen Befund.

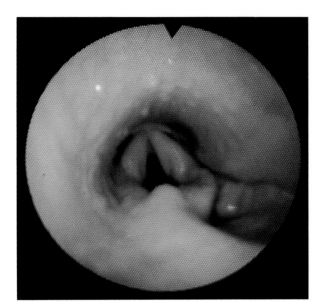

Abb. 4.47. Palatochisis (Gaumenspalte), ventral im Bild.

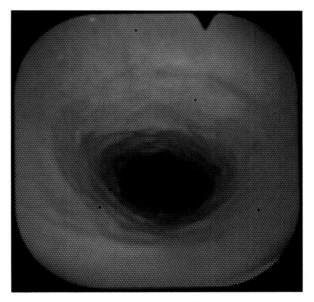

Abb. 4.49. Akute Tracheitis. Die Schleimhaut ist hochrot verfärbt, umfangsvermehrt, zu trocken.

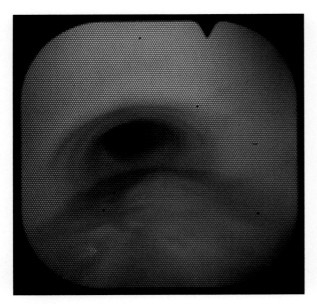

Abb. 4.50. Lungenblutung mit breitem Blutstrom ventral (»Nasenbluten« der Vollblüter).

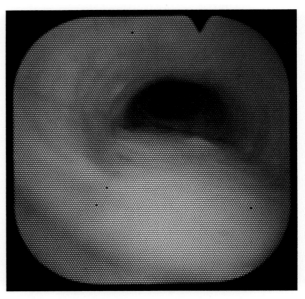

Abb. 4.51. Eitriges Sekret, die Trachea weitgehend ausfüllend, wodurch sich das Lumen im tiefen Teil der Trachea erheblich verengt.

Verklebungen

Als Folge chronischer Entzündungen können Verklebungen von Teilen des Luftsacks die Einführung des Endoskops in einzelne Abteilungen unmöglich machen. Oft bleiben noch kleine Öffnungen übrig, die endoskopisch gut erkennbar sind.

Luftsacktympanie

Sie ist bereits bei der Pharyngoskopie erkennbar. Dabei sind die betroffene Seite des Pharynx sowie der Recessus pharnygeus vorgewölbt.

Luftsacktumoren

Die seltenen Ereignisse können endoskopisch festgestellt werden, solange es noch gelingt, das Endoskop bis in den Luftsack vorzuschieben.

Trachea, Bronchien

Ohne besonderen Befund

Die Trachealschleimhaut des gesunden Pferdes ist hellrosarot, die der Bronchen kräftiger rosa, besonders im Bereich der Spangen heller bis gelblich; sie ist glatt und glänzend. Sekret ist nicht sichtbar. Häufig wird mit dem Gerät Speichel in die Trachea verschleppt (klar, schaumig). Das Septum der Bifurcatio tracheae ist scharf. Die Bronchialöffnungen der beiden Bronchi principales sind weit und rund.

Mit nicht zu großlumigen Geräten kann man bei größeren Pferden bis in die Bronchi lobares eindringen. Das gesunde Pferd zeigt keinerlei Bewegung der Trachea oder der Bronchien während der Atmung. Während der Untersuchung, besonders beim Durchgang durch den Kehlkopf und bei Berührung des Septums der Bifurkation und der Bronchialwände, kann Husten ausgelöst werden. Wenn dieser Husten anfallsartig auftritt, kann er die Untersuchung stören oder unmöglich machen. In diesen Fällen kann durch den Arbeitskanal eine zweiprozentige Lidocainlösung, ca. 5 ml, gesprüht werden.

Tracheitiden, Bronchitiden

Sie kommen meist gemeinsam vor; reine Tracheitiden sind selten. Bei **(Tracheo-)Bronchitis acuta** ist die Schleimhaut höher gerötet, anfangs trocken, später wird ein in der Regel seröses und wenig visköses Sekret vorgefunden.

Bei **Bronchitis chronica** ist das endoskopische Bild sehr unterschiedlich gestaltet. Bei latenter chronischer Bronchitis, bei der zunächst kein Husten, sondern nur Leistungsschwäche beobachtet werden, wird lediglich Sekret in geringer bis mäßiger Menge gefunden, das trüb erscheint, sehr zäh ist und der Schleimhaut stark anhaftet. Bei den klinisch manifesten Bronchitiden werden m.o.w. erhöhte Sekretmengen unterschiedlicher Konsistenz gefunden; die Farbe variiert von serös und mukös bis rein eitrig. Die Viskosität kann dünnflüs-

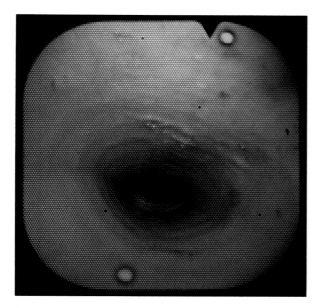

Abb. 4.52. Futteraspiration und reaktive Tracheitis.

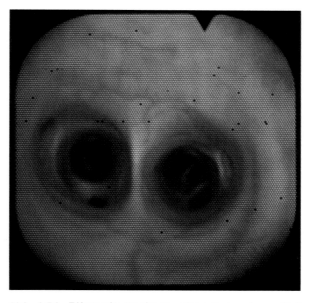

Abb. 4.54. Bifurcatio tracheae, ohne besonderen Befund. Die Bronchialöffnungen sind weit, bei der Atmung unbeweglich, das Septum ist scharf, die Schleimhaut rosarot, feucht, glatt, glänzend, Sekret ist nicht zu erkennen, es besteht eine dezente Gefäßzeichnung.

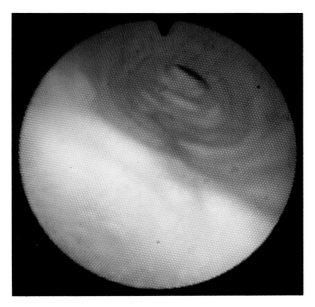

Abb. 4.53. Eitriger Sekretsee bei eitriger Tracheobronchitis.

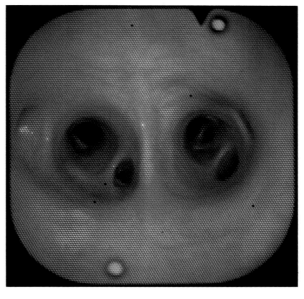

Abb. 4.55. Bronchitis infolge Futteraspiration.

sig, dickflüssig bis sehr zäh sein. Das Sekret liegt als »Bolus« vor, oder es besteht eine Sekretstraße über längere Strecken der Trachea, oder es ist »zerfetzt« und kleidet die Schleimhaut der Luftröhre mit unterschiedlich großen Flocken aus. Besonders hinter dem Brusteingang (tiefste Stelle der Trachea) sammeln sich oft größere Sekretmengen an. In diesem Bereich liegt bisweilen so viel Sekret vor,

daß das Tracheallumen fast vollständig verlegt sein kann. Sekretbolus werden bei der Atmung je nach Konsistenz hin und her bewegt. Die Tracheal- und Bronchialschleimhaut ist in der Regel intensiver gerötet und verdickt. In vielen Fällen findet sich dorsal in der Trachealschleimhaut eine perlschnurartige Reihe von lymphatischen Knötchen, die jedoch nicht als krankhaft anzusehen ist, sondern

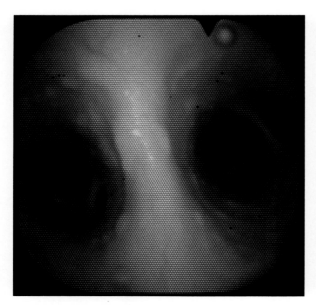

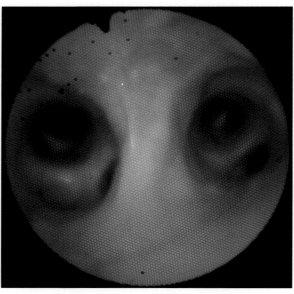

Abb. 4.56. Kugelige Sekrettropfen an der Bifurkation; die Schleimhaut ist infolge des Schleimhautödems umfangsvermehrt, weshalb das Septum verbreitert ist. Befund bei Bronchitis.

Abb. 4.57. Rötung der Schleimhaut, Schleimhautödem mit Verbreiterung des Septums; Befund bei akuter Bronchitis.

auch bei gesunden Pferden vorkommt. Bei Ödemen der Schleimhaut sind die Bronchialöffnungen verkleinert, das Septum ist verbreitert, und die Schleimhaut weist einen verstärkten Glanz als Ausdruck des Ödems auf. Bei starker Entzündung tritt eine höhere Rötung hinzu. Die Bronchialöffnungen bewegen sich nicht.

Chronisch obstruktive Pneumopathien (COP, COPD) mit Erhöhung des intrathorakalen Drucks und »Air trapping« führen neben den oben genannten Symptomen zu einer Verkleinerung der Bronchialöffnungen und zu einem synchron mit der Atmung einhergehenden Enger- und Weiterstellen der Bronchen. Dabei wird bei Inspiration die Weiterstellung, bei Exspiration die Engerstellung der Bronchialöffnung beobachtet.

Bei allen Untersuchungen der Trachea und der Bronchen sollte Sekret für eine bakteriologische und zytologische Untersuchung gewonnen werden. Dazu wird ein Kunststoffschlauch durch den Arbeitskanal des Endoskops eingeführt und mit der Spitze in den Sekretsee getaucht. Das Untersuchungsmaterial wird mittels einer Spritze aspiriert. Häufig gelingt es nicht, genügend Material in der Spritze zu sammeln. Meistens befindet sich genügend Sekret im Schlauch, das nach Herausziehen durch Ausblasen gewonnen werden kann. Ist auch dies nicht der Fall, so wird physiologische Kochsalzlösung durch den Schlauch in Trachea oder Bronchen gespritzt und anschließend zurückgewonnen. Das so gewonnene Spülgut wird durch

Zentrifugation eingeengt, in ein steriles Röhrchen für die bakteriologische Untersuchung gegeben und auf einem Objektträger wie ein Blutpräparat ausgestrichen. Sollte das Sekret zu viskös sein, empfiehlt es sich, einen Tropfen auf einen Objektträger zu geben, einen zweiten aufzulegen und leicht anzudrücken; danach werden die beiden Objektträger auseinander gezogen.

Futteraspiration

Beobachtet wird ein oft sehr stark vermehrtes Sekret, das Futterbestandteile enthält. Es ist anfangs seromukös, wird sehr bald stark eitrig und ist in der Regel wenig viskös. Die Schleimhaut ist hoch- bis höchstgradig gerötet und kann mißfarben werden.

Blut in Trachea und Bronchen (sog. Nasenbluten)

Bei Rennpferden mit »Epistaxis« (in Wirklichkeit Lungenbluten) wird in Ruhe kein besonderer Befund erhoben. Nach der Belastung kann man endoskopisch eine dünne Blutstraße, aus den Bronchen kommend, in die Trachea weiterführen sehen, oder es entströmt den Bronchen schaumiges hellrotes Blut, das in der Trachea, besonders an deren tiefster Stelle, sich zu einem rötlichen Schaum sammelt. Differentialdiagnostisch muß aspiriertes Blut aus den oberen Luftwegen ausgeschlossen werden.

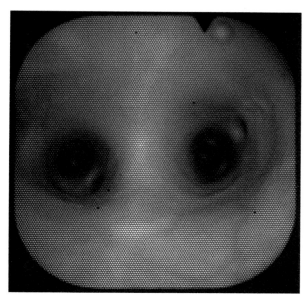

Abb. 4.58. Schleimhautödem und -rötung bei akuter Bronchitis, Bronchospasmus.

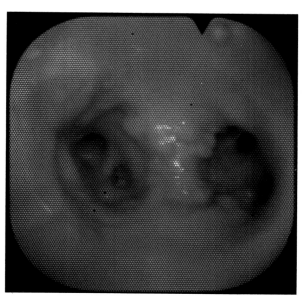

Abb. 4.60. Granulomatöse Bronchitis mehrere Wochen nach Fremdkörperaspiration.

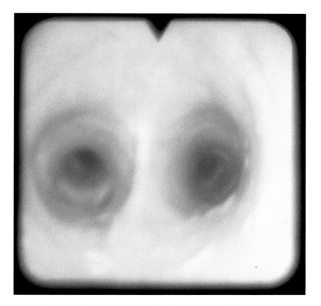

Abb. 4.59. »Air trapping«. Die Bronchialöffnungen verengen sich mit jeder Exspiration und erweitern sich (unvollständig) bei der Inspiration. Dadurch verbreitert sich das Septum während des Exspiriums. Die Verengung erfolgt durch den erhöhten intrathorakalen Druck während der Ausatmungsphase infolge der Obstruktion der Bronchioli und der Fortpflanzung des Drucks auf die Bronchen.

Tracheotomie

Bei relativ frischer Tracheotomie kann die Narbe oder eine Vertiefung in der Schleimhaut gesehen werden. In seltenen Fällen wurde über Granulationsgewebe berichtet, das endoskopisch gut nachzuweisen ist.

Lungenödem

Man findet ein in der Regel grobblasiges bis schaumiges Sekret, das klar bis weißlich, in manchen Fällen rötlich ist und beiden Bronchialöffnungen entströmt. Das Sekret bewegt sich stark bei jedem Atemzug. Das akute Lungenödem ist normalerweise keine Indikation für eine Endoskopie!

Lungenwürmer

Sie können endoskopisch hin und wieder an Hand adulter Individuen in den Bronchen, sonst als Larven auch in der Trachea gesehen werden (Esel).

Tumoren

Sie sind im Bereich von Trachea und Bronchen beim Pferd sehr selten zu beobachten. Ihr Auffinden im Sichtbereich des Endoskops bereitet jedoch keinerlei Schwierigkeiten.

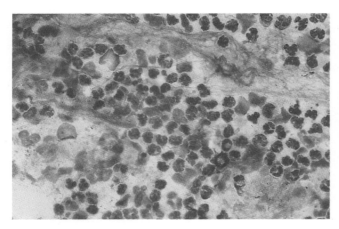

Abb. 4.61. Große Anzahl neutrophiler Granulozyten mit Zelldetritus und Schleim bei hochgradiger chronischer obstruktiver Pneumopathie (COP/COPD); Pappenheim-Färbung; Original 400fache Vergrößerung.

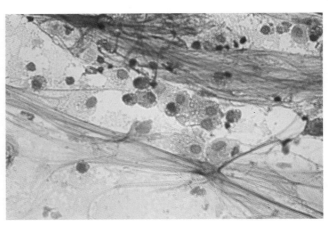

Abb. 4.64. Makrophagozytäres Zellbild mit Sekretfäden bei Hyperkrinie (geringgradige COP) als Zeichen einer verstärkten mukoziliären Clearance; Pappenheim-Färbung; Original 400fache Vergrößerung.

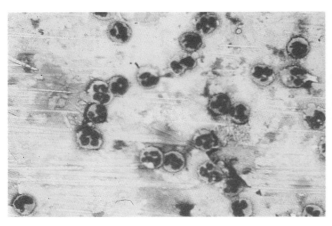

Abb. 4.62. Neutrophile Granulozyten in Degeneration – Kernpyknose und Hypersegmentierung; Pappenheim-Färbung; Original 1000fache Vergrößerung.

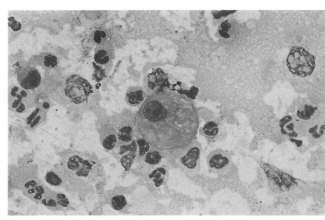

Abb. 4.65. Hochdifferenzierter schaumiger Makrophage mit mehreren Nucleoli (1) und nichtdifferenzierte A-Makrophagen (2); Pappenheim-Färbung; Original 1000fache Vergrößerung.

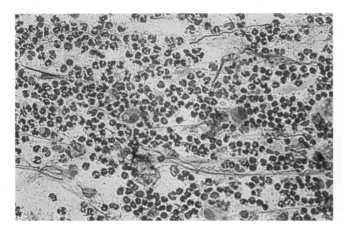

Abb. 4.63. Neutrophiles Zellbild (wie in Abb. 4.61) nach sekretolytischer Therapie (Hyperinfusion); vermehrtes Auftreten voll differenzierter schaumiger Alveolarmakrophagen (1); Pappenheim-Färbung; Original 400fache Vergrößerung.

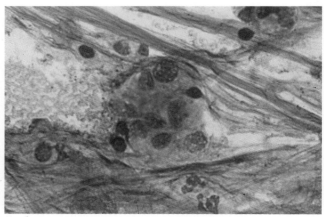

Abb. 4.66. Hyperaktiver mehrkerniger Makrophage; Pappenheim-Färbung; Original 1000fache Vergrößerung.

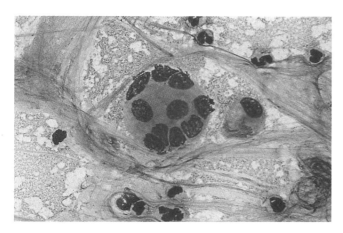

Abb. 4.67. Riesenzelle vom Langhans-Typ (randständige Kerne) als Ausdruck der Makrophagenaktivierung bei chronischem Krankheitsverlauf; Pappenheim-Färbung; Original 1000fache Vergrößerung.

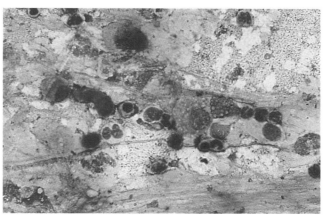

Abb. 4.70. Gemischtes Zellbild (degenerierte neutrophile und vereinzelt eosinophile Granulozyten, Makrophagen und Becherzellen) mit Serkretstase bei Dyskrinie; Pappenheim-Färbung; Original 400fache Vergrößerung.

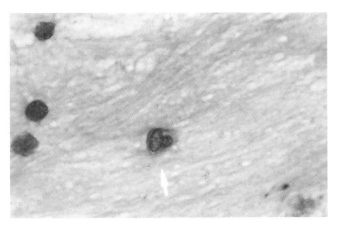

Abb. 4.68. Makrophage mit phagozytierter Pilzspore; Giemsa-Färbung; Original 400fache Vergrößerung.

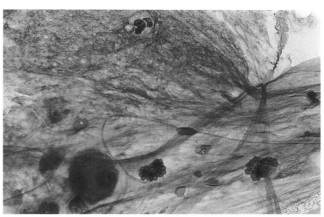

Abb. 4.71. Mastzelle, vermehrtes Auftreten eosinophiler Granulozyten und freier Granula bei Verdacht auf allergische Pneumopathie; Pappenheim-Färbung; Original 400fache Vergrößerung.

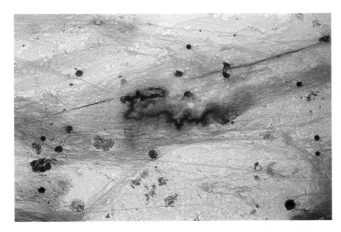

Abb. 4.69. Auftreten von Curschmann-Spiralen bei erhöhter Sekretmobilisation unter Therapie (verbesserte mukoziliäre Clearance); Pappenheim-Färbung; Original 400fache Vergrößerung.

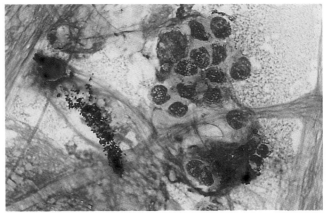

Abb. 4.72. Mastzelle in Degranulation und Epithelzellverband; Pappenheim-Färbung; Original 450fache Vergrößerung.

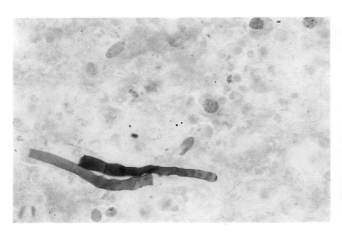

Abb. 4.73. Eosinophile Granulozyten und Arthrosporen des Schwärzepilzes (Cladosporidium) bei allergischer Pneumopathie; Hansel-Färbung; Original 400fache Vergrößerung.

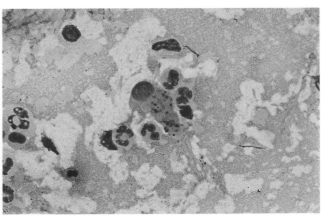

Abb. 4.76. Schleimproduzierende Zelle mit basophil gefärbten Schleimvakuolen im Zytoplasma und neutrophile Granulozyten; Pappenheim-Färbung; Original 1000fache Vergrößerung.

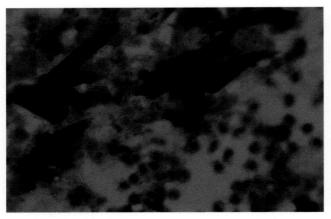

Abb. 4.74. Auftreten von Charcot-Leyden-Kristallen bei Zelluntergang eosinophiler Granulozyten; Hansel-Färbung; Original 400fache Vergrößerung.

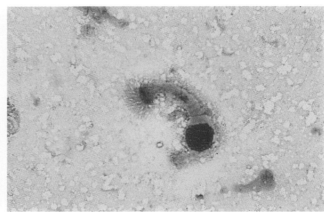

Abb. 4.77. Flimmerepithelzelle, hochzylindrisch, gut erhalten; Pappenheim-Färbung; Original 1000fache Vergrößerung.

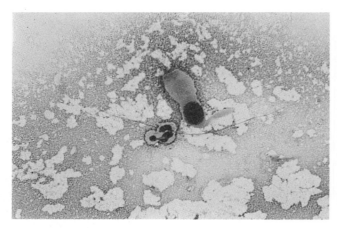

Abb. 4.75. Becherzelle und neutrophiler Granulozyt; Pappenheim-Färbung; Original 1000fache Vergrößerung.

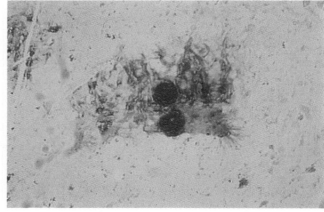

Abb. 4.78. Ciliocytophthoria (akutes Degenerationsstadium der Flimmerepithelien); Pappenheim-Färbung; Original 1000fache Vergrößerung.

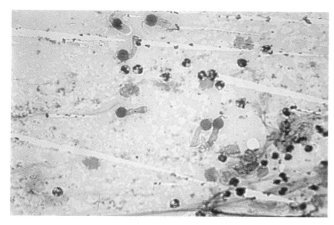

Abb. 4.79. Ciliocytophthoria: vermehrtes Auftreten zilienloser Flimmerepithelzellen und degenerierter neutrophiler Granulozyten infolge Schädigung des Bronchialepithels; Pappenheim-Färbung; Original 400fache Vergrößerung.

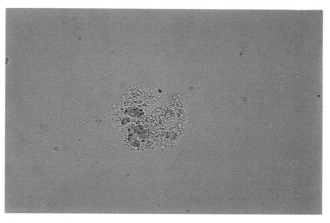

Abb. 4.82. Makrophage mit phagozytiertem Hämosiderin, 5 Tage nach belastungsinduziertem Lungenbluten bei COP; Nativausstrich; Original 1000fache Vergrößerung.

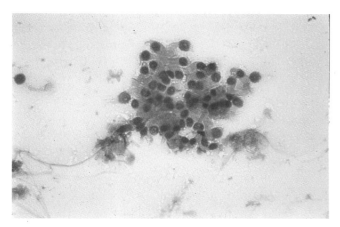

Abb. 4.80. Abgestoßener Flimmerepithelverband (Creolakörperchen); Pappenheim-Färbung; Original 400fache Vergrößerung.

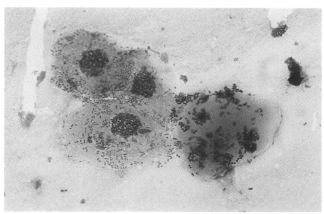

Abb. 4.83. Fremdkörper-Riesenzellen mit massenhaft phagozytierten Bakterien bei akuter Exazerbation einer COP; Pappenheim-Färbung; Original 1000fache Vergrößerung.

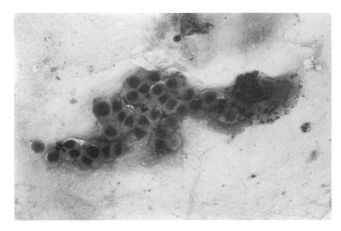

Abb. 4.81. Hyperplastischer Basalzellverband mit Fremdkörper-Riesenzelle als Hinweis auf Bronchialepithelmetaplasie; Pappenheim-Färbung; Original 1000fache Vergrößerung.

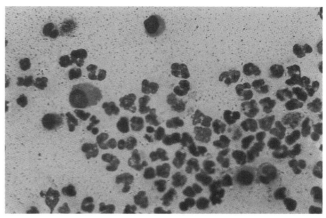

Abb. 4.84. Massenhaftes Vorkommen neutrophiler Granulozyten und Streptokokken sowie disseminierte Verteilung von Makrophagen (Luftsacksekret bei Retropharyngeal-Druse); Pappenheim-Färbung; Original 1000fache Vergrößerung.

5 Endoskopie des Gastrointestinaltrakts bei Hund und Katze

W. Kraft, J. Lechner und M. Münster

Einleitung

Seit der Einführung flexibler Endoskope gewinnt die Endoskopie des Gastrointestinaltrakts beim Kleintier zunehmend an Bedeutung. Sie ist eine geradezu ideale Ergänzung zu Röntgenuntersuchungen ohne und mit Kontrastmittel, der sie in vielen Fällen eindeutig überlegen ist. Die Endoskopie ermöglicht eine direkte Adspektion der Schleimhaut sowie der Hohlräume, die gezielte Entnahme von Gewebeproben, die Beobachtung von Funktionen ohne invasive operative Maßnahmen und ist daher eine schonende diagnostische, zum Teil auch therapeutische Methode. Die Adspektion des Pharynx kann in den meisten Fällen ohne Gerät, nur mit einer guten Lichtquelle, durchgeführt werden. Zu einer eingehenden Untersuchung ist jedoch die instrumentelle Pharyngoskopie nicht selten unumgänglich. Sie wird mit speziell für das Kleintier gebauten starren Pharyngoskopen durchgeführt. Hierzu sind mindestens drei verschiedene Größen erforderlich. Der Vorteil der starren Pharyngoskope liegt darin, daß ruhige Hunde meist ohne Sedation untersucht werden können. Besser läßt sich der Pharynx allerdings mit starren oder beweglichen Fiberskopen untersuchen.

Pharyngoskopie

Indikationen

- Ständiges Würgen
- Schluckbeschwerden
- Husten (!) ohne anders abklärbare Ursache
- Nasenausfluß ohne anders abklärbare Ursache
- Tonsillitis- oder Tumorverdacht
- Pharyngitis
- Fremdkörperverdacht

Geräte

Endoskope

▶ **Starre Pharyngoskope:** Es handelt sich meist um batteriegespeiste Warmlichtgeräte. Sie müs-

sen mindestens in drei Größen vorhanden sein, wobei die größte Form bei sehr großen Hunden oft nicht vollständig ausreicht. Gerade Geräte haben sich ebenso wie stark gebogene nicht recht bewährt; besser geeignet sind mäßig gebogene. Sollen starre Geräte verwendet werden, so eignen sich die starren Lichtträger, wie sie für die Tracheo-Bronchoskopie verwendet werden, mindestens so gut wie die als Laryngoskope angebotenen Geräte.

▶ **Flexible Fiberskope:** Sie sind u. E. besser geeignet als starre Geräte, haben aber den Nachteil, daß der Patient (fast) immer sediert oder in Narkose gebracht werden muß. Am besten werden Endoskope (Gastroskope sind durchaus geeignet) mit einem Durchmesser bis zu 9, höchstens 11 mm (Geräte für die Pädiatrie) verwendet, die eine kurze biegsame Spitze besitzen. Mit ihr kann man sich den Ductus nasopharyngeus zugänglich machen und damit auch die distalen Teile der Nasengänge retrograd einsehen.

Lichtquelle

Eine Kaltlichtquelle mit Wolframlampe reicht aus; für die Photo- und Videodokumentation sind eine Blitzeinrichtung und eine Xenolampe besser geeignet.

Zubehör

- Spül-, Insufflations-, Absaugeinrichtung
- Fremdkörperfaßzange, starr oder biegsam, passend zum Endoskop
- Biopsiezange, starr oder biegsam, passend zum Endoskop
- Zytologiebürste
- Fixationsmedium und Behälter für Biopsieproben oder bakteriologische Untersuchung
- Maulspreizer
- Zubinder

Vorbereitung des Patienten

Ruhige Hunde müssen zur Pharyngoskopie mit starren Pharyngoskopen nicht unbedingt sediert

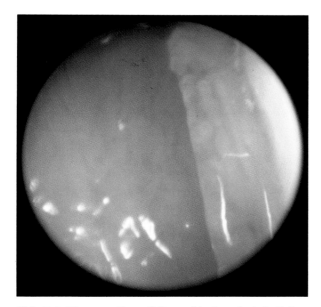

Abb. 5.1. Pharynx, Fremdkörper (Hartgrashalm); Katze.

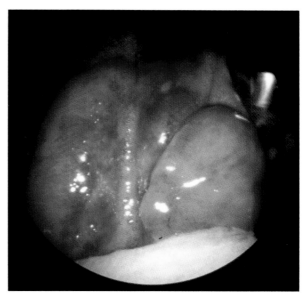

Abb. 5.3. Ulzerierender Tumor im Rachen; Hund.

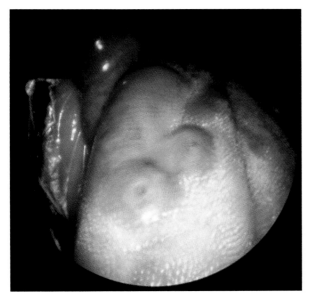

Abb. 5.2. Zungengrund mit Phlegmone und Ulzera; Hund.

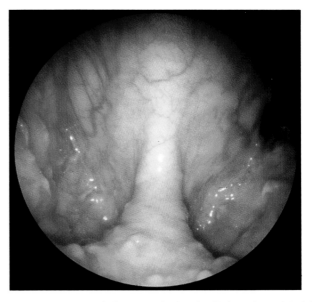

Abb. 5.4. Blick auf die Ventralseite der Epiglottis; zahlreiche Follikel, starke Ramifizierung; Hund.

werden. Katzen und unruhigere Hunde benötigen sowohl für die Untersuchung mit dem starren, insbesondere aber mit dem flexiblen Gerät (Zerstörungsgefahr durch Biß) eine Allgemeinnarkose wie bei Ösophagogastroskopie (s. d.); danach Einsetzen des Maulsperrers und Sicherung durch Zubinden des Maules.

Durchführung

Mit dem starren Gerät wird der Zungengrund nach unten gedrückt, so daß der Pharynx zugänglich wird. Man gewinnt dann einen guten Geradeausblick auf die Kopfregion, Tonsillen, die mundhöhlenseitige Fläche des weichen Gaumens, den Pharynx und die Kehlkopfkrone.

Bei Verwendung eines flexiblen Endoskops wird der narkotisierte Patient in (Links-)Seitenlage verbracht, der Maulsperrer zwischen die tischwärts liegenden Canini eingesetzt, die Zunge leicht herausgezogen und das Gerät in Position gebracht. Mit der freien Hand fixiert man das Gerät nun zwischen den Canini des Unterkiefers und kann die Spitze in die jeweils gewünschte Richtung bringen. Dabei ist es mit dem flexiblen Gerät möglich, durch Aufrichten der Spitze bis in den Pharynx respiratorius (Ductus nasopharyngeus) hineinzugelangen und so die Nasengänge von hinten zu adspizieren.

Geachtet wird auf Schleimhautintegrität, Schleimhautfarbe, Feuchtigkeit und Glätte, Sekrete, Fremdkörper. Man achte ferner auf die Größe, Form und Oberflächengestaltung der Tonsillen, Integrität, Größe, Form und Beweglichkeit des Gaumensegels, Schluß des harten Gaumens, Form der Kehlkopfkrone.

Befunde

Ohne besonderen Befund

Normalerweise sind Zunge und Gaumen bei Nasenatmung einander so genähert, daß ein Abschluß besteht. Durch passives Öffnen oder bei Mundatmung ist der Pharynx jedoch gut einsehbar. Die Schleimhaut ist glatt, an der Zunge können besonders bei der Katze lange Papillen vorhanden sein. Sie kann bei dunkelhaarigen Hunden dunkel pigmentiert sein, ist sonst kräftig rosa, feucht, glatt, glänzend. Speichel kann in Form von weißlichem Schaum vorliegen. Bei Schlundkopflähmung ist er vermehrt. Das Gaumensegel ist beim Atmen wenig beweglich und kann evtl. etwas flattern; es hängt außer in Tiefnarkose (und bei Lähmung) nicht

schlaff herab. Die Tonsillen liegen in den Taschen oder schauen nur wenig heraus, sie sind etwas intensiver rosa gefärbt und lassen sich leicht aus den Taschen herausheben (Rückklappen der Taschenfalte). Die Kehlkopfkrone ist gut sichtbar; gesehen werden die Epiglottis, die bei der Katze schlanker und relativ länger als beim Hund ist, die Aryknorpel und Teile der Stimmbänder. Der Kehlkopf ist symmetrisch und bewegt sich bei der Atmung. Beim Aufrichten der Endoskopspitze kann man in den Ductus nasopharyngeus eingehen und den Pharynx respiratorius als trichterförmige Öffnung erkennen.

Krankhafte Befunde

Eine Vermehrung des Sekrets wird beobachtet bei **Pharyngitis, Rhinitis** (Sekretbahn aus dem Nasenrachengang) sowie bei Krankheiten der tiefen Atemwege und der Lunge (Sekretaustritt aus dem Kehlkopf; s. Kapitel »Endoskopie des Respirationstrakts«). Bei Pharyngitis bestehen außerdem höhere bis starke Rötung und Schwellung der Schleimhaut.

Tonsillitis ist mit Vergrößerung der Mandeln und Heraustreten aus den Taschen sowie mit höherer Rötung verbunden. Auch kann vermehrte Sekretion, häufig eitrig, beobachtet werden. **Tonsillenhypertrophie, -hyperplasie** gehen mit oft ganz beträchtlichen Vergrößerungen der Mandeln einher, die glatt erscheinen und als fehlende Entzündungszeichen keine Rötung oder Sekretion aufweisen. Sie können bis weit ins Pharynxlumen hineinreichen. **Tonsillennekrose** geht – außer mit stark gestörtem Allgemeinbefinden, Fieber, Leukozytose oder terminaler Leukopenie – mit starker Sekretion eines mißfarbenen trüben Sekrets einher; die Mandeln selbst sind stark zerküftet und bluten bei geringer Berührung.

Tonsillentumoren führen zu knotigen, oftmals ulzerierenden Umfangsvermehrungen; in diesem Falle besteht häufig die Absonderung eines mißfarbenen Sekrets. Sie sind dann nicht sofort von Tonsillennekrosen zu unterscheiden. Sehr früh werden umfangreiche Metastasierungen in die regionalen Lymphknoten beobachtet.

Fremdkörper werden besonders bei Katzen in Form von Hartgräsern, beim Hund von Knochen- und Holzsplittern im Pharynx gefunden. Der Sitz ist vorwiegend der Nasenrachengang. Sie sind nicht selten von eitrigem, bisweilen blutigem Sekret bedeckt.

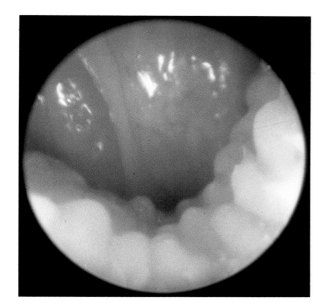

Abb. 5.5. Glasige Follikel an der Zunge; Katze.

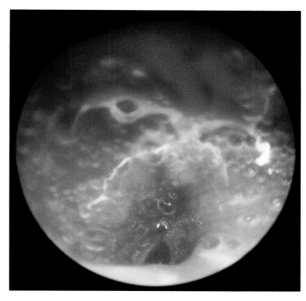

Abb. 5.7. Pharyngitis acuta mit sehr starker Verschleimung; Katze.

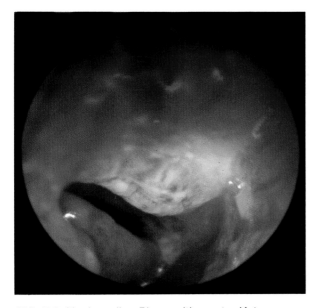

Abb. 5.6. Hochgradige Pharyngitis acuta; Katze.

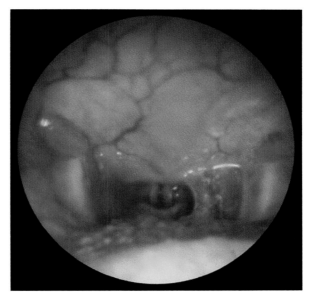

Abb. 5.8. Pharyngitis mit starker Ramifizierung, Tonsillitis; Katze.

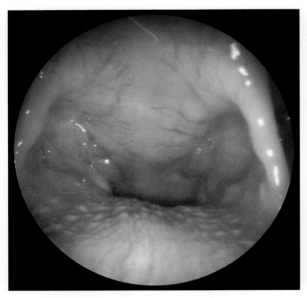

Abb. 5.9. Vorwölbung des Gaumens infolge eines Tumors in der Nasenhöhle; Hund.

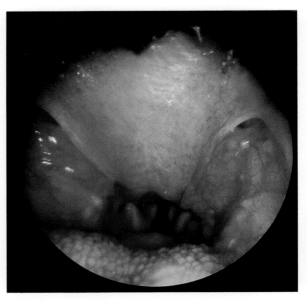

Abb. 5.10. Tonsillitis mit deutlicher Zeichnung der Lymphfollikel; Hund.

Ösophagoskopie

Indikationen

- Dysphagie
- Regurgitation
- Salivation ohne anderweitig erkennbare Ursache
- Erbrechen o. a. feststellbare Ursache, besonders auch Hämatemesis
- Meläna o. a. feststellbare Ursache
- Fremdkörperverdacht im Pharynx
- Tumorverdacht
- Verdacht auf Ösophagitis, Refluxösophagitis, Hiatushernie
- Verdacht auf Funktionsstörung der Kardia

Geräte

Endoskope

Für die Ösophagoskopie werden keine besonderen Geräte angeschafft, da fast immer gleichzeitig eine Gastroskopie durchgeführt wird. Starre Geräte sind ungeeignet; sie haben allenfalls noch Vorteile bei der Entfernung sehr großer Fremdkörper. Die im folgenden beschriebenen Geräte eignen sich sowohl für die Ösophago- als auch für die Gastroskopie.

Bei den flexiblen Gastroskopen sind, da meist mit demselben Gerät Magen und Dünndarm untersucht werden, eine Arbeitslänge von 60 bis 140 cm, Außendurchmesser 6 bis 11 mm, Geradeausoptik

(0°), empfehlenswert. In der Humanmedizin verwendete Instrumente mit Schrägoptik bis zur Seitenoptik (90°) dienen zur Untersuchung »blinder« Regionen und des Gallengangs. Hierfür besteht beim Kleintier in der Regel keine Indikation. Normalerweise genügt für größere Katzen, kleine, mittlere bis größere Hunde ein »Universalgastroskop« (»Panendoskop«): Länge 100 bis 140 cm, Durchmesser 9 mm, Spitze nach vier Seiten beweglich, aktive Abbiegung ist mindestens um 180° erforderlich. Ein solches Gerät ist – zumindest was seine Verwendbarkeit in der Tiermedizin angeht – universell einsetzbar, da es auch als Koloskop, Bronchoskop und sogar zur Untersuchung von Nasenhöhle, Pharynx, Larynx, oberer Trachea und zum Teil vom Luftsack des Pferdes eingesetzt werden kann.

Die (billigeren) Geräte, die nur in zwei Richtungen aktiv abbiegbar sind, sind nicht ausreichend, um eine möglichst atraumatische Untersuchung des Gastrointestinaltrakts durchzuführen. Für kleine Katzen und sehr kleine Hunde sind Geräte von 60 cm, für die mittleren bis großen Rassen von 110 cm Länge erforderlich; soll das Gerät auch für die Duodenoskopie Verwendung finden (was zumindest immer einkalkuliert werden sollte), so muß es für große Hunde 140 cm lang sein (Arbeitslänge). Die Dicke beträgt bei sehr kleinen Individuen 6 bis 8 mm (pädiatrische Geräte), bei den Riesenrassen können Gerätedurchmesser bis zu 11, meist aber 9 mm Verwendung finden. Man sollte immer bedenken, daß mindestens das Duodenum potentiell in die Untersuchung sollte einbezogen werden können. Für die Riesenrassen ist dann ein

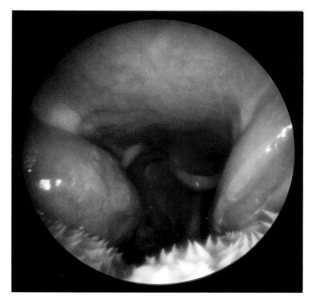

Abb. 5.11. Chronische Tonsillitis mit Hyperplasie; Hund.

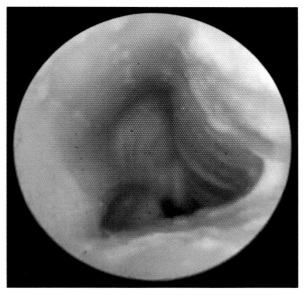

Abb. 5.13. Ösophagus im präkardialen Brustbereich; rechts oben scheint die Trachea durch; Hund.

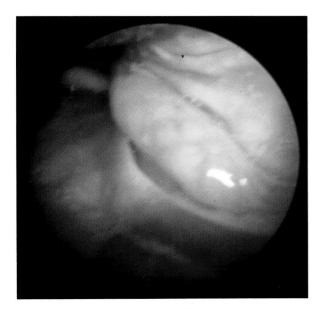

Abb. 5.12. Beidseitiges Tonsillenkarzinom mit bereits umfangreicher Metastasierung in die regionalen Lymphknoten; Hund.

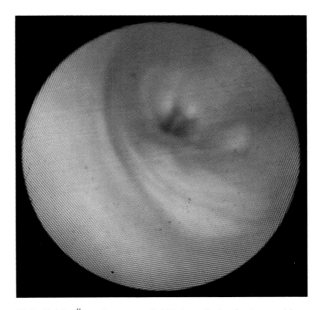

Abb. 5.14. Ösophagus mit Blick auf die fast geschlossene Kardia; Hund.

Gerät von 140 mm Länge gerade ausreichend. Eine Duodenoskopie sollte immer dann durchgeführt werden, wenn besonders längere Zeit persistierende Symptome wie Erbrechen, Durchfall, Gewichtsverlust, Allgemeinstörungen, Dehydratation und/oder Meläna für eine (Mit-)Erkrankung des Dünndarms sprechen.

Ein Arbeitskanal ist unbedingt erforderlich. Er sollte mindestens eine lichte Weite von 2 mm, besser mehr aufweisen. Es muß unbedingt darauf geachtet werden, daß der Durchmesser der Arbeitsgeräte zur lichten Weite des Arbeitskanals paßt. Dies ist besonders wichtig, wenn mehrere Endoskope unterschiedlicher Länge, äußerer Durchmesser und Arbeitskanaldurchmesser in Gebrauch sind. Bei sehr kleinen Geräten mit dünnlumigem Arbeitskanal kann die Insufflation von Luft oder das Absaugen von Flüssigkeit schwierig sein, wenn gleichzeitig ein Gerät im Arbeitskanal liegt und kein eigener Insufflations- und Absaugkanal separat vorhanden ist. In diesen Fällen muß das Zubehörteil zurückgezogen und erneut eingeführt werden.

Lichtquelle

Kaltlichtquelle, Wolframlampe; für Film- und Videoaufnahmen ist eine Xenonlampe vorteilhaft, für Blitzlichtaufnahmen entsprechende Blitzeinrichtung erforderlich.

Zubehör

- Saug-, Spül-, Insufflationseinrichtung (in einfachere Kaltlichtquellen integriert)
- flexible Biopsiezangen, auch mit zentralem Dorn
- flexible Fremdkörperfaßzangen
- Fremdkörperfangkörbchen
- (Zytologiebürsten)
- Absaugschlauch
- Behältnisse für die bakteriologische Untersuchung
- Diathermieschlinge mit Stromgenerator
- flexible Sonden
- Aufnahmebehälter für Bioptate, Fixationsmedium (Formalin 4%ig)
- Zur Dokumentation:
  Photokamera; Belichtungs- und Filmtransportautomatik sowie Zoom sind vorteilhaft, Kaltlichtquelle mit Blitzeinrichtung erforderlich (notfalls genügt Xenonlampe), Filme: 400 ASA (oder mehr; dann oft grobkörnig!);
  Videoeinrichtung mit Endokamera, Xenonlampe vorteilhaft;
  Maulspreizer,
  Zubinder

Vorbereitung des Patienten

12 bis 24 Stunden hungern lassen; Wasseraufnahme ad libitum

Sedation

Sie muß in jedem Falle erfolgen; geeignet ist die Narkose. Eine Intubationsnarkose kann durchgeführt werden.
Prämedikation: Atropin. sulfuric. 0,05 mg/kg (beeinflußt die Magenmotorik erheblich!)

Injektionsnarkose

▶ **Hund:**
Droperidol + Fentanyl (Thalamonal), 0,5 ml/kg i.v., maximal 15 ml/Tier,
Vertiefung der Narkose durch Etomidat, 2 mg/kg, als DTI nach Wirkung

▶ **Katze:**
Ketaminhydrochlorid, 10 bis 20 mg/kg, i.m.+ Xylazin, 1 bis 2 mg/kg, i.m. in der Mischspritze
Oder: Propofol (Disoprivan®) 5 mg/kg als »Bolus« i.v., danach bedarfsgesteuerte Repetitionsdosen (Venenkatheter); empfehlenswert ist die Intubation.

Durchführung

Das Gerät wird in die mit Maulspreizer (tischwärts liegend) und Zubinder gesicherte Mundhöhle des in linke Seitenlage gebrachten Patienten eingeführt. Der Kopf ist mäßig gestreckt. Mit der Gerätespitze wird der obere ösophageale Sphinkter am besten unter Sichtkontrolle überwunden. Er liegt dorsal des Larynx. Vorteilhaft ist das Ausnutzen des Schluckreflexes bei kurzfristig gebeugtem Kopf. Aber auch bei gestrecktem Kopf kann das Gerät mühelos eingeführt werden. Falls intubiert worden ist, kann der Tubus als Leitschiene dienen. Beim Passieren des cricoösophagealen Sphinkters wird normalerweise ein Widerstand spürbar. Ein leichter Widerstand wird auch festgestellt, wenn das Endoskop durch den Ösophagus weiter vorgeschoben wird. Er wird vermißt bei Ösophagusdilatation oder beim versehentlichen Einführen in die nichtintubierte Trachea. Sollte versehentlich die Trachea erreicht worden sein, zu erkennen am runden oder querovalen, außer bei Trachealkollaps nicht kollabierenden Querschnitt und den deutlich ausgebildeten Trachealringen, so wird das Gerät in den Pharynx zurückgezogen und erneut eingeführt.
Es erfolgt nun die Adspektion des proximalen Teils der Speiseröhre, der sich vom Ösophagusmund bis

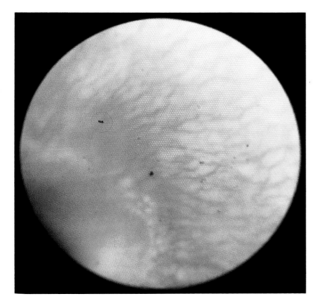

Abb. 5.15. Blick auf die Kardia; deutliche Ramifizierung; Katze.

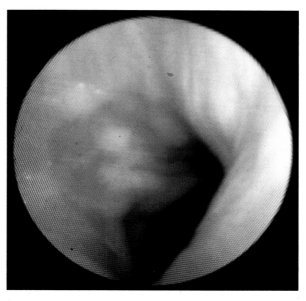

Abb. 5.17. Geöffnete Kardia mit schaumigem Reflux; Hund.

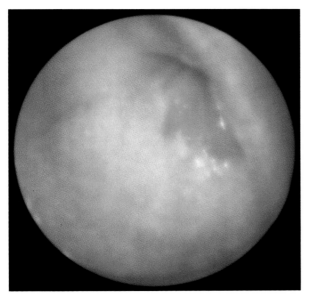

Abb. 5.16. Geschlossene Kardia, deutlich sichtbare Grenze zwischen Ösophagus- und Magenschleimhaut; Hund.

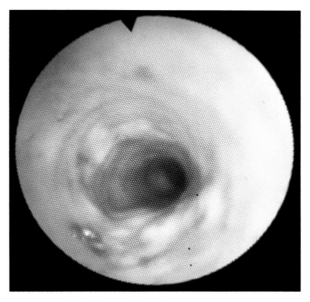

Abb. 5.18. Ösophagus-Schleimhautproliferation, ältere Blutungen; Katze.

zur Herzbasisgegend erstreckt. Der Schlund ist normalerweise kollabiert, die Schleimhaut in Longitudinalfalten gelegt, die sich besonders im Augenblick der Luftinsufflation und des Öffnens des Lumens zeigen. Grundsätzlich sollte das Einführen immer unter Sichtkontrolle und Insufflation geschehen, da nur so die Schleimhaut und das Lumen überprüft werden können. Dazu sind meist nur ganz leichte Veränderungen der Spitzenrichtung erforderlich. Bei nicht zu tief narkotisierten Patienten wird die insufflierte Luft infolge der Sekundärperistaltik immer wieder abgeschluckt – ein wichtiger Hinweis auf ungestörte Ösophagusmotilität. Dies aber führt zu erneutem Kollabieren, so daß wieder insuffliert werden muß.

Die Herzbasis und die Aorta als wichtige Orientierungshilfen imponieren durch ihre pulsierende Bewegung etwa auf halber Höhe des Ösophagus. Danach wird die distale Hälfte der Speiseröhre untersucht. Die Schleimhaut und das Lumen lassen sich nur sichtbar machen, wenn – normal funktionierende Motorik vorausgesetzt – immer wieder Luft insuffliert und damit der Schlund erweitert wird. Um das Lumen sichtbar zu machen und die Endoskopspitze von der Schleimhaut abzuheben, ist ein vorsichtiges (!) Spiel an den Stellschrauben/-hebeln des Gastroskops erforderlich.

Bei der Katze fällt im hinteren Teil des distalen Drittels eine deutliche Ringzeichnung als Ausdruck des Übergangs von der quergestreiften zur glatten Muskulatur auf, im Röntgenkontrastbild als typisches Fischgrätenmuster zu erkennen. Beim Erreichen des ösophagogastralen Sphinkters erkennt man dessen rosettenförmige Formation, die normalerweise geschlossen ist, sich aber beim Luftabschlucken kurz öffnet; allerdings kann es unter der Narkose permanent zu einer leichten Öffnung kommen. Dabei wird die Änderung der Schleimhautfarbe sichtbar: Während die Schlundschleimhaut blaßrosa erscheint, ist die des Magens kräftiger rosa bis leicht rötlich.

Geachtet wird auf:
● Lumen und Inhalt
● Wandelastizität
● Peristaltik (bei nicht zu tiefer Narkose fällt die sog. Sekundärperistaltik auf)
● Schleimhautbeschaffenheit (Farbe, Glätte, Feuchtigkeit, Integrität, evtl. Blutungen, Faltenbildung).

Befunde

Ohne besonderen Befund

Der Schlund ist bei Einführen des Endoskops in der Regel zusammengefaltet, so daß kein spontanes Lumen zu sehen ist. Erst nach Luftinsufflation entfaltet sich das Organ, so daß die Schleimhautbeschaffenheit und das Lumen sichtbar werden. Das Lumen ist bei Hund und Katze recht weit, es befindet sich kein Inhalt oder wenig mit dem Endoskop hineingeschleppter Speichel darin. Die Schleimhaut ist blaßgrauweißlich mit Stich ins Rötliche, feucht, glatt, glänzend. Während beim Hund keine Gefäße sichtbar sind, können bei der Katze insbesondere im Bereich der distalen Speiseröhre feine Gefäßzeichnungen beobachtet werden. Im Kardiabereich des Hundes greift manchmal die rötliche Magenmukosa zungenförmig auf den Ösophagus über (cave: Verwechslung mit Refluxösophagitis!). Durch Luftinsufflation erfolgt eine elastische Entfaltung des Schlundes, wobei beim Hund der gesamte, bei der Katze nur der proximale Ösophagus in Längsfalten liegt. Der distale Teil des Katzenschlundes kann eine Radiärfaltung aufweisen, aus der Radiologie als Fischgrätenmuster bekannt. Primäre (spontane) und sekundäre (durch Insufflation und Endoskopiereiz ausgelöste) Peristaltik können beobachtet werden.

Krankhafte Befunde

Ösophagusdilatation

Die Diagnose wird besser durch Röntgenuntersuchung als durch Endoskopie gestellt; der Endoskopie kommt die Aufgabe zu, eventuelle intraluminale, intramurale oder z. T. auch extramurale Ursachen zu erfassen und weiter abzuklären sowie etwaige Folgezustände zu erkennen. Bei intramuralen und zum Teil auch extramuralen Prozessen (Abszesse, Tumoren, Gefäßanomalien) vermag sie einen Beitrag zur Lokalisation und evtl. durch Biopsie zur Diagnose zu liefern.

Endoskopisch imponiert bei Ösophagusdilatation eine übermäßige Lumenerweiterung der gesamten Speiseröhre oder von Teilen derselben auch ohne Luftinsufflation. Auf Luftinsufflation dehnt sich der Schlund sehr leicht, im Lumen können Futterreste zur Beobachtung kommen; meist fehlen primäre und sekundäre Peristaltik. Mögliche Stenosen werden durch den deutlichen Lumenunterschied gut erkennbar, können evtl. vom Gerät nicht passiert werden und sollten biopsiert werden. Nicht selten bestehen entzündliche Veränderungen in Form von Schleimhautrötungen oder Erosionen, da in der Regel die ösophageale Clearance gestört ist und länger verweilende Futterreste oder der Rückfluß von saurem Magensaft zu Mukosareaktionen führen.

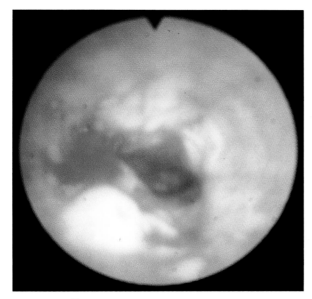

Abb. 5.19. Ösophagusstriktur mit erheblicher entzündlicher Reaktion und Blutungen; Katze.

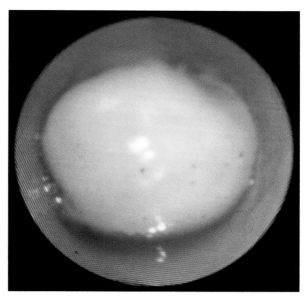

Abb. 5.21. Hiatushernie mit inkarzerierter Magenwand; Katze.

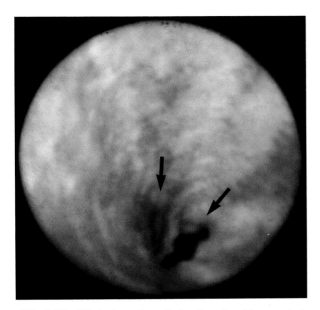

Abb. 5.20. Höchstgradige Refluxösophagitis, perforierendes Ulkus (Pfeil); Hund.

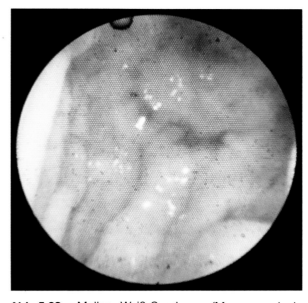

Abb. 5.22. Mallory-Weiß-Syndrom (Magenwandnekrose) nach Hiatushernie; Katze.

Ösophagitis

Die **Primäre Oesophagitis acuta** tritt in Verbindung mit einem Trauma oder durch Aufnahme mukosaschädigender Agenzien auf. Sie stellt bei Hund und Katze ein seltenes Ereignis dar und fällt durch Rötung oder Exkoriationen, oft streifenförmig in Längsrichtung, der gesamten Ösophagusschleimhaut auf.

Die **Sekundäre Ösophagitis** als Komplikation einer anderen Ösophaguskrankheit (Megaösophagus, Fremdkörper, Tumor, Abszeß, Magensaftreflux) kann endoskopisch unterschiedliche Ausprägungsgrade aufweisen. Bei geringgradigen Mukosaveränderungen werden streifenförmige oder fleckige Rötungen beobachtet. Schwere Alterationen in Form erosiv-ulzeröser Defekte können bei Fremdkörpern oder intramuralen Erkrankungen gesehen werden. Folgen von Ulzera können irreversible fibrotische Strikturen, chronische Entzündungen mit Rötung und Substanzverlust sowie Perforationen sein.

Eine Sonderform stellt die den distalen Ösophagus erfassende **Refluxösophagitis** dar. Eine funktionelle Störung des unteren ösophagealen Sphinkters sowie eine mangelhafte ösophageale Clearance führen zur Regurgitation von Mageninhalt, der schädigend auf die Ösophagusmukosa einwirkt. Die endoskopischen Veränderungen entsprechen denen der sekundären Ösophagitis: starke, oft streifige Rötung, Substanzverlust der Schleimhaut bis zu kraterförmiger Einschmelzung mit Ulkusbildung und Perforation. Die Diagnose wird durch bioptisch-histologische Untersuchung erhärtet.

Tumoren der Speiseröhre

Speiseröhrentumoren stellen einen seltenen endoskopischen Befund dar. Dabei handelt es sich häufiger um sekundäre als um primäre Neoplasien. Beobachtet werden können beim Hund Karzinome, Sarkome und Leiomyome, ferner Karzinoide und Papillome, bei der Katze besonders Karzinome, bei beiden Tierarten, aber häufiger bei der Katze Lymphosarkome. In Gebieten, in denen Infektionen durch Spirocerca lupi endemisch vorkommen, können parasitäre Granulome und Osteosarkome des Ösophagus gefunden werden.

Tumorverdächtig sind stenosierende raumfordernde Prozesse oder Erhabenheiten der Speiseröhre, Unregelmäßigkeiten des Mukosareliefs, Rötungen, Erosionen oder Ulzerationen und Blutungen. Mitunter ist die Lumeneinengung so ausgeprägt und die Elastizität so stark eingeschränkt, daß eine Endoskoppassage nicht mehr möglich ist. Betrifft der Tumor die distale Speiseröhre, können Zeichen einer Refluxösophagitis auftreten. Die Diagnose erfolgt durch Biopsie. Es muß umfangreich Gewebe entnommen werden, da aufgrund der tangentialen Zangenführung im Ösophagus oftmals die Biopsiezange an der Läsion abrutscht und nur sehr oberflächliche und histologisch kaum auswertbare Mukosaanteile erfaßt werden. Bei Verwendung einer Biopsiezange mit zentralem Dorn ist die Probeentnahme sicherer.

Die Entfernung von Neubildungen kann mittels einer Diathermieschlinge erfolgen, falls die Gutartigkeit nachgewiesen ist; im Falle maligner Tumoren hat die Maßnahme allenfalls palliativen Charakter. So kann eine (vorübergehende) Besserung der Ösophagusfunktion erreicht werden, wenn etwa Lymphosarkome vorsichtig abgetragen werden. Man legt dazu die Diathermieschlinge um die Neubildung, zieht sie vorsichtig zu und trägt sie unter Stromschluß (Erwärmung) ab. Es muß darauf hingewiesen werden, daß eine gleichzeitige Videoaufnahme die Kamera zerstören kann.

Fremdkörper

Obwohl ösophageale Fremdkörper meist durch Röntgenuntersuchung diagnostiziert werden, sind sie dennoch eine Indikation zur Ösophagoskopie. Die Untersuchung mit dem flexiblen Endoskop hat eine gute Extraktionsaussicht bei kleineren Knochen, Holzstücken, Metalldrähten, Angelhaken, Nähnadeln oder anderen kleineren Gegenständen, da sie leicht durch die Endoskopfaßzange ergriffen werden können.

Bei größerem Durchmesser, insbesondere auch bei glatter Oberfläche, ist die Extraktionsaussicht geringer; hierbei wird versucht, mit der Fremdkörperfaßzange durch Vorschieben in den Magen und nachfolgende Gastrotomie den Fremdkörper zu entfernen oder ihn über den Darm per vias naturales abgehen zu lassen. Gelegentlich kann erst nach Vorschieben in den Magen mit einem endoskopisch geführten Fangkörbchen der Fremdkörper »angeseilt« und somit auf oralem Wege entfernt werden. Große Fremdkörper lassen sich mit einem großlumigen starren Endoskop bisweilen besser entfernen. Wichtig ist die endoskopische Nachuntersuchung der Speiseröhre zur Erkennung von fremdkörper- oder extraktionsbedingten Läsionen.

Hiatushernie

Die Krankheit kommt durch eine zu weite Öffnung der Kardia zustande. Endoskopisch läßt sich meist transient die Magenschleimhaut halbkugelig in der Kardia nachweisen. Der Befund kommt besonders nach Erbrechen zur Beobachtung. Sofern der Zustand nur kurzfristig und reversibel auftritt, ist die Schleimhaut unverändert. Bei Inkarzeration wird die Schleimhaut wie auch die gesamte Magenwand rasch nekrotisch, zu erkennen an der Mißfarbigkeit und den Rhagaden, aus denen sich bräunliche Flüssigkeit entleert.

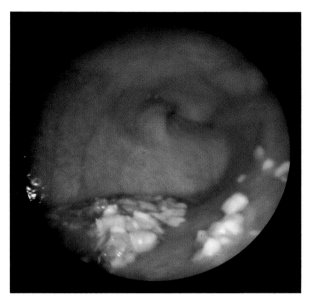

Abb. 5.23. Megaösophagus mit Futterresten; im Hintergrund die geschlossene hypertrophische Kardia; Hund.

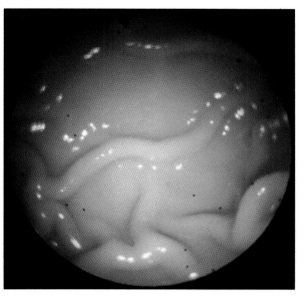

Abb. 5.25. Darstellung bei orthograder Blickrichtung nach Eintritt des Endoskops in das Magenlumen; Blick auf die große Kurvatur. Position 1.

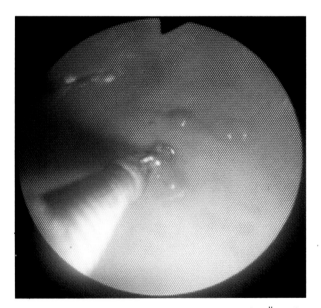

Abb. 5.24. Mehrere Umfangsvermehrungen im Ösophagus, Verdacht auf Lymphangiektasie; Hund.

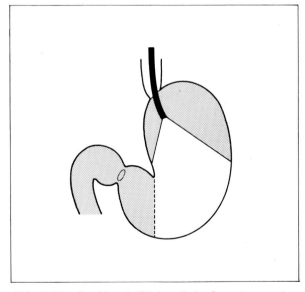

Abb. 5.25 a. Position 1: Blick auf die Curvatura major.

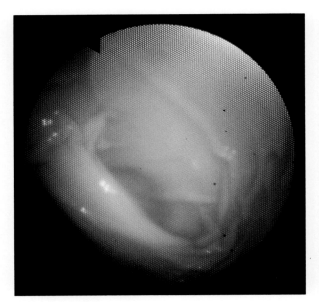

Abb. 5.26. Große Kurvatur, Blickrichtung wie in Abb. 5.25a beschrieben, etwas weiter in Richtung Antrum (links unten, halbmondförmig); Schleimhautfalten nicht völlig verstrichen.

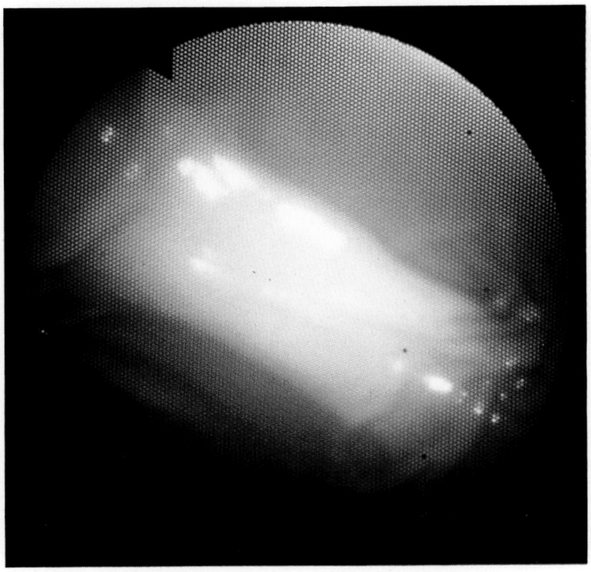

Abb. 5.27. Darstellung bei Blickrichtung auf Angulus, kleine Kurvatur und ins Antrum.

Strikturen

Schlundstrikturen als Folge von tiefreichender (Reflux-)Ösophagitis, Verätzungen oder Fremdkörperverletzungen sind seltene Ereignisse. Sie führen zu Dysphagie und Regurgitation besonders größerer Futterteile. Im Ösophagoskop erscheinen sie als ringförmige, meist aber als einseitige Vorwölbungen, die in Farbe und Oberfläche meist nicht von der Umgebung abweichen, bisweilen aber heller sind. Größere Geräte, bei erheblicher Verengung auch kleinkalibrige, vermögen das Passagehindernis nicht zu überwinden (man hüte sich vor Anwendung größerer Kraft).

Strikturen können durch Abtragen mit Diathermieschlingen, durch Bougienage oder durch Ballonkatheter in vielen Fällen behoben werden. Die Erfolgsaussichten sind mindestens so gut wie bei chirurgisch-operativen Maßnahmen. Recht gute Erfolge scheinen sich durch die Anwendung von Ballonkathetern zu ergeben, bei denen die Perforationsgefahr minimal ist. Der Ballon kann durch den Arbeitskanal eingeführt werden, oder er wird über ein starres Endoskop oder auch an einem flexiblen Endoskop vorbeigeführt. Unter Sichtkontrolle wird er an den Ort der Läsion gelegt. Er wird dann mit Luft, Wasser oder Kontrastmittel mittels einer Spritze aufgeblasen. Ein Manometer mißt den Druck. Der Ballon bleibt 1–2 Minuten liegen, wird danach entlastet und entfernt. Eine endoskopische Kontrolle der Dilatationsstelle sollte immer erfol-

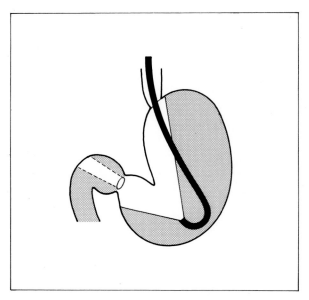

Abb. 5.27a. Position 2: Blick auf den Angulus.

gen. In den meisten Fällen reichen ein bis zwei Sitzungen zur Behandlung der Striktur. Sollte die Dilatation beim ersten Mal nicht ausreichend sein, so sollte sie mit einem größeren Ballon wiederholt werden.

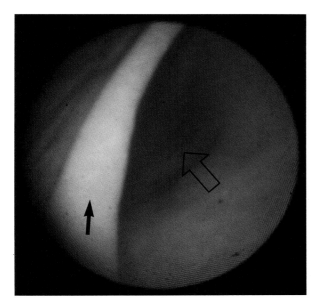

Abb. 5.28. Blick wie in Abb. 5.27a beschrieben; im Vordergrund der Angulus ♦, rechts das Antrum ◊.

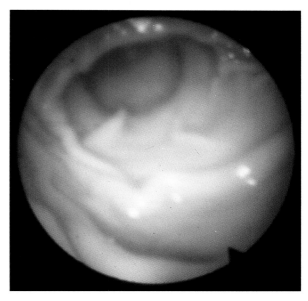

Abb. 5.30. Blick auf Antrum und geöffneten Pylorus; Hund.

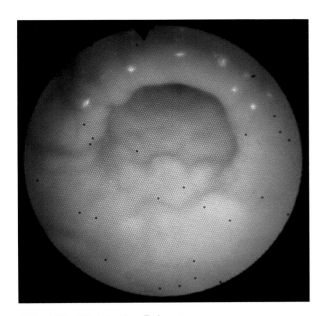

Abb. 5.29. Blick in den Pylorus.

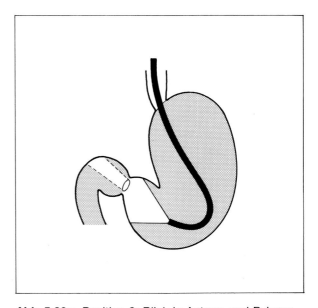

Abb. 5.30a. Position 3: Blick in Antrum und Pylorus.

Gastroskopie

Die visuelle Untersuchung des Magens hat sich zu einem sehr wertvollen diagnostischen Hilfsmittel bei Krankheiten des Gastrointestinaltrakts kleiner Haustiere entwickelt. Die Möglichkeiten der Gastroskopie übersteigen die der Röntgendiagnostik des Magens bei weitem. Insbesondere unter Zuhilfenahme der Biopsie und histologischen Bioptatuntersuchung ist es möglich, detaillierte Aussagen über die zugrundeliegenden anatomischen Veränderungen der Schleimhaut zu machen.

Indikationen

- Erbrechen, insbesondere Hämatemesis
- Meläna
- Anorexie
- Salivation
- Abmagerung
- Verdacht auf chronische Gastritis, Pylorusstenose, Tumoren, Ulzera, Fremdkörper

Die Indikation einer Gastroskopie ist bei akuten Krankheitszeichen seltener gegeben, mit Ausnahme bei Fremdkörperverdacht oder plötzlich aufgetretener Hämatemesis, wenn Blutgerinnungsstörungen auszuschließen sind. Außer bei intraluminalen Störungen (Fremdkörper) ist eine endgültige Aussage immer an die histologische Untersuchung eines Bioptats geknüpft.

Geräte

Es werden dieselben Geräte und Hilfsgeräte wie bei der Ösophagoskopie verwendet (s. d.).

Vorbereitung des Patienten

Der Patient muß mindestens 12–18, besser 24 Stunden gehungert haben. Trinkwasser sollte in den letzten vier bis sechs Stunden nicht mehr zur Verfügung stehen. Bei Motilitätsstörungen und Umfangsvermehrungen im Pylorusbereich werden allerdings selbst nach einer eintägigen Fastenzeit noch größere Futterreste im Magen gefunden. Dies ist von diagnostischer Bedeutung. In der Regel gelingt es, durch Lagerung des Patienten auf die linke Seite die Futtermassen aus dem Pylorusbereich zu entfernen und ins Magenlumen zurückgleiten zu lassen. Daher ist der Patient immer linksseitig zu lagern. In dieser Position gelingt es auch besser, das Endoskop in Pylorus und Duodenum zu dirigieren.

Es muß eine Vollnarkose eingeleitet werden. Sie gestaltet sich wie bei Ösophagoskopie (s. d.).

Durchführung

Die Gastroskopie schließt sich an die Ösophagoskopie an. Nur selten wird man die Untersuchung des Ösophagus weglassen und sich sofort dem Magen zuwenden. Dazu wird das Gastroskop durch die Kardiaöffnung in das Magenlumen weitergeschoben. Es folgt die Luftinsufflation bis zur Verstreichung der Schleimhautfalten. Man geht dann systematisch vor, wobei es sich bewährt hat, bestimmte Standardpositionen einzunehmen:

Aufsuchen des Korpus (Position 1)

Die Überwindung der Kardia erfolgt in der Regel unter kurzzeitigem Verlust der Übersicht. Sodann erscheint unter meist leichter Linksabwinkelung der Gerätespitze das Corpus ventriculi mit der typischen grob gefalteten Mukosa. Sie erscheint rosarot bis rotorange (je nach Beleuchtungsstärke und -abstand), ist von gleichförmigem Glanz und kann stellenweise punktförmige Schlaglichter werfen (Ausdruck der Areae gastricae). Bei leichter Rechtsabwinkelung und/oder Aufwärtsrichtung der Endoskopspitze erscheint halbmondförmig das Antrum. Bei nicht genügender Insufflation gerät die Endoskopspitze gegen die gegenüberliegende Schleimhaut, zu erkennen an fehlender Bilddarstellung und einheitlich hellrosa bis weißlichem Gesichtsfeld. In diesen Fällen wird das Endoskop leicht zurückgezogen und Luft insuffliert.

Aufsuchen des Angulus (Position 2)

Der Angulus stellt eine wichtige Orientierungshilfe dar, da er proximale von distalen Magenabteilungen abgrenzt. Die Einstellung des Angulus erfolgt durch Rechtsdrehung des Gerätes unter Aufwärtswinkelung der Spitze. Der Angulus wird dann »von unter her« sichtbar, »unten« geht der Blick entlang der kleinen Kurvatur in Richtung Kardia, »unten« wird das Antrum mit dem Pylorus erkannt.

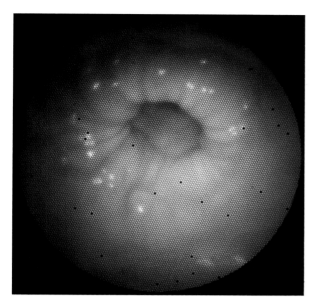

Abb. 5.31. Antrum-Pylorus, fast geschlossen während peristaltischer Bewegungen; Hund.

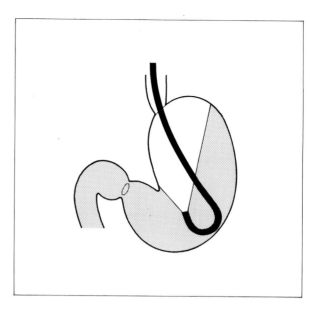

Abb. 5.32 a. Position 4: Blick auf kleine Kurvatur (und Kardia).

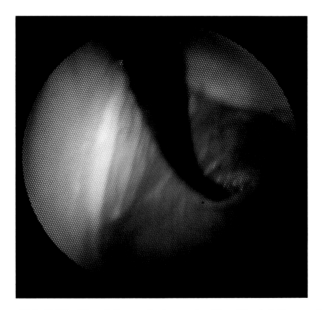

Abb. 5.32. Darstellung bei maximaler Abwinkelung des Endoskops, »slide by« an der großen Kurvatur und Blickrichtung auf Fundus und Kardia.

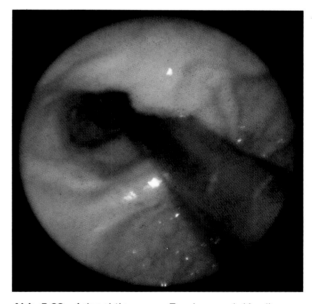

Abb. 5.33. Adspektion von Fundus und Kardia aus der Nähe; um der Kardia näherzukommen, wird das Endoskop etwas herausgezogen.

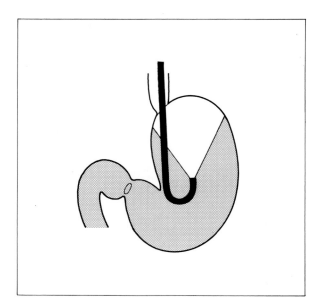

Abb. 5.33a. Position 5: Blick auf Fundus und Kardia.

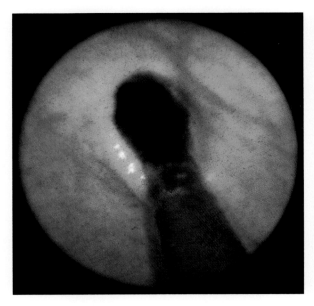

Abb. 5.34. Retrograder Blick auf die leicht geöffnete Kardia mit Durchtritt des Endoskops; Hund.

Adspektion von Antrum und Pylorus (Position 3)

Durch Weiterschieben des an der Spitze nach oben abgewinkelten Gerätes an der gegenüberliegenden Wand der großen Kurvatur werden Antrum und Pylorus sichtbar. Bei der Katze ist bisweilen eine leichte Rechtsdrehung der Spitze erforderlich. Man macht sich dabei das Vorbeigleiten des Gerätes an der großen Kurvatur zunutze: visuelles Aufsuchen des Antrum-Pylorus-Bereichs, Weiterschieben des Gerätes. Dabei kommt es besonders bei größeren Hunden zu einem den Anfänger frustrierenden Strecken des Magens, wodurch der Pylorus in unerreichbare Ferne zu rücken scheint (»paradoxe Entfernung vom Pylorus«).
Der Anfänger macht dann meistens den Fehler, das Gerät durch leichtes Herausziehen dem Pylorus wieder näherzubringen. Damit gelingt es aber niemals, in den Pylorus oder gar darüber hinaus in das Duodenum zu gelangen. Wichtig ist, daß man nach Erkennen des Pylorus das Gerät zügig weiter nach vorn schiebt, wobei sich – wie beschrieben – der Pylorus durch Magenstreckung zunächst zu entfernen scheint. Bald aber rutscht die Endoskopspitze wie von selbst in den Pylorus, der nun ausgiebig untersucht werden kann. Von dieser Position aus gelingt es in den meisten Fällen, das Duodenum zu erreichen.
Das Antrum beginnt an einer gedachten Linie, die vom Angulus senkrecht auf die große Kurvatur gefällt wird. Es weist keine oder geringe Falten auf,

zeigt aber im Gegensatz zum Korpus beim Hund in vielen Fällen deutliche peristaltische Wellen. Sie können bei Hund und Katze durch Applikation von Metoclopramid provoziert werden. Nicht selten kann ein Reflux von gelbem (gallehaltigen) Duodenalsaft beobachtet werden.

Adspektion der kleinen Kurvatur (Position 4)

Das Gerät wird etwas zurückgezogen und maximal gewinkelt. Dabei gelangt es mit der Spitze bisweilen zunächst tiefer in das Antrum; zur Adspektion der kleinen Kurvatur muß es den Angulus passieren. Gleichzeitig werden in der Regel die Kardia und das durch sie durchtretende Endoskop sichtbar.

Adspektion von Fundus und Kardia (Position 5)

Das Gerät wird etwas nach links gedreht, die Spitze maximal abgewinkelt. Dadurch wird die Funduskuppel sichtbar. Gleichzeitig werden in der Regel die Kardia und das durch sie durchtretende Endoskop erkennbar.

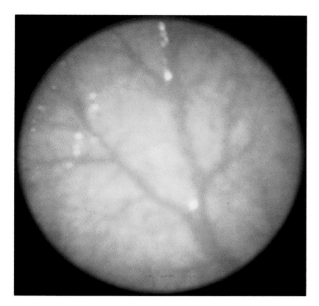

Abb. 5.35. Ramifizierung und blasse Korpusschleimhaut. Histologisch: atrophische Gastritis; Katze.

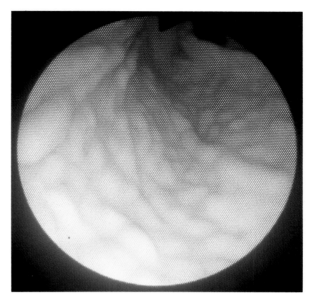

Abb. 5.37. Gastritis granulomatosa; Katze. Histologische Untersuchung ist für die Stellung der Diagnose erforderlich!

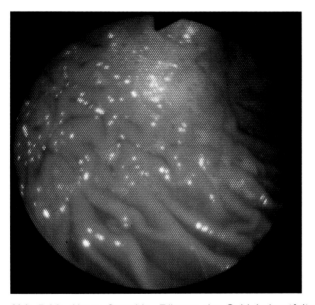

Abb. 5.36. Akute Gastritis, Rötung der Schleimhautfalten; Hund.

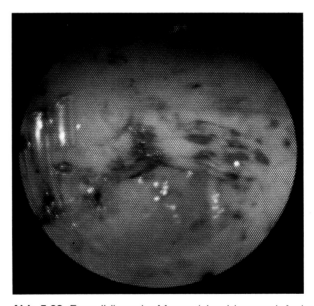

Abb. 5.38. Fremdkörper im Magen (abgebissener Infusionsschlauch, links im Bild); massive Blutungen in der Schleimhaut; Katze.

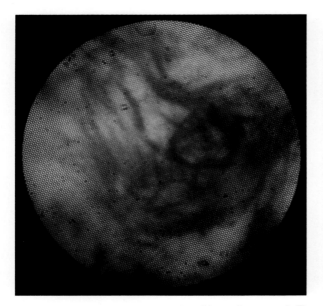

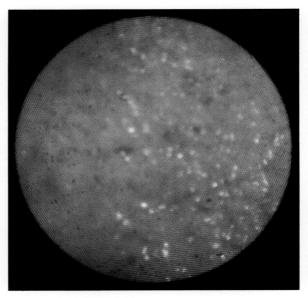

Abb. 5.39. Massive Blutungen ins Magenlumen mit Denaturierung des Blutes (sog. »Kaffeesatz«); Hund.

Abb. 5.40. Urämische Gastritis; zahlreiche punktförmige Lichtreflexe als Ausdruck der »rauhen« Schleimhautoberfläche; Hund.

Biopsietechnik

In allen Positionen ist es möglich, Magenschleimhautbiopsieproben zu entnehmen. Bei Inversionsstellung der Gerätespitze ist es erforderlich, kurzzeitig eine Geradeausposition einzunehmen, um die flexible Biopsiezange bis zur Mündung des Arbeitskanals vorführen zu können. Nichtbeachtung dieser Regel führt zur Beschädigung des Endoskops und zu kostspieligen Reparaturen. Die zu biopsierende Stelle wird aufgesucht, die Biopsiezange aus der spitzennahen Öffnung des Arbeitskanals herausgeschoben und mittels Endoskopbewegungen exakt an den zu biopsierenden Ort dirigiert. Sodann werden die Backen der Zange geöffnet und fest auf das Gewebe aufgedrückt. Erleichtert wird die exakte Positionierung durch Verwendung von Zangen mit Zentraldorn, der auch das Abgleiten verhindert. Nach Erfassen der gewünschten Stelle werden die Zangenbacken fest zugepreßt und das Biopsiegerät wird in den Arbeitskanal zurückgezogen. Dabei wird die Probe »abgebissen«. Nach Entfernen der Biopsiezange aus dem Endoskop wird die Probe mit einer Injektionskanüle oder einer feinen spitzen Pinzette herausgenommen und entweder direkt in das Fixationsmedium gebracht oder – besser – vorher auf ein Stück Karton ausgebreitet und nach etwa einer Minute ins Fixationsmedium gegeben.

Bei intakter Mukosaoberfläche sind je drei Biopsieproben aus proximalem und distalem Magen zur Sicherung oder zum Ausschluß von ausgedehnten Entzündungen ausreichend. Substanzdefekte müssen immer in größerer Zahl biopsiert werden (mindestens drei Biopsieproben pro Lokalisation). Größere Nachblutungen aus der Biopsieentnahmestelle stellen als Komplikation die Ausnahme dar. Auch die Perforation der Magenwand ist ein sehr seltenes Ereignis, da die Eindringtiefe des Zangenkopfes meist nicht über die Submukosa hinausgeht. Denkbar sind solche Komplikationen jedoch bei stark vorgeschädigter Magenwand (tiefes Ulkus, ulzerierender Tumor, Divertikel).

Befunde

Ohne besonderen Befund

▶ **Korpus:** Die Schleimhaut ist im nichtinsufflierten Zustand deutlich gefältelt, rosarot bis rotorange (abhängig von Beleuchtungsstärke und -abstand, wohl auch vom individuellen Eindruck), ist von gleichförmigem Glanz und kann stellenweise punktförmige Schlaglichter werfen (Areae gastricae als Normalbefund). Streifige Rötung der Faltenkämme oder fleckige Rötungen können vorkommen, ohne daß es sich um einen entzündlichen Prozeß handeln muß. Bei Insufflation von Luft verstreichen die Falten zusehends. Dies ist der endoskopische Ausdruck der Elastizität der Magenwand, die bei Entzündung oder Neoplasie alteriert sein kann. Peristaltik kommt physiologischerweise im Korpusbereich nicht zur Beobach-

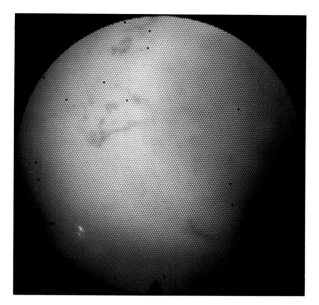

Abb. 5.41. Multiple punkt- bis fleckförmige Schleimhaut-
blutungen; Katze.

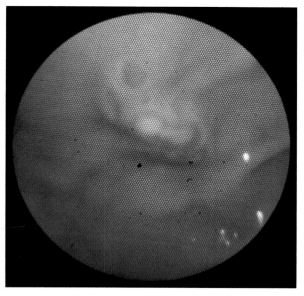

Abb. 5.43. Schleimhautpolyp mit mehreren Ulzera.

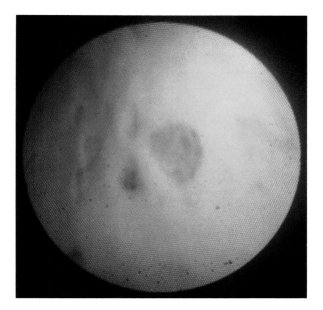

Abb. 5.42. Multiple Schleimhauterosionen unterschiedlicher
Größe und Stadien; Katze.

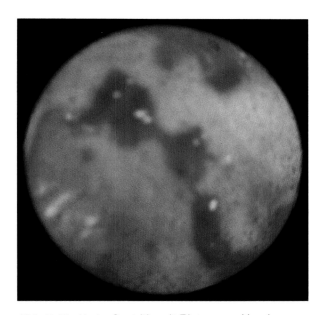

Abb. 5.44. Akute Gastritis mit Blutungen; Hund.

tung. Das Korpus ist gewöhnlich leer, kann jedoch einen »Korpussee« aufweisen.

▶ **Angulus:** wulst- bis gratförmige Formation mit glatter, bisweilen etwas hellerer Schleimhaut.

▶ **Antrum und Pylorus:** Das Antrum verjüngt sich trichterförmig zum Pylorus hin, der in der Übersicht (aus weiterer Entfernung der Endoskopspitze) halbmondförmig, bei näherem Hinzugehen jedoch kreisrund erscheint und von Ringfalten, deren Position sich mit der Peristaltik verändert, begrenzt. Im Antrumbereich beginnt die Peristaltik und pflanzt sich in Richtung des Pylorus fort; unter Atropinprämedikation kann sie jedoch völlig fehlen. Galliger Reflux von Dünndarminhalt kommt auch bei gesunden Tieren unter Endoskopieverhältnissen vor.

▶ **Kleine Kurvatur:** Die Schleimhaut ist weitgehend glatt und geht nahtlos in die des Fundus über.

▶ **Fundus und Kardia:** Die Schleimhaut erscheint graurosa, ist im Zustand der Luftinsufflation ungefältelt und von zahlreichen, oft gut sichtbaren Blutgefäßen durchzogen. Der Fundus wölbt sich kuppelförmig. Mehr oder weniger deutlich abgesetzt ist die Kardia, leicht erkennbar am Durchtritt des Endoskops. Die Ränder können — je nach Zustand und Ausprägung der Peristaltik — schwach oder deutlich ausgeprägt sein (Kardialippe), sie sind in der Regel etwas dunkler rot als die Fundusschleimhaut, oft kann man peristaltische Wellen ankommen sehen. Bisweilen kommt Schleim aus dem Ösophagus an.

Krankhafte Befunde

Gastritiden

Gastritis acuta: Die Gastroskopie ist hierbei eher unüblich, die Diagnose wird gewöhnlich durch Vorbericht, klinische Untersuchung und selbstlimitierenden Verlauf gestellt. Das endoskopisch zweifellos unsichere Bild ähnelt dem der chronischen Oberflächengastritis oder Zuständen mit Mukosakongestion, die auch bei nichtentzündlichen Vorgängen bestehen kann: Rötung einzelner Magenabschnitte oder des ganzen Magens als Ausdruck einer Hyperämie, Faltenvergrößerung mit unvollständigem Verstreichen bei Insufflation (Ödem), Sekret, das der Schleimhaut anhaftet (Exsudation). Die Schleimhautoberfläche kann intakt oder erosiv bis ulzerös verändert sein. Auch können Blutungszustände unterschiedlichen Ausmaßes (Petechien, Ekchymosen) vorkommen. Sicherheit ergibt letztlich nur die Biopsie.

Gastritis chronica: Sie stellt neben den akuten Mukosaläsionen das häufigste Ereignis dar. Die Diagnose der chronischen Schleimhautentzündungen ist eine Domäne der bioptisch-histologischen Untersuchung, da das gastroskopische Bild insbesondere der chronischen Oberflächengastritis nicht pathognomonisch ist. Kriterien wie Rötung, Schwellung und der Mukosa anhaftender Schleim zeigen wenig diagnostische Effizienz im Vergleich zur Biopsie. Andererseits können endoskopisch nahezu unauffällig erscheinende Mägen histologisch deutliche Veränderungen im Sinne einer chronischen Gastritis aufweisen. Papelartige Schleimhauterhabenheiten mit intakter Oberfläche können nur histologisch weiter differenziert werden. Differentialdiagnostisch kommen eosinophile Gastritis, Tumoren und Polypen, leukotische Infiltrate, Magennematodenbefall (Ollulanus tricuspis) in Frage. Mukosaläsionen wie Blutungen, Erosionen und Ulzera können gleichzeitig nebeneinander auftreten. Es sei daher noch einmal auf die Wichtigkeit der histologischen Untersuchung von Bioptaten hingewiesen.

Endoskopisch besser zu erkennen ist die **chronisch-atrophische Gastritis** bei Ausprägung des typischen Bildes. Man findet neben einem weniger deutlichen, eher abgeflachten Faltenrelief eine blasser erscheinende Mukosa mit überdeutlicher Gefäßzeichnung. Es handelt sich dabei um submukös gelegene Venenplexus, die aufgrund des Schwundes insbesondere der Drüsenschicht näher an die Mukosaoberfläche zu liegen kommen und somit endoskopisch sichtbar werden. Ein ähnliches Bild kann allerdings auch bei kleinen Mägen (Katze, Hund unter 10 kg KM) durch Überdehnung des Magens insbesondere bei Inversionsstellung des Endoskops oder durch Überinsufflation erzeugt werden. Daher ist in allen Verdachtsfällen die Biopsie unentbehrlich.

In seltenen Fällen einer fortgeschrittenen atrophischen Gastritis können helle Flecke in der Mukosa zur Beobachtung gelangen. Hier handelt es sich um Areale mit **intestinaler Metaplasie;** in der Biopsieprobe treten Becherzellen in der Magenmukosa auf.

Die **hypertrophische Gastritis** kommt bei Hund und Katze selten zur Beobachtung. Endoskopisch imponiert eine Riesenfaltenbildung des Korpus oder des antropylorischen Bereichs. Von Riesenfalten sollte jedoch nur dann gesprochen werden, wenn selbst bei maximaler Luftinsufflation des Magens die Faltenbildung bestehen bleibt. Differentialdiagnostisch kommen bei Riesenfaltenbildung neben der Mukosahypertrophie Ulcus ventriculi, Magenwandphlegmone, Magenwandhämatom, Magenmykose sowie infiltrativ wachsende Neoplasien in Betracht. Zur Diagnosestellung empfiehlt sich die Entnahme einer Makrobiopsieprobe per Diathermieschlinge, da die normale Biopsie-

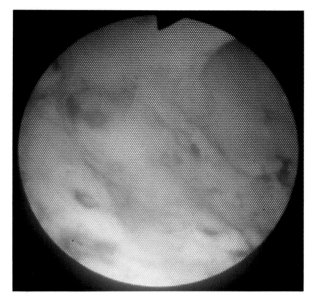

Abb. 5.45. Ausgedehnte ulzeröse Gastritis; Katze.

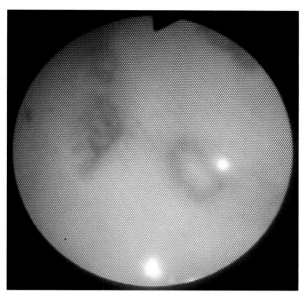

Abb. 5.47. Akute oberflächliche Schleimhauterosionen.

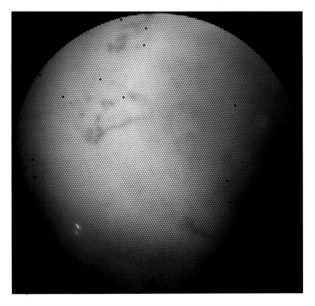

Abb. 5.46. Ältere Blutungen in die Fundusschleimhaut; Katze.

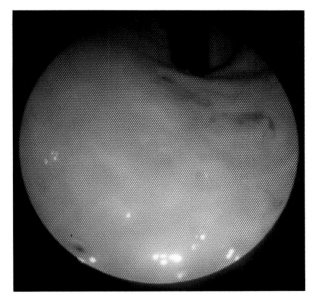

Abb. 5.48. Hochgradige erosiv-ulzeröse Gastritis im Fundusbereich; oben im Bild ist das durch die Kardia tretende Gastroskop sichtbar; Katze.

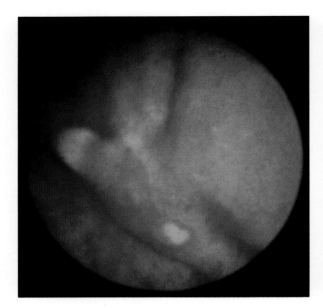

Abb. 5.49. Ulzerierender Tumor; Katze.

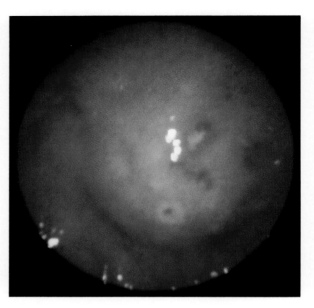

Abb. 5.50. Ulzerierender Magentumor; Hund.

probe u. U. nur oberflächliche Mukosa- und Submukosaanteile erfaßt, die histologisch unauffällig sein können. Durch Mehrfachbiopsie immer an derselben Stelle kann man allerdings auch in die Tiefe des Gewebes gelangen (Tiefenbiopsie), ohne es durch die Hitze der Diathermie zu schädigen.

Die **eosinophile Gastritis,** ein ebenfalls seltenes Ereignis, wird bioptisch-histologisch gesichert. Die Mukosa kann endoskopisch unauffällig sein oder Zeichen der chronischen Oberflächengastritis zeigen. Auch können multiple papel- bis balkenartige Erhabenheiten beobachtet werden oder Faltenvergröberungen auftreten. Bei bestehender Nahrungsmittelallergie soll durch Einbringen des Allergens (verflüssigtes Futter) während der Endoskopie die Anhäufung von eosinophilen Granulozyten in der Mukosa verstärkt werden können und damit der histologische Befund eindeutig ausfallen.

Akute Magenschleimhautläsionen (AMSL)

Hierunter werden akute Oberflächendefekte der Mukosa zusammengefaßt, deren Ätiologie verschieden, deren pathogenetische Grundlage aber einheitlich und deren endoskopischer Ausprägungsgrad des Defektes wiederum unterschiedlich ist. Es handelt sich um Blutungen der intra- oder posthämorrhagischen Periode (hämorrhagische Gastropathie), ferner um akute Erosionen und akute Ulzera. Bei diesen Bildern steht meist ein Primärereignis im Vordergrund (»ulzerogene Medikamente«, schwere Krankheit, Trauma, neurologische Erkrankungen, Verbrennungen, Schock), das sekundär zu AMSL führt.

Blutungen: Frische oder kurz zurückliegende Blutungen kommen endoskopisch relativ häufig zur Beobachtung (bis 34% der Gastroskopien). Die frische, hellrote, punkt- bis strichförmige Blutung kann vereinzelt oder in mehreren Magenabschnitten auftreten. Sie muß gegen die artefizielle Blutung, die durch Mukosatraumatisierung bei robuster Endoskopierweise oder nach Biopsie entsteht, abgegrenzt werden. Gelegentlich steht die Blutung auch in Zusammenhang mit größeren Oberflächendefekten wie Ulzera oder ulzerösen Tumoren. Da die Blutung durch die Anwesenheit von Salzsäure und der damit verbundenen Hämatinbildung innerhalb weniger Stunden ihr Aussehen verändert, werden häufiger posthämorrhagische Zustände in Form brauner bis schwarzer Flecke beobachtet. Auch kann ein Nebeneinander von frischen und älteren Blutungen gesehen werden. Die Anwesenheit von fortgeleitetem Blut im Mageninneren sollte immer Anlaß zur Suche nach einer Läsion sein. Obwohl die endoskopisch sichtbare Schleimhautblutung nur sehr selten auch histologisch nachvollzogen werden kann (Hyperämie, Austritt von Erythrozyten), ist sowohl bei intakter als auch bei defekter Mukosaoberfläche die Biopsie angezeigt, da in etwa einem Drittel der Fälle von höhergradigen Blutungen weitere Gastropathien wie Gastritiden, Erosionen, Ulzera oder Tumoren vorkommen können.

Akute Erosionen und Ulzera: Akute erosive oder ulzeröse Defekte der Magenschleimhaut scheinen bei der Katze häufiger zur Beobachtung zu kommen als beim Hund. Insgesamt ist das Ereignis nicht allzu selten (8 bis 10% der Gastroskopien). Frische

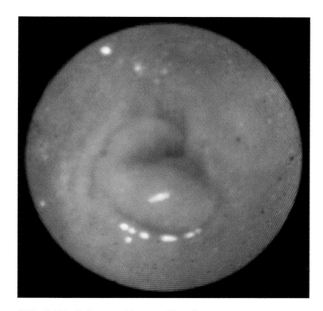

Abb. 5.51. Pylorus-»Lippe«; Hund.

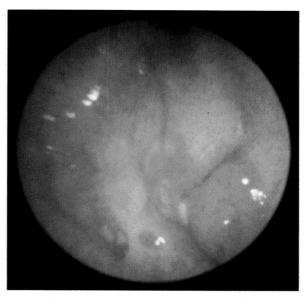

Abb. 5.53. Eosinophile Gastritis mit deutlicher Balkenbildung; Hund.

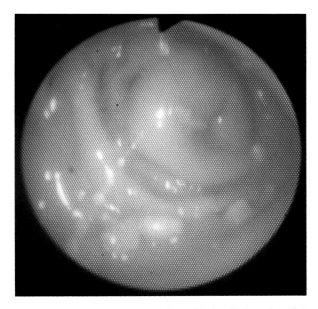

Abb. 5.52. Hypertrophische Gastritis im Pylorusbereich mit akuter Blutung; Katze.

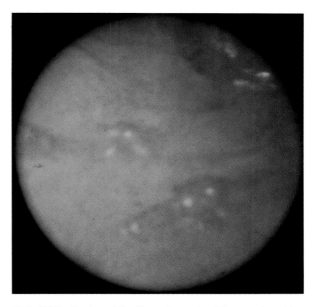

Abb. 5.54. Eosinophile Granulome im Magen einer Katze.

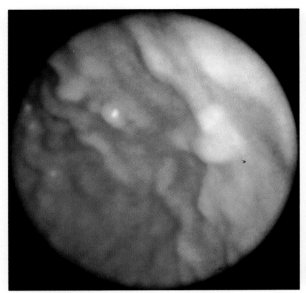

Abb. 5.55. Polypen der Magenschleimhaut; Hund.

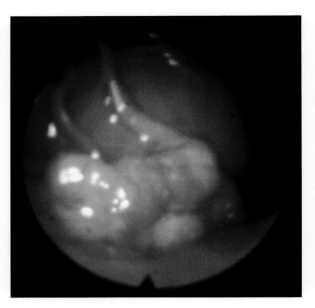

Abb. 5.56. Magenkarzinom mit großem Ulkus im Antrum; Hund.

Erosionen und Ulzera imponieren als überwiegend rundliche, mitunter wie ausgestanzt erscheinende Defekte im Niveau der Schleimhaut. Ihr Durchmesser variiert zwischen wenigen Millimetern und 1–2 Zentimetern, selten größer. Der Defekt kann frisch bluten oder eine hellrote Farbe aufweisen. Ist der Substanzverlust älter, kommen braune bis schwarze Hämatinflecke oder auch gelbliche Fibrinauflagerungen zur Beobachtung. Letztere müssen von Gallenflüssigkeit, Futter- oder auch Röntgenkontrastmittel, die der Schleimhaut anhaften, unterschieden werden (Spülprobe). Der Rand der Läsion ist in der Regel flach oder kaum erhaben und scharf, manchmal besteht eine helle Halo, bei floridem Ulkus auch ein hämorrhagischer Randsaum. Da sich Erosionen von Ulzera definitionsgemäß durch den Grad ihrer Tiefenausdehnung unterscheiden, ist die endoskopische Differenzierung mitunter nur unsicher möglich. Die Qualifizierung sollte durch bioptisch-histologische Untersuchung erfolgen. Wichtig ist jedoch gerade bei kleiner Läsion die genau gezielte Probeentnahme, da sonst häufig fälschlicherweise negative Ergebnisse vorkommen. Bei größerer Läsion sollte mehrfach zentral, besonders aber am Rande des Defekts biopsiert werden (Tiefenbiopsie). In seltenen Fällen können akute erosiv-ulzeröse Mukosaläsionen auch bei Gastritiden oder Tumoren (Siegelringzellkarzinom, Lymphosarkom) bestehen.

Ulcus ventriculi

Dieser gutartige, die Lamina muscularis mucosae erreichende und länger bestehende Schleimhautdefekt stellt beim Hund und mehr noch bei der Katze ein seltenes Ereignis dar. Der Befund kommt etwa in sechs Prozent der Gastroskopien bei chronischer Vomitusanamnese vor.

Es handelt sich meist um kraterförmige Veränderungen mit einem Durchmesser von 1–2 Zentimetern. Die Form kann rundlich, oval oder serpiginös sein, der Randwall ist regelmäßig erhaben und scharf. Der Krater ist gelblich; auch können Blutungshinweise bestehen. Bei Ausheilung ist mitunter nur noch eine helle Narbe zu sehen. Nach eigenen Erfahrungen scheint es beim Hund keine typische Ulkuslokalisation zu geben. Bei Sitz im präpylorischen Bereich können zusätzlich Wanddeformationen und Pylorusasymmetrie beobachtet werden. Das kallöse Ulkus hat immer Elastizitätsveränderungen der Magenwand zur Folge, so daß bei antropylorischem Sitz auch funktionelle Störungen in Form von »Nichtmiterfaßtwerden« bei Ablauf einer peristaltischen Welle gesehen werden. Bei der Biopsie im Ulkusbereich läßt sich in diesem Fall die Mukosa nicht abheben (fehlendes Zeltzeichen).

Differentialdiagnostisch ist ein malignes Ulkus abzugrenzen. Unregelmäßigkeiten des Randwalles und eine bizarre Form können Hinweise auf ein tumoröses Geschehen sein. Der endoskopische Aspekt ist aber unsicher; selbst die Biopsie kann falsch negativ sein. Folgendes Vorgehen erscheint deshalb sinnvoll: Entnahme von mindestens sechs

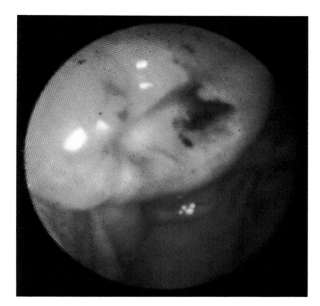

Abb. 5.57. Ulzerierendes Magenkarzinom; derselbe Fall wie in Abb. 5.56.

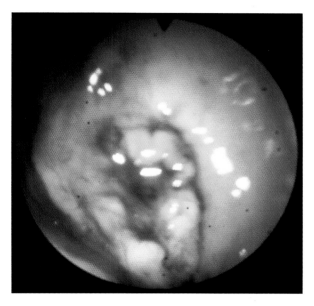

Abb. 5.59. Derselbe Fall wie in Abb. 5.58; Aufsicht auf das blutende Magenulkus.

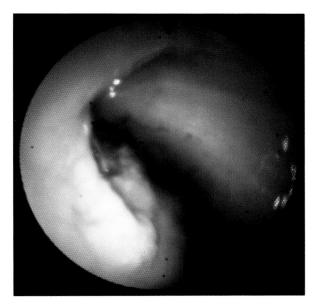

Abb. 5.58. Stark blutendes ulzeröses Magenkarzinom vor dem Pylorus. Nach unten rechts ziehende Blutstraße; Hund.

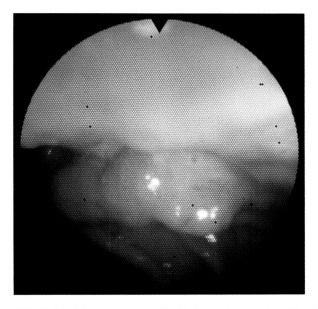

Abb. 5.60. Magentumor; die Untersuchung der Dignität erfolgt durch Biopsie; Hund.

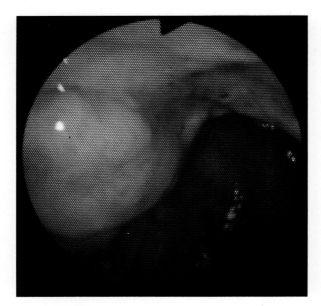

Abb. 5.61. Siegelringkarzinom; Hund.

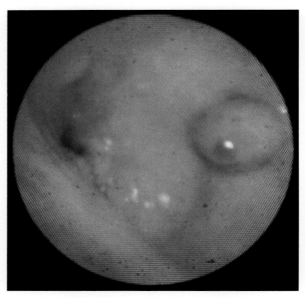

Abb. 5.62. Ulzerierendes Leiomyom am Pylorus eines Hundes, zeitweilig Einstülpung und Verschluß des Lumens.

Biopsieproben aus dem Randwall mit intakt erscheinender Oberfläche, aus dem Übergang vom Randwall zum Krater und aus dem Krater (Tiefenbiopsie). Ist die histologische Untersuchung hinsichtlich Malignität negativ und persistieren die Beschwerden trotz konsequenter Ulkustherapie, wird eine endoskopische Nachkontrolle erforderlich. Gelegentlich werden Tumorareale erst nach Abheilung des floriden Entzündungsprozesses der Biopsie zugänglich.

Magenneoplasien

Magentumoren stellen mit 6 bis 11% der Gastroskopien ein eher seltenes Ereignis dar (in Autopsiestudien wird die Häufigkeit mit 0,5% angegeben).
Polypen werden sehr selten gefunden (Inzidenz <2%). Es handelt sich um solitäre oder multipel auftretende Schleimhauterhabenheiten, die mehr oder weniger breit der Mukosa aufsitzen oder auch gestielt sind. Ihr Durchmesser variiert zwischen Millimetern und Zentimetern. Sie können in allen Bereichen des Magens vorkommen und von hyperämischen Zeichen begleitet sein. Als benigne Zeichen werden breite Basis, rauhe Oberfläche und leichte Blutungsneigung gewertet. Doch kommen speziell bei größeren gutartigen Polypen auch Oberflächendefekte in Form von Fibrinausschwitzungen und Nekrosen vor. Die Qualifizierung erfolgt durch Biopsie mit Histologie.

Gutartige, von der Muskulatur ausgehende **Leiomyome** sind überwiegend symptomlos und ähnlich den Polypen meist Zufallsbefunde. Ihr Vorkommen

ist sehr gering. Es handelt sich um halbkugelige Vorwölbungen von wenigen Millimetern bis Zentimetern, deren Oberfläche sekundär alteriert sein kann. Zur Diagnose wird die »Knopflochbiopsie« angewendet: Nach Abtragung einer Schleimhautkappe mit einer größeren Biopsiezange wird mit einer kleineren Zange in der Läsion nochmals probeexzidiert, um die Muskelschicht zu erreichen.

Das **Karzinom** stellt die häufigste maligne epitheliale Neoplasie des Hundes dar. 75 bis 85% der endoskopisch diagnostizierbaren Magentumoren sind Karzinome, die zum Zeitpunkt der Diagnosestellung meist metastasiert haben. Überwiegend sind der distale Magen mit kleiner Kurvatur, Incisura angularis und antropylorischer Bereich, sehr selten dagegen die Kardia betroffen. Es handelt sich meist um größere Ulzera mit geschwollenem, unregelmäßigem Rand und tiefem Krater. Der Ulkusgrund kann rötlich oder mit nekrotischem Material bedeckt sein. Das normale Schleimhautrelief kann in der unmittelbaren Umgebung des Tumors fehlen, bei infiltrativem Wachstum sind hier auch deutliche Elastizitätsveränderungen festzustellen. Bei Sitz im antropylorischen Bereich werden peristaltische Störungen sowie Pylorusasymmetrie beobachtet. Im Magenlumen wird nicht selten fortgeleitetes Blut gesehen. Die Diagnose und Abgrenzung zum gutartigen Ulkus erfolgen durch Biopsie und histologische Untersuchung (s. Abschnitt »Ulcus ventriculi«).

8−17% der endoskopisch diagnostizierten Magenneoplasien des Hundes sind **Sarkome.** Es handelt sich um rötlich-entzündliche bis erosiv-ulzeröse

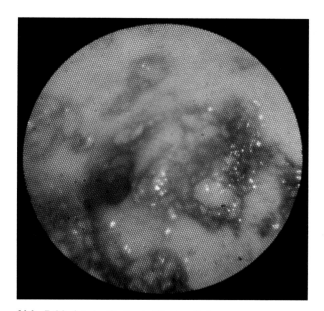

Abb. 5.63. Leukotische Infiltrate; Katze.

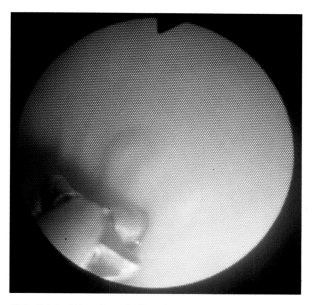

Abb. 5.65. Biopsietechnik: Die Backen der Zange sind geöffnet, sie werden am Rand der Veränderung angesetzt.

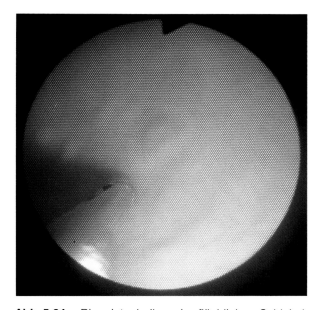

Abb. 5.64. Biopsietechnik: oberflächliche Schleimhautläsion vor der Biopsie. Links im Bild die Biopsiezange, die in Richtung auf den Rand der Veränderung geführt wird.

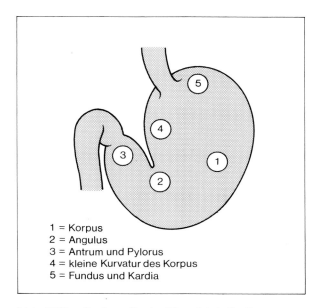

1 = Korpus
2 = Angulus
3 = Antrum und Pylorus
4 = kleine Kurvatur des Korpus
5 = Fundus und Kardia

Abb. 5.65 a. Systematik der Biopsielokalisationen.

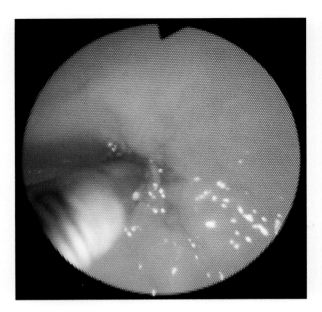

Abb. 5.65 b. Festes Schließen der Zange um das zu biopsierende Gewebe.

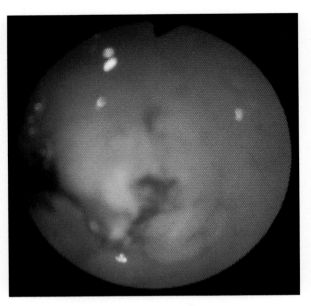

Abb. 5.65 c. Nach dem Abschneiden des Bioptats entsteht eine geringgradige Blutung. In der Umgebung der Biopsiestelle wird vorübergehend ein Schleimhautödem beobachtet.

Schleimhautdefekte; auch Ulkuskrater, irreguläre Faltenverdickungen und Blutungen kommen zur Beobachtung. Die Diagnose wird bioptisch-histologisch gestellt.

Lymphosarkomatöse Infiltrate werden hin und wieder im Verlaufe der Leukose bei der Katze gesehen. Endoskopisch erkennt man papel-, balken- bis beetartige Erhebungen der Schleimhaut, deren Oberfläche glatt oder leicht zerklüftet erscheint und die durch eine etwas dunklere Färbung von der umgebenden Schleimhaut abgehoben sind. Sie lassen sich makroskopisch nicht sicher von anderen ähnlichen Bildern unterscheiden; die Entnahme von mehreren Biopsieproben und deren histologische Untersuchung ist daher unbedingt erforderlich.

Magendilatation, Retentionskomplex

Die übermäßige Erweiterung des Magenlumens wird in erster Linie durch Röntgenuntersuchung gesichert. Entleerungsstörungen werden bei Durchleuchtung erkannt. Der Gastroskopie kommt hier die Aufgabe der Erfassung morphologischer Ursachen einer Entleerungsstörung zu. Eine übermäßige Weite bei Luftinsufflation und größere Mengen an Flüssigkeit, Kontrastmittel oder Futterresten nach 24stündigem Fasten sind gewöhnliche Befunde. Bei Untersuchung des antropylorischen Bereichs (ohne Atropinprämedikation) kann der Verlauf der Peristaltik gestört erscheinen oder fehlen. Normalerweise beginnt die peristaltische Welle

auf Höhe des Angulus und führt über das Antrum zum Pylorus, der sich dabei öffnet. Bei Magendilatation wird häufig ein unvollständiges, in schweren Fällen fehlendes Öffnen des Pylorus beobachtet. Der Befund ist jedoch nicht immer zuverlässig. Verlegungen des antropylorischen Bereiches können bei hypertrophischer Gastritis mit Riesenfaltenbildung, bei infiltrativem Tumorwachstum, bei Magenwandhämatom oder -phlegmone beobachtet werden. Bei Ulkus oder Tumor im Pylorusbereich erscheint dieser asymmetrisch und stenosiert. Die Probeentnahme kann morphologisch Äquivalente für Magenausgangsstenosen liefern.

Funktionelle Störungen der Motorik, wie sie etwa bei der **Polyganglionopathie** der Katze (Key-Gaskell-Syndrom) vorkommen, lassen fehlende Peristaltik und eine meist schlaffe, weit geöffnete Kardia erkennen. Dadurch besteht eine meist beträchtliche Refluxösophagitis, bei der die Ösophagusschleimhaut völlig nekrotisch sein kann.

Pylorushypertrophie

Die Krankheit imponiert endoskopisch durch eine ringförmige Wulstbildung, die Ulzera aufweisen kann. Bei Ablauf der peristaltischen Wellen öffnet sich der Pylorus nicht oder nur unvollständig. Ein Einführen des Endoskops in das Duodenum ist nicht möglich (unsicheres Zeichen). Im Gegensatz zum Befund bei Ulzera und Tumoren, die eine Hypertrophie vortäuschen können, ist die Schleimhautoberfläche glatt; allerdings werden auch bei

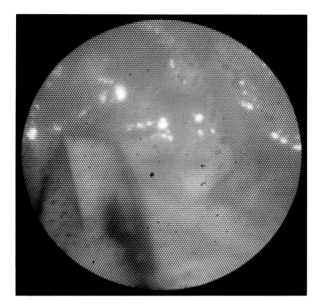

Abb. 5.66. Fremdkörper (Hartgrashalm) im Magen einer Katze mit reaktiver Schleimhautentzündung.

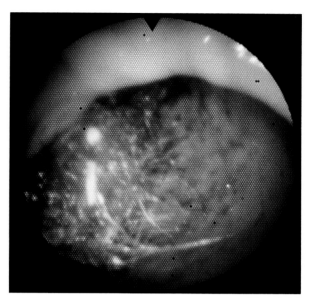

Abb. 5.68. Pilobezoar vor dem Pylorus; Hund.

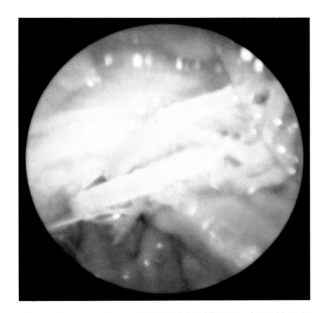

Abb. 5.67. Fremdkörper (Stroh) im Magen eines Hundes.

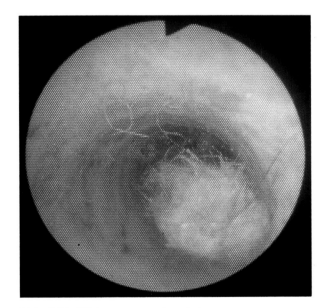

Abb. 5.69. Pilobezoar vor dem Pylorus; Katze.

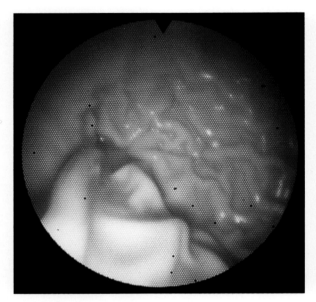

Abb. 5.70. Fremdkörper (Hartplastik) mit reaktiver Entzündung.

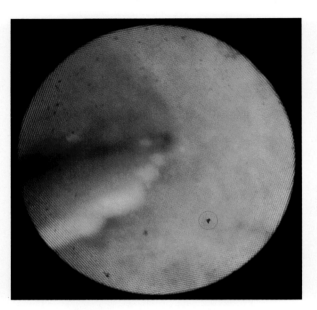

Abb. 5.71. Blindbiopsie des Duodenums.

Hypertrophien bisweilen Erosionen und Ulzera gefunden. Eine Biopsieprobe kann Gewißheit bringen.

Fremdkörper

Sie sind außerordentlich vielgestaltig. Nicht selten werden besonders bei langhaarigen Tieren umfangreiche Haaransammlungen im Antrum-Pylorus-Bereich im Anschluß an Allgemeinerkrankungen gefunden. Sobald sie sich zu Ballen (Pilobezoare) verknoten, kommt eine Obturation zustande mit der Folge von Dysphagie und Erbrechen. Durch den permanenten Füllungszustand des Magens wird reflektorisch Gastrin sezerniert, was in eine chronische hypertrophische Gastritis münden kann. Vielfach ist die Schleimhaut deutlich gerötet und arrodiert.

Daneben werden zufällig abgeschluckte Fremdkörper aller Art gefunden. Sie können je nach Größe und Oberfläche mit Fremdkörperfaßzange oder -schlinge entfernt werden. Bei sehr großen sperrigen Fremdkörpern ist die Gastrotomie erforderlich.

Koloskopie

Die Untersuchung des Dickdarms mittels Endoskopie (Koloskopie) ist beim Kleintier von hohem diagnostischem Wert. Sie ist darüber hinaus einfach durchzuführen und das Instrumentarium nicht sehr teuer, falls nur starre Geräte eingesetzt werden sollen, so daß sie auch in der Praxis durchgeführt werden kann. Allerdings setzt die Methode einige Erfahrung und damit also Einarbeitungszeit voraus, da sowohl mit starren als auch mit flexiblen Endoskopen die Einführungs- und Insufflationstechnik sowie der korrekte Abstand der Endoskopiespitze zur Schleimhaut und die Beurteilung unveränderter oder veränderter Befunde geübt werden müssen.

Indikationen

- chronische Dickdarmdurchfälle
- Blutungen
- Meläna (flexible Geräte erforderlich)
- Kotabsatzbeschwerden
- Tenesmus
- Obstipationen
- Biopsie der Dickdarmschleimhaut unter Sichtkontrolle
- Polypektomie

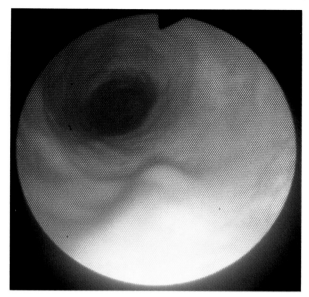

Abb. 5.72. Blick in das Duodenum auf die Papilla duodeni major (Mitte unten).

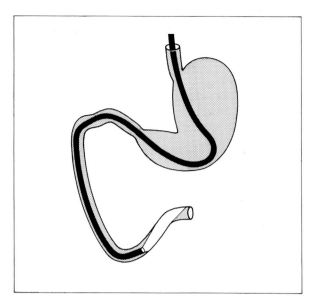

Abb. 5.72 b. Weiterführen des Endoskops in das Duodenum unter Sichtkontrolle und vorsichtiger Luftinsufflation. Bei Verschwinden des Bildes und/oder Widerstand wird das Gerät etwas zurückgezogen, bis wieder eindeutig Lumen zu erkennen ist. Immer wenn die Endoskopspitze »um die Ecke« gleitet, kann das Bild kurzfristig verschwinden.

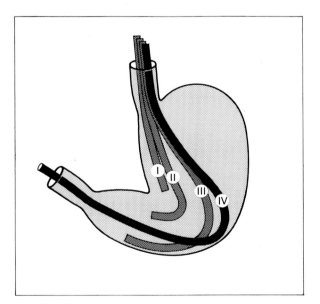

Abb. 5.72 a. Schematische Darstellung der Einführung des Endoskops in das Duodenum. I Einführen des Endoskops in das Magenlumen. II Abwinkeln der Endoskopspitze; im Blickfeld erscheint der Antrum-Pylorus-Bereich. III Umlenken an der Magenwand (große Kurvatur). IV »Slide by« an der Magenwand und Weiterschieben ins Duodenum.

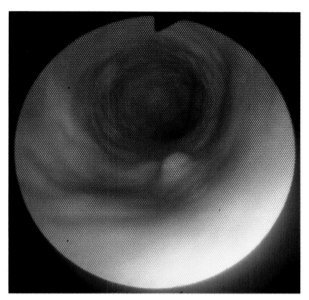

Abb. 5.73. Duodenum, Papilla duodeni minor.

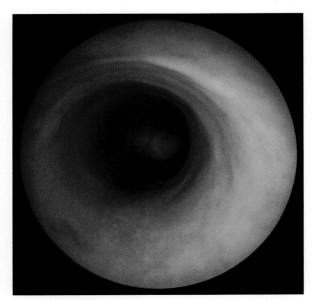

Abb. 5.74. Colon descendens; Darm durch Luftinsufflation gut entfaltet, Schleimhaut rosarot, Gefäße gerade sichtbar.

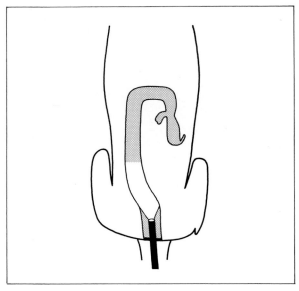

Abb. 5.74 a. Schematische Darstellung der Einführung des flexiblen Koloskops beim Hund in Brust-Bauch-Lage; Position im distalen Colon descendens.

Geräte

Endoskope

▶ **Starre röhrenförmige Koloskope:** Einfach zu handhaben, preisgünstig, nicht defektanfällig, Verletzungsgefahr für Patienten größer als mit flexiblen Geräten. Beobachtung nur des Colon descendens möglich (in den meisten Fällen ausreichend, da die häufigsten Erkrankungen des Kolons im hinteren Teil des Colon descendens ablaufen, zumindest dort diagnostiziert werden können). Zwar können auch die für flexible Fiberskope vorgesehenen Arbeitsgeräte benutzt werden, doch sind starre bis halbstarre Geräte geeigneter. Die Beobachtung der Schleimhaut, auch die gezielte Biopsie, ist nicht so gut möglich wie mit flexiblen Kolo-(Gastro-)skopen. Die immer noch im Gebrauch befindlichen Warmlichtgeräte sind infolge häufigen Durchbrennens der Beleuchtungsquelle während des Gebrauchs ein ständiger Anlaß zum Ärger und sollten nicht mehr angeschafft werden.

Zwei (evtl. drei) Koloskopgrößen sind erforderlich: 15 bis 20 cm Länge, 12 bis 16 mm Durchmesser für Katzen und kleine Hunde; 20 bis 30 cm Länge, 16 bis 20 mm Durchmesser für mittlere bis große Hunde.

▶ **Flexible Endoskope:** Sie eröffnen wesentlich größere Untersuchungsmöglichkeiten als starre Geräte, die Verletzungsgefahr ist erheblich geringer, sie sind deshalb vorzuziehen, aber leider wesentlich teurer. Die gleichen Geräte wie zur Gastroskopie sind einsetzbar. Erforderlich ist die aktive Beweglichkeit in vier Richtungen. Der Arbeitskanal von über 2 mm Durchmesser ist ebenfalls unumgänglich. Katzen, kleine Hunde: 7 bis 9 mm Durchmesser, 90 bis 110 cm Länge; mittlere und große Hunde: 9 bis 11 mm Durchmesser.

Lichtquelle

Für starre Koloskope werden z. T. noch Warmlichtquellen angeboten: Transformator erforderlich; ansonsten: Kaltlichtquelle

Zubehör

● Einrichtung für Wasser- und Luftinsufflation, Absaugpumpe
● für starre Koloskope: Obturator, Luftpumpe (Gummiblasebalg)
● Endoskopiezangen, jeweils passend zu den starren oder flexiblen Endoskopen, für flexible Endoskope mit Zentraldorn (sog. Bajonettzangen)
● Histologiebürsten, ebenfalls passend zu den Endoskopen
● Fremdkörperfaßzangen
● Fremdkörperschlingen
● Diathermieschlinge

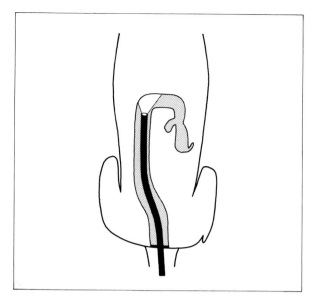

Abb. 5.74 b. Position des Koloskops am Übergang zum Colon transversum. Rechts im Bild – bei linker Seitenlage oben – erscheint halbmondförmig der »Eingang« zum Colon transversum.

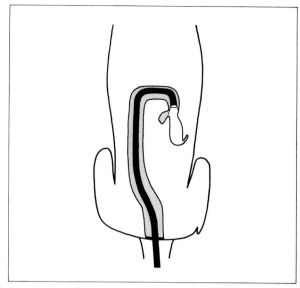

Abb. 5.74 d. Position im Colon ascendens mit Blick auf Blinddarm und Ostium ilei.

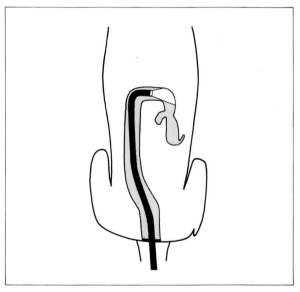

Abb. 5.74 c. Position im Colon transversum. Es erscheint der Übergang zum Colon ascendens.

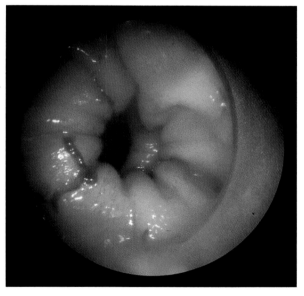

Abb. 5.75. Blick auf den teilweise kontrahierten Sphincter ani.

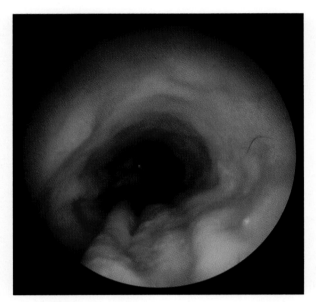

Abb. 5.76. Unvollständig insuffliertes (entfaltetes) Colon descendens ohne krankhafte Veränderung.

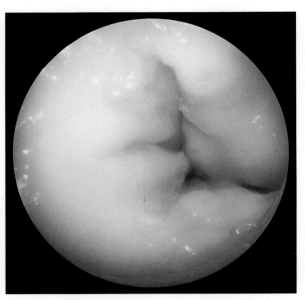

Abb. 5.77. Vollständig kollabiertes (nicht insuffliertes) Colon descendens (ohne krankhafte Veränderung).

● Absaugschlauch (besonders für bakteriologische Untersuchungen)
● Probengefäße, in der Regel mit 4%igem Formalin
● Probengefäße für bakteriologische Untersuchungen

Vorbereitung des Patienten

Absolute Voraussetzung für eine erfolgreiche Koloskopie ist die Freiheit des Kolons von jeglichen Fäzes, die folgendermaßen erreicht wird: 24, besser 36 Stunden hungern lassen; Glaubersalzlösung 0,5 bis 1,0 g/kg KM in der 5- bis 7%igen Lösung 24 Std. vor Koloskopie eingeben. Da auch damit beim Hund und bei der Katze häufig keine vollständige Entleerung des Darmes zu erzielen ist, erfolgt nötigenfalls ein Klysma mit einer warmen Vollelektrolytlösung oder mit physiologischer Kochsalzlösung 1 bis 2 Stunden vor Koloskopie. Gegeben werden 10 bis 20 ml/kg KM. Diese Maßnahme ist jedoch sehr sorgfältig und schonend durchzuführen, da andernfalls Reizungen des Kolons auftreten. Daher ist es immer besser, die Reinigung des Magen-Darm-Trakts ohne Klysmen durchzuführen.

Anästhesie

Beim Hund gelingt die Endoskopie des Colon descendens in vielen Fällen ohne Narkose. Ruhiger kann die Untersuchung jedoch unter Narkose durchgeführt werden. Sie ist bei der Katze immer

erforderlich, ebenso bei Untersuchung von Colon transversum und ascendens.
▶ **Hund:**
Dihydrobenzperidol mit Fentanyl (Thalamonal 0,5 ml/kg i. v.)
Etomidat oder Metomidat im Dauertropf nach Wirkung
▶ **Katze:**
Xylazin (Rompun) 2 mg/kg
Ketaminhydrochlorid (Ketanest) 10 bis 20 mg/kg in Mischspritze i. m.

Durchführung

Vor Einführen besonders starrer Endoskope muß eine rektale Untersuchung durchgeführt worden sein, um eventuelle Passagehindernisse im Rektum und hinteren Kolonbereich feststellen zu können, die in der »blinden Phase« beim Einführen des Endoskops nicht gesehen werden.

▶ **Position des Patienten:**
● Untersuchung am nichtsedierten Hund mit starrem Koloskop:
Stehen auf allen vier Gliedmaßen, Rute etwa waagrecht angehoben (niemals stark nach oben gebogen!)
● Untersuchung am sedierten Patienten:
Brustlage oder Rechtsseitenlage (erlaubt Abfließen restlichen flüssigen Darminhalts), bei Untersuchung auch des Colon transversum und des Colon ascendens jedoch Linksseitenlage

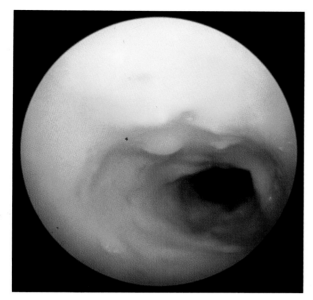

Abb. 5.78. Lymphfollikel im Colon descendens; Katze.

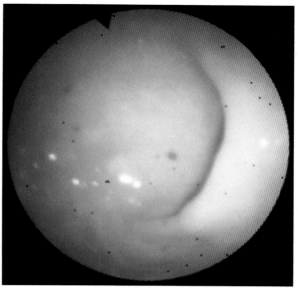

Abb. 5.80. Blick auf den Eingang des nach rechts im Bild verlaufenden Colon transversum.

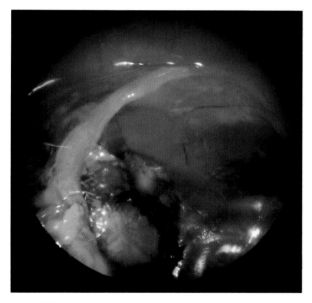

Abb. 5.79. Haarballen und Schleim, Kolitis bei einer Langhaarkatze.

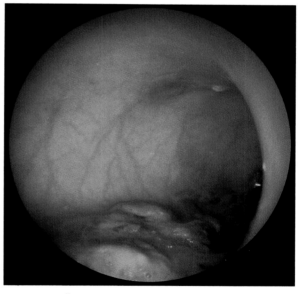

Abb. 5.81. Übergang vom Colon transversum zum Colon ascendens; ventral Kotreste, in der Schleimhaut deutliche (physiologische) Gefäßzeichnung erkennbar.

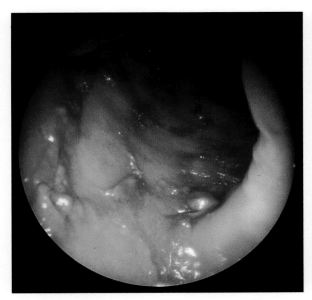

Abb. 5.82. Schleim im Colon ascendens am Übergang aus dem Colon transversum.

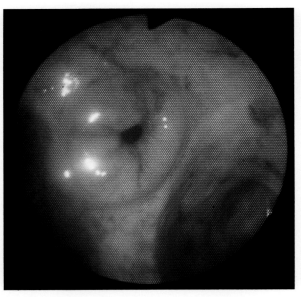

Abb. 5.83. Blick auf das gerade leicht geöffnete Ileum; gut zu erkennen das wulstförmige Ostium ileale; rechts der Eingang zum Zäkum.

▶ **Starres röhrenförmiges Koloskop**
— Einführen des passenden Obturators in das Koloskop
— Endoskop und Obturatorspitze mit Gleitmittel (oder Wasser) bestreichen
— Endoskop mit eingesetztem Obturator in Anus leicht drehend einführen
— direkt nach Überwinden des Sphincter ani Entfernen des Obturators
— geringe Menge Luft insufflieren und Koloskop unter Sichtkontrolle (!) weiterschieben
— bei Darmkollabieren erneut Luftinsufflation
— dabei Adspektion der Schleimhaut und des Darmtonus

Das starre Gerät kann — je nach Länge und Größe des Patienten — bis zum Colon transversum vorgeschoben werden. Der Übergang erscheint als halbmondförmige Öffnung nach rechts (oder oben bei Tieren in Linksseitenlage). Hier endet die Reichweite starrer Koloskope.

▶ **Flexibles Koloskop (Gastroskop oder »Panendoskop«, Pädiatriegröße)**
— Bestreichen mit Gleitmittel (nicht die Optik!)
— Gerät gestreckt einführen in den Anus
— Luftinsufflation, bis das Lumen sichtbar wird
— weiterschieben unter ständiger Sichtkontrolle und, sobald der Darm kollabiert, erneut kurze Luftinsufflation
— bei Erreichen des Colon transversum Gerätespitze aufrichten
— vorsichtig weiterschieben und bei Bedarf insufflieren

— vorschieben bis ans Zäkum
— nach Adspektion Entnahme von Biopsieproben

Das Erreichen des Colon transversum wird erkenntlich an der oben beschriebenen halbmondförmigen Öffnung nach oben (Linksseitenlage). Die Spitze wird leicht nach oben gerichtet und das Koloskop langsam vorgeschoben. Manchmal helfen geringe Rechts-links-Drehungen des Endoskops, Widerstände (Schleimhautfalten) leichter zu überwinden. Keineswegs darf erhöhte Kraft aufgewendet werden! In manchen Fällen wird beim Vorbeigleiten an der Schleimhaut kurz die Sicht verloren. Nach wenigen Zentimetern (2 bis 4 cm bei der Katze, 4 bis 8 cm beim Hund) ist das Colon transversum überwunden; das Endoskop erreicht nun das Colon ascendens. Unter Sichtkontrolle wird die Spitze erneut aufgerichtet (in Wirklichkeit nach kaudal gerichtet). Auch hierbei ist die Luftinsufflation, sobald nötig, immer kurzzeitig durchzuführen und das Gerät leicht zu drehen, evtl. auch wenige Millimeter zurückzuziehen, um die Sicht freizubekommen. Nach wenigen Zentimetern erreicht man das Ostium ileocaecocolicum. In der Regel kann man beim Hund leicht in das Zäkum eingehen, da das Ostium offensteht. Es ist bei mittelgroßen bis großen Hunden gut zu passieren, bei der Katze aber wegen der geringen Größe des Zäkums mit besonderer Vorsicht zu untersuchen. Dagegen ist der Zugang zum Ileum oft geschlossen und erscheint leicht bis stark vorgewölbt. In manchen, aber keineswegs allen Fällen ist das vorsichtige Eingehen in das Ileum möglich.

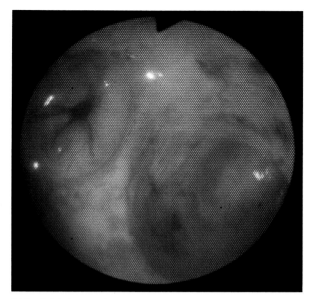

Abb. 5.84. Lage der Endoskopspitze wie in Abb. 5.83; Blick in das Lumen des Zäkums, links das Ostium ileale.

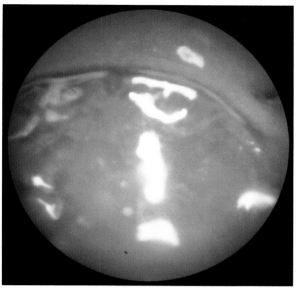

Abb. 5.86. Akute Kolitis mit Schleimhautödem; Hund.

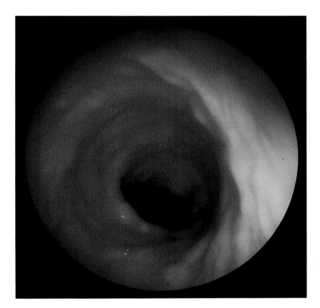

Abb. 5.85. Hochgradige akute Kolitis; Katze.

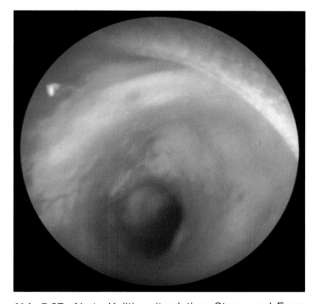

Abb. 5.87. Akute Kolitis mit relativer Starre und Enge des Darmes; Hund.

Nach Erreichen der Blinddarm-Hüftdarm-Region wird das Endoskop langsam unter permanenter Sichtkontrolle zurückgezogen, die Schleimhaut beurteilt und, wenn erwünscht, werden nun aus verschiedenen Regionen Biopsieproben entnommen. Es ist wichtig, daß man durch Betätigung der Zugeinrichtung die Spitze nach allen Seiten ausrichtet, um die gesamte Schleimhaut zu adspizieren. Bei größeren Hunden (über 12 bis 15 kg KM) wird die Endoskopspitze vor Erreichen des Rektums um 180° gebogen, um hinteres Colon descendens und Rektum auch von kranial adspizieren zu können. Die meisten Karzinome haben hier ihren Sitz. Proben werden aus allen Darmabschnitten entnommen, so daß auf der gesamten Strecke mindestens zehn bis zwölf Proben zur Verfügung stehen.

Vorteilhaft ist die Bedienung der Biopsiezange durch einen Assistenten, der auf Anweisung das Gerät verschiebt, öffnet und schließt. Der Endoskopist dirigiert die Endoskopspitze mit den gerade herausschauenden Zangenbacken an die zu biopsierende Stelle. Da ein tangentiales Aufsetzen oft zum Abrutschen führt und die exakte Positionierung erschwert, ist eine Zange mit Zentraldorn unerläßlich. Sobald die Backen so weit aus dem Arbeitskanal hervorsehen, daß sie frei beweglich sind, werden sie geöffnet, fest ins Gewebe gedrückt, ihre Lage kontrolliert, geschlossen, und durch Zurückziehen der Zange in den Arbeitskanal wird das Gewebe abgeschnitten. Dies wird durch einen Ruck angezeigt.

Die in der Regel wesentlich kleinerlumigen Backen der beweglichen Endoskopiezangen machen eine Perforation des Darmes wesentlich unwahrscheinlicher als die viel gröberen Zangen für die starren Geräte. Wir haben bisher noch nie eine Perforation erlebt. Andererseits gelingt mit den flexiblen Geräten die Biopsie auch fast nur bis zur Submukosa.

Die Beurteilung erfolgt nach
– Farbe
– Struktur
– Auflagerungen (Sekret, Blut)
– Oberflächenveränderungen
– Elastizität
– Parasiten
– extramuralen raumfordernden Prozessen.

▶ **Entnahme von Zytologieproben**
– Zytologiebürste einführen
– mehrmals vorsichtig über Schleimhaut streichen
– entfernen und entweder direkt ausstreichen oder in physiologischer Kochsalzlösung aufschwemmen und Zentrifugat ausstreichen
– Färben mit Methylenblau

Die Untersuchung mit Zytologiebürsten hat den Vorteil, daß man beim Verdacht auf Malignome rasch zur Diagnose kommt. Ferner gelingt es leicht,

Darmparasiten nachzuweisen. Auch Proben zu bakteriologischen Untersuchungen lassen sich besser als aus Kotproben herstellen. In allen anderen Fällen ist die Biopsie mit anschließender histologischer Untersuchung vorzuziehen. Man geht mit der Bürste ein und reibt sie mehrmals über der zu untersuchenden Stelle hin und her.

▶ **Entnahme von Biopsieproben**
– starre oder halbstarre Biopsiezange einführen
– Erfassen der Mukosa und leichtes Anheben
– festes Schließen der Backen und »Abbeißen« der Probe
– Ausbreiten der Probe auf Karton
– Einbringen in Fixationsmedium

Befunde

Ohne besonderen Befund

Die gesunde Schleimhaut erscheint je nach Entfernung zur Endoskopspitze blaß bis kräftig rosa, ist feucht, glatt, matt glänzend. Es wird eine leichte Gefäßzeichnung (submuköse Gefäße) gesehen. Ebenso werden 2–3 cm große Lymphfollikel bemerkt. Besonders bei längerer Dauer der Koloskopie wird die Schleimhautfarbe als Zeichen reaktiver Hyperämie dunkler rosa bis rötlich. Auch wenn ein Klysma mit warmem Wasser zu kurz vor der Endoskopie durchgeführt worden ist, kann die Schleimhaut gerötet erscheinen, ohne daß dies als krankhaft zu bezeichnen wäre. Andererseits kann eine Rötung auch bei Enteritiden (Kolitiden) vorliegen. Sie ist dann von Anfang der Endoskopie an zu sehen.

Entzündliche Kolopathien

Akute Kolitis

Sie ist grobsinnlich nicht immer von einem gesunden Darm zu unterscheiden, was die Forderung nach Entnahme von Biopsieproben unterstreicht. Andererseits kann eine höhere Rötung vorliegen. Vielfach ist die Schleimhaut trocken, samtartig und rauh. Dies ist besonders zu Beginn von Kolitiden zu erkennen, die allerdings selten Gegenstand einer Endoskopie sind. Meistens imponieren akute Kolitiden eher als ödematöse Umfangsvermehrung der Schleimhaut, deren Oberfläche stark rückstrahlt; die Blutgefäße der Submukosa können als Folge des entzündlichen Ödems oder von Zellinfiltrationen verschwunden sein. Auch die Lymphfollikelzeichnung verschwindet. Oft findet eine vermehrte Sekretion während der Untersuchung statt, wobei das Sekret serös bis schleimig erscheint, und durch

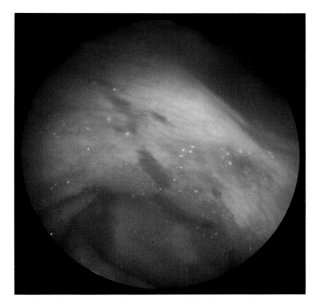

Abb. 5.88. Erosive Colitis acuta; Hund.

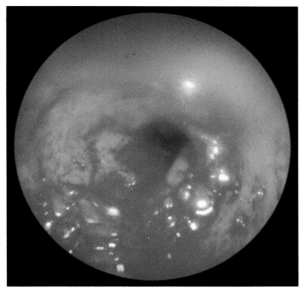

Abb. 5.90. Idiopathische hämorrhagische Kolitis mit stark verengtem Darmlumen; Katze.

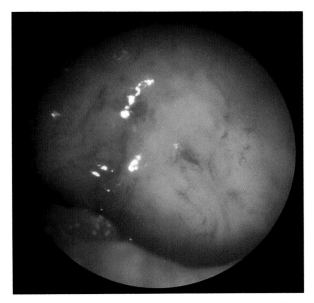

Abb. 5.89. Erosive Colitis acuta mit ausgeprägtem Schleimhautödem; Hund.

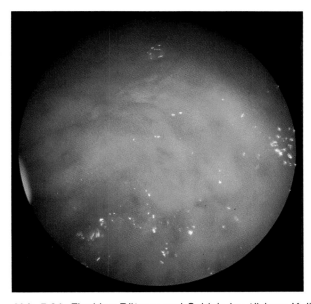

Abb. 5.91. Fleckige Rötung und Schleimhautödem; Kolitis; Hund.

die leichte Vulnerabilität der Schleimhaut kann es auch bei vorsichtiger Durchführung der Koloskopie zu leichten (harmlosen) Blutungen kommen.

Chronische Kolitiden

Das endoskopische Bild chronischer Kolitiden ist außerordentlich vielgestalt und kann von adspektorisch unauffälligen bis zu schweren Veränderungen reichen. Gewöhnlich zeigt sich eine chronische Entzündung des Dickdarms an einer milden bis starken Rotfärbung infolge der Hyperämie, die Blutgefäßzeichnung kann überdeutlich werden oder aber als Folge des entzündlichen Ödems verschwinden. In letzterem Falle verschwinden auch die Lymphfollikel. Vielfach erkennt man eine fleckförmige Rötung, die mit helleren Abschnitten abwechselt. Bei schwerer Hyperämie und Ödembildung wird das Lumen deutlich verengt, besonders bei Colitis cystica profunda kann es völlig verlegt sein. In der Regel ist die Schleimhaut vulnerabler als die des gesunden Individuums, so daß durch die Koloskopie leicht mehr oder weniger deutliche Blutungen ausgelöst werden können.
Auch bei den chronischen Kolitiden ist zur Stellung einer exakten Diagnose eine Biopsie auf jeden Fall durchzuführen. Diagnostiziert werden können folgende Erkrankungen:

▶ Chronische idiopathische Kolitis
Das Krankheitsbild entspricht weitgehend dem unter »Chronische Kolitis« beschriebenen. Die Krankheit kommt in Verbindung mit der gleichartigen Erkrankung des Dünndarms oft beim Hund, insbesondere aber bei der Katze vor und ist wohl die häufigste Ursache von Durchfällen bei dieser Tierart. Die Schleimhaut ist oft mächtig umfangsvermehrt, die Darmwand insgesamt rigid, was bereits bei der äußeren Palpation bemerkt werden kann. Bei der Endoskopie kommt eine deutliche Vulnerabilität zur Beobachtung. Eine sichere Diagnose erfolgt durch histologische Untersuchung von Bioptaten.

▶ Colitis ulcerosa
Ulzera werden als nicht sehr häufiger makroskopischer Befund im Kolon gefunden. Sie sind in der Regel als ernste Komplikation bei tiefen Kolitiden zu werten. Sie erscheinen als mehr oder weniger scharf begrenzte, bisweilen wallartig umgebene Ausstanzungen mit gerötetem oder mißfarbenem Zentrum.

▶ Histiozytäre ulzerative Kolitis
Die bei jungen Boxern zu beobachtende Krankheit ist eine idiopathische Krankheit, bei der Histiozyten sowie Entzündungszellen in die Lamina propria et submucosa einwandern. Endoskopisch wird eine deutliche Rötung, oft fleckig, beobachtet; die

Schleimhaut ist verdickt, weist einen höheren Glanz auf (Schlaglichterbildung), oft werden Erosionen bis zu kleinen Ulzera beobachtet, die aber bisweilen nur histologisch nachgewiesen werden können. Da die Krankheit sehr hartnäckig und schwer therapierbar ist, sollte sie unbedingt durch Biopsie von anderen, evtl. harmloseren Kolitiden abgegrenzt werden.

▶ Colitis granulomatosa
Die höckerige Struktur bei glatter Oberfläche kennzeichnet diese entzündliche Kolitis. Sie wird durch Biopsie diagnostiziert und insbesondere von eosinophilen und lymphoplasmozytären Kolitiden sowie besonders von Malignomen abgegrenzt.

▶ Colitis eosinophilica
Die insgesamt seltene Krankheit ist vielfach Teil einer generalisierten eosinophilen (Gastro-)Enteritis. Sie zeichnet sich entweder durch umschriebene beetartige Vorwölbungen aus, die dunkler gerötet als die Umgebung sein können, oder es werden größere Infiltrationen beobachtet. Als Ursache werden Allergien, insbesondere aber Parasitosen diskutiert.

▶ Lympho-plasmozytäre Kolitis
Die in den Formenkreis der exsudativen Enteritiden gehörende Krankheit ist meist auf den gesamten Magen-Darm-Trakt ausgedehnt. Die Darmwand ist infolge Infiltration durch Lymphozyten und Plasmazellen umfangsvermehrt und oft blasser. Die histologische Untersuchung der Bioptate sichert die Diagnose der Krankheit, deren Ursache in einer Immunopathie vermutet wird.

▶ Colitis cystica profunda
Die offenbar sehr seltene Krankheit führt zu schweren Durchfällen, die blutig und eitrig werden, mit Schleim vermischt sein können und mit erheblichem Tenesmus ani einhergehen. Ursächlich ist eine Zystenbildung durch in die Tiefe der Darmschleimhaut geratene, nach außen abgeschlossene Becherzellen, die zur Umfangsvermehrung der Darmwand mit der Folge einer mehr oder weniger vollständigen Verlegung des Darmlumens führen. Endoskopisch bietet sich das Bild einer höchstgradigen Kolitis mit intensivster Rötung, schleimiger bis eitriger Sekretion, leichter Vulnerabilität und Verlegung des Lumens. Auch hier gibt die Biopsie Aufschluß über das Krankheitsbild, das bisweilen lebenslang therapiert werden muß und dann gut beherrscht werden kann.

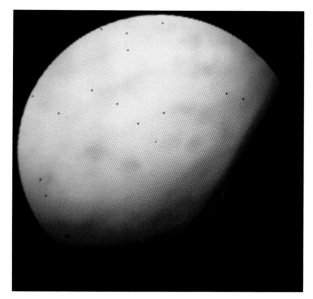

Abb. 5.92. Histiozytäre ulzeröse Kolitis beim Boxer.

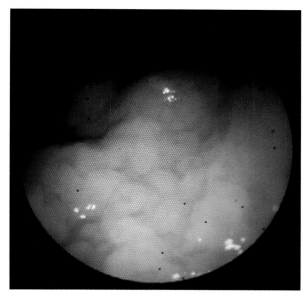

Abb. 5.94. Granulomatöse Kolitis; Hund.

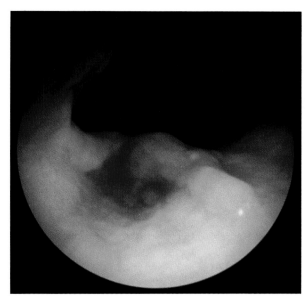

Abb. 5.93. Ulcus coli; Hund.

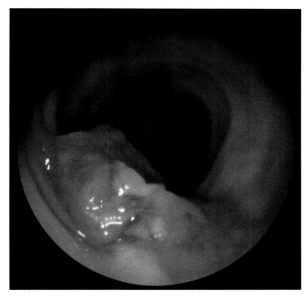

Abb. 5.95. Zäher Schleimpfropf bei Colon irritabile; Hund.

Nichtentzündliche Kolopathien

Colon irritabile

Die Krankheit ist als Funktionsstörung des Kolons zu verstehen. Sie geht mit plötzlich einsetzenden schleimigen Durchfällen einher, wobei oft die erste Kotportion noch geformt ist, während die folgenden immer schleimiger werden, bis schließlich nur noch Schleimkleckse abgesetzt werden.

Endoskopisch werden oft keine Veränderungen beobachtet. Andererseits kommt es aber nicht selten während der Untersuchung zu Hyperämie und praller Schleimhautschwellung und zusehends zur Sekretion eines zähen bis flüssigen schleimigen Sekrets. Die Biopsie ergibt nur in manchen Fällen deutlich aktive Schleimzellen, vielfach aber keinen besonderen Befund.

Im Verlauf des Colon irritabile werden bisweilen Kolonspasmen beobachtet, die sich nur langsam lösen und auch unter weiterer Luftinsufflation nicht verstreichen. In diesem Fall können sie mit ringförmigen Strikturen verwechselt werden. Die Schleimhaut solcher spastischer Ringbildungen ist meist völlig unverändert, kann allerdings hin und wieder etwas gerötet sein.

Strikturen

Die Verengungen des Darms sind zwar nicht selbst als entzündlich anzusprechen, sind aber nicht selten Folge chronischer entzündlicher Kolitiden, besonders der Colitis idiopathica, granulomatosa, ulcerosa. Andererseits können sie durch Verletzungen, besonders durch Fremdkörper, oder durch Tumoren einschließlich leukotischer Infiltrationen ausgelöst werden. Nicht selten werden in der Umgebung von Strikturen sekundär Entzündungszeichen gesehen.

Der unerfahrene Endoskopist kann Strikturen leicht mit Schleimhautfalten verwechseln. Diese lassen sich von jenen durch Luftinsufflation einfach abgrenzen: Während Schleimhautfalten oder peristaltische Wellen unter Luftinsufflation verstreichen, ist dies bei Strikturen nicht der Fall. Auch ein Durchführen des Endoskops ist – je nach Einschnüren des Lumens – bei Strikturen nicht oder nur schwer möglich. Es sollte auf keinen Fall erzwungen werden.

Wichtig ist die sorgfältige Untersuchung, was besonders die Entnahme mehrerer Biopsieproben bedeutet, da sich hinter der Striktur auch bösartige Tumoren verbergen können.

Megakolon

Das Megakolon kann umschrieben als reaktive Erweiterung des Darmes vor einem stenosierten Darmabschnitt vorkommen oder aber weite Darmabschnitte erfassen. Das Megakolon läßt sich röntgenologisch sicherer darstellen als durch Endoskopie. Es erscheint als schlecht ausleuchtbare »höhlenartige« Lumenerweiterung des Darms, oft vor einer Verengung des Darms gelegen.

Tumoren

Die meisten der absolut selten vorkommenden Tumoren sind bei Hund und Katze im distalen Abschnitt des Colon descendens lokalisiert. Sie führen zu einer mehr oder weniger starken Einengung des Darms (Striktur), die einseitig oder auch ringförmig auftreten kann. Die Schleimhautoberfläche ist glatt oder besonders bei bösartigen Tumoren zerklüftet bis blumenkohlartig höckerig. Es können spontane Blutungen auftreten. Oft ist die Umgebung stärker gerötet. Unabdingbar zur Diagnosestellung ist die tiefe Biopsie. Dazu werden an derselben Stelle mehrfach Proben entnommen, so daß tiefe Gewebsschichten erreicht werden können.

Gutartige Polypen können mit der Diathermieschlinge vollständig abgetragen werden. Bei bösartigen Tumoren empfiehlt sich diese Methode nur in Fällen, in denen eine Operation aus anderen Gründen nicht durchgeführt werden kann. Wir selbst haben allerdings Adenokarzinome mit der Diathermieschlinge abgetragen und dabei selbst nach mehreren Jahren noch kein Rezidiv beobachtet; die Regel dürfte dies aber nicht sein.

Blinddarminversion

Die Einschiebung des Blinddarms ins Colon ascendens erscheint als halbkugelige Vorwölbung im Lumen des Kolons. Die Invagination ist höher gerötet und kann bei längerem Bestehen leicht bluten. Die Blinddarminvagination kann auch durch retrograde Kontrastfüllung röntgenologisch nachgewiesen werden.

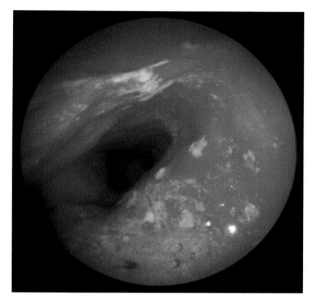

Abb. 5.96. Höchstgradige Kolitis mit Verengung des Lumens bei Colitis cystica profunda; Hund.

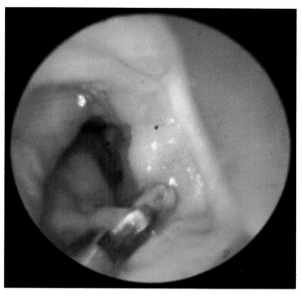

Abb. 5.98. Biopsie eines Adenokarzinoms am Übergang vom Colon descendens zum Rektum; Hund.

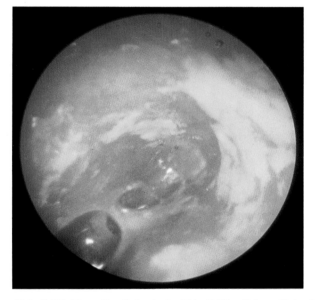

Abb. 5.97. Derselbe Fall wie in Abb. 5.96; eitriges Sekret.

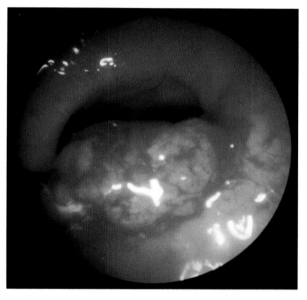

Abb. 5.99. Adenokarzinom im Rektum eines Hundes.

6 Endoskopie des Gastrointestinaltrakts beim Pferd –

Ösophagoskopie

W. Kraft

Einleitung

Beim Pferd kann infolge der Länge des Verdauungssystems nur ein relativ kleiner Bereich endoskopisch zugänglich gemacht werden. Allerdings besteht – soweit bisher zu erkennen – wegen seltenerer Erkrankungen in den endoskopisch relevanten Bereichen auch nicht ein so großer Bedarf an endoskopischen Untersuchungen wie beim Kleintier. Sichtbar gemacht werden können folgende Bereiche: Mundhöhle, ihre Schleimhautauskleidung, Zungenkörper und Zungengrund, Zähne, Zahnfleisch, harter und weicher Gaumen, Pharynx digestorius, Gaumenmandeln, Schlund, Magen, in einem Teil der Fälle Anfangsteil des Duodenums sowie Endteil des kleinen Kolons.

Indikationen

- Erkrankungen der Mundhöhle, insbesondere des Oropharynx
- Zahnkrankheiten
- Krankheiten des weichen Gaumens
- Krankheiten von Ösophagus und Magen
- Krankheiten des Duodenums
- Krankheiten des Rektums und Endteil des kleinen Kolons

Geräte

Endoskope

Es eignen sich flexible Fiberskope. Für die Untersuchung der Mundhöhle können auch starre Endoskope verwendet werden. Besonders für die Betrachtung von Oropharynx und Tonsillen muß eine starre Endoskophülle (großlumiges Rektoskop) eingeführt werden, die etwa 50 cm lang sein und eine äußere Weite von etwa 3 bis 4 cm aufweisen muß, um in der Rachenenge genügend Platz zu schaffen. Durch diese Führungshülle kann ein starres oder flexibles Endoskop geführt werden.

Für die Untersuchung der Mundhöhle genügen 30, besser 50 cm lange Endoskope. Für den Ösophagus ist eine Mindestlänge von 130 cm erforderlich. Damit kann bei Kleinpferden und Fohlen bereits der Magen endoskopiert werden. Für erwachsene Großpferde wird eine Länge von 150 cm benötigt, und wenn Magen und Anfangsteil des Duodenums untersucht werden sollen, muß das Gerät eine Länge über 150 cm (bis 220 cm und mehr) aufweisen. Hierzu sind zum Teil Spezialanfertigungen erforderlich, die in der Regel keinen Arbeitskanal enthalten (Kostengründe). Die Weite der kürzeren Endoskope bewegt sich zwischen 11 und 14 mm, die besonders langen Geräte sind durchweg bis 14 mm weit.

Für die Rektoskopie eignen sich zwar großlumige und lange starre Endoskope, in der Münchner Klinik werden jedoch ausschließlich flexible Endoskope verwendet. Zwar könnte man durchaus mit sehr langen Endoskopen (220 cm) relativ weit ins kleine Kolon nach kranial vordringen; die Sichtqualität ist jedoch infolge des weiten Darmlumens und der damit begrenzten Möglichkeit der Entfaltung durch Luftinsufflation sowie durch das Nachschieben von Kot stark begrenzt. Wir verwenden daher nur Endoskope, die Armlänge nicht überschreiten oder gehen mit dem Gerät nur so weit ein, wie unter Handführung zu kontrollieren ist.

Lichtquelle

Für die kürzeren Endoskope genügen Lichtquellen mit normaler Wolframlampe. Für die besonders langen Endoskope ist eine stärkere Xenonlampe empfehlenswert. Dies gilt in jedem Falle auch, wenn Video- oder Filmaufnahmen gemacht werden sollen. Für Fotodokumentationen ist eine Blitzeinrichtung unbedingt empfehlenswert (Filme 400 ASA, f = 90 bis 100 mm, automatische Blende).

Zubehör

- Endoskopie der Mundhöhle: Maulgatter
- Biopsie- und Faßzangen
- Sonden und Schlauchmaterial
- 20-ml-Einmalspritzen
- Verbindungsstücke zur Adaption von Spritze und Schlauch
- physiologische Kochsalzlösung
- Zentrifuge
- Objektträger
- Desinfektionslösung
- Aufbewahrungsbehälter

Vorbereitung des Patienten

Der Patient wird am besten in einen Notstand gestellt. Falls ein Notstand nicht zur Verfügung steht, kann das Pferd fixiert werden wie zur Bronchoskopie. Grundsätzlich können Pferde, die das Einführen einer Schlundsonde zulassen, i. a. ohne Sedation ösophagogastroskopiert werden. Die Fixation erfolgt wie bei Untersuchung des Respirationstraktes. Zur Untersuchung der Mundhöhle muß ein Maulgatter angebracht werden. Vor der Ösophagoskopie braucht der Patient nicht zu hungern. Sollen jedoch Magen und Duodenum gleichzeitig mit dem Ösophagus untersucht werden, so ist Nahrungskarenz erforderlich (s. d.).
Vor der Koloskopie muß der Darm manuell ausgeräumt werden.

Sedation

Sie ist nur erforderlich, wenn sich das Pferd keine Sonde einführen läßt. Durch die Sedation kann die Untersuchung der Motilität beeinträchtigt werden. Andererseits kann gerade die Verhinderung der Sekundärperistaltik des Ösophagus dessen Untersuchung erleichtern. In diesem Falle – und auch bei unruhigen Patienten – kann Xylazin in einer Dosis von 0,5 mg/kg KM gegeben werden. Bei Fohlen ist fast immer eine Sedation erforderlich. Die Untersuchung des Magens muß bei Fohlen in vielen Fällen unter Allgemeinnarkose durchgeführt werden. Der Patient ist dazu in Linksseitenlage zu bringen.

Durchführung

▶ **Mundhöhle:** Einsetzen des Maulgatters, Einführen einer starren Endoskophülle und Durchstecken des starren oder flexiblen Endoskops.

Achten auf Schleimhautfarbe, Feuchtigkeit, Auflagerungen, Fremdkörper, Zusammenhangstrennungen, Ulzera, Umfangsvermehrungen; Zahnanomalien, weichen Gaumen, evtl. Tonsillen; dazu muß die Endoskophülle tief in den Rachenspalt geschoben und das Velum palatinum angehoben werden.

▶ **Ösophagus, Magen, Duodenum:** Das Endoskop wird durch den ventralen Nasengang wie bei Einführung der Nasenschlundsonde geschoben. Nach Erreichen des Pharynx wird ein Schluckreflex durch Berühren der Schleimhaut und Nachschieben des Endoskops oberhalb des Kehlkopfs ausgelöst; bisweilen gelingt dies besser durch Einblasen von Luft. Der Kopf muß herangenommen werden. Zur Adspektion des Ösophagus muß dessen Lumen durch Luftinsufflation erweitert werden.
Die Untersuchungstechnik des Schlundes ist nicht einheitlich festgelegt. Wir gehen in der Weise vor, daß die Adspektion sowohl unter Vorschieben als auch beim Zurückziehen des Endoskops durchgeführt wird und sind der Meinung, daß ein Vorschieben des Gerätes ohne Sichtkontrolle nicht durchgeführt werden soll. Dabei muß immer wieder Luft insuffliert werden, sobald durch die Auslösung des Schluckreflexes die Luft in den Magen transportiert wird und der Ösophagus kollabiert. Dabei läßt sich die Peristaltik gut beobachten. Die Adspektion bereits im Vorschieben des Gerätes bietet den Vorteil, daß der Inhalt des Ösophagus sicherer beurteilt werden kann. Auch gelingt es auf diese Weise, Hindernisse oder das Einschieben des Gerätes etwa in eine Wandverletzung rechtzeitig zu erkennen und eine weitere Verletzung zu verhindern. Etwaige Biopsieproben werden grundsätzlich erst beim Herausziehen entnommen.

Das Endoskop wird nun von der Hilfsperson unter Sichtkontrolle und Korrekturanweisungen des Endoskopisten eingeführt wie zur Ösophagoskopie. Sofern eine Videoeinrichtung zur Verfügung steht, führt der Endoskopist das Gerät in der Regel selbst ein. Unter Luftinsufflation und Sichtkontrolle (!) wird das Gerät durch den Ösophagus geschoben, der dabei gleichzeitig untersucht wird. Das Ankommen der Endoskopspitze an der Kardia des Magens läßt sich leicht am ringförmigen Sphinkter erkennen, der den Spalt der Kardiaöffnung spaltförmig verschließt. Der Untersucher achtet ferner auf etwaige Entzündungen oder Reflux von Mageninhalt in den Ösophagus. Der Durchtritt durch die Kardia gelingt leichter, wenn noch einmal Luft insuffliert wird. Dabei kommt es zu einem vorübergehenden Verschwinden des Bildes. Nach Eintritt in das weite Magenlumen hat man, sofern genügend Luft abgeschluckt worden ist, wegen der Ausleuchtungsprobleme zunächst den Eindruck der »Dunkelheit«, der durch Adaptation und Annäherung an die Schleimhaut der einzelnen Magenregionen rasch ausgeglichen wird.

▶ **Kolon:** Rektum und kleines Kolon werden manuell entleert. Die Endoskopspitze wird in der hohlen Hand eingeführt. Während der Adspektion wird die Hand röhrenförmig um die Endoskopspitze geführt. Wenn nötig, wird Luft insuffliert. Das Endoskop kann bei Luftinsufflation unter Sichtkontrolle noch weiter vorgeschoben werden, so daß seine Länge über die Armlänge hinaus ausgenutzt werden kann. Um eine genügende Ausleuchtung der recht großen Lumina zu erzielen, bedarf es leistungsfähiger Lichtquellen. Gelingt die Ausleuchtung nicht ausreichend, so muß man durch Biegung der Spitze jeweils näher an die Schleimhaut herangehen.

Befunde

Mundhöhle

Ohne besonderen Befund

Die Mundschleimhaut ist rosarot mit Stich ins Bläuliche, die Zunge ist dorsal graurosa und matt, ventral bläulichgraurosa und glatt, die Backenschleimhaut und das Zahnfleisch rosa mit Stich ins Bläuliche. Gleiches gilt für die Rachenschleimhaut. Die Zähne zeigen keine Defekte, die Backzähne zeigen die arttypische schräge Kaufläche.

Stomatitis

Entzündungen der Mundschleimhaut haben bei weitem nicht die Bedeutung wie bei den Kleintieren. Bei der Stomatitis vesicularis infectiosa werden aphthenartige Blasen gefunden. Die durch das Vacciniavirus ausgelöste Stomatitis fällt durch Pusteln der Backen-, Lippen- und Unterzungenschleimhaut auf.
Bisweilen werden oberflächliche Stomatitiden ohne erkennbare Ursache gefunden. Sie fallen durch umschriebene Rötung auf.

Zahnkrankheiten

Endoskopisch lassen sich Zahnanomalien und -krankheiten der Backzähne recht gut erkennen. Es ist besonders auf Kanten, Scheren- und Treppengebiß, Zahnfrakturen, Zahnlücken, Diastema, Karies zu achten.

Zungenverletzungen

Sie zeigen sich als Zusammenhangstrennungen mit oder ohne Glossitis, oberflächliche oder tiefe Exkoriationen, die in der Regel stärker gerötet sind und die typische Oberflächenstruktur der Pferdezunge verloren haben.

Tumoren

Sie stellen beim Pferd Raritäten dar.

Ösophagus

Ohne besonderen Befund

Der Ösophagus ist normalerweise kontrahiert, d. h. ohne Luftinsufflation legt sich die gefaltete Schleimhaut der Endoskopspitze so stark an, daß keine Konturen erkennbar sind. Nach Luftinsufflation erweitert sich das Lumen, die Falten verstreichen je nach Luftfüllung. Durch den Volumenreiz werden Sekundärperistaltikwellen ausgelöst, so daß sich der Schlund immer wieder kontrahiert. Die Schleimhaut ist hellrosa bis hellgraurosa, feucht, glatt.

Krankhafte Befunde

Krankheiten des Schlundes treten meist im Gefolge von mechanischen Einflüssen auf. Das Einführen der Schlundsonde zieht in der Regel kleinere streifenförmige, gerötete, oberflächliche Verletzungen der Schleimhaut nach sich. Drucknekrosen mit schweren Schleimhautnekrosen, mißfarbenen Auflagerungen und Schleimhautverlusten kommen nach längerdauernden Obstipationen oder sehr robust durchgeführter Sondierung vor. Lokalisation und Ausdehnung von Schlundperforationen lassen sich ösophagoskopisch sehr gut feststellen. Allerdings ist die Dilatation des Schlundes durch Luftinsufflation unsicher, da sie durch die Fistel entweicht. Dabei kann die Entleerung von eitrigem Sekret und Gas (Blasenbildung) aus dem umgebenden Gewebe in den Ösophagus hinein beobachtet werden. Hin und wieder können Ulzera gefunden werden. Sie werden bisweilen nach Obstipation durch Futter beobachtet. Ein seltener Befund ist auch die Striktur des Schlundes. In der Regel unsicher zu beurteilen ist das Vorliegen eines Megaösophagus: Auf Luftinsufflation erfolgt keine Ausbildung der Sekundärperistaltik, der Schlund bleibt vielmehr weit und schlaff.
Ob beim Pferd wie bei den Kleintieren eine Refluxösophagitis vorkommt, kann noch nicht sicher gesagt werden; sie dürfte jedoch sehr selten sein und allenfalls bei Chalasie der Kardia vorkommen.

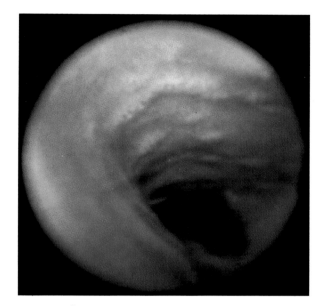

Abb. 6.1. Ösophagus, insuffliert.

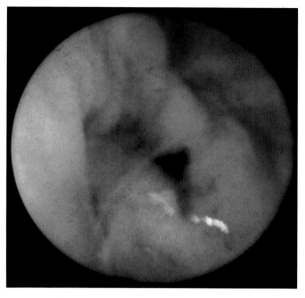

Abb. 6.3. Ösophagusfistel mit Entleerung eitrigen Sekrets.

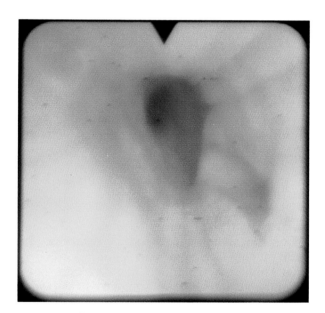

Abb. 6.2. Ösphagusperforation (rechts im Bild) durch Nasenschlundsonde (Photo: R. Köstlin).

Gastroskopie

E. Deegen und M. Dieckmann

Einleitung

Die klinische Diagnostik von Magenerkrankungen des Pferdes ist aufgrund der versteckten Lage des Magens im thorakalen Teil des Abdomens schwierig. Es handelt sich um einen einhöhligen, zusammengesetzten Magen. Krankhafte Veränderungen werden meist erst durch die pathologisch-anatomische Untersuchung aufgedeckt. Seit Einführung der flexiblen Gastroskopie beim Pferd vor einem knappen Jahrzehnt können klinische Symptome und krankhafte Befunde der Magenschleimhaut korreliert werden.

Indikationen

● rezidivierende periprandiale Koliken
● Bruxismus
● gastroösophagealer Reflux
● Ruktus
● Differentialdiagnose bei:
  – chronischer Abmagerung
  – Futterverweigerung
  – Foetor ex ore
  – mangelnder Futterverwertung
  – Leistungsschwäche

Geräte

Endoskope

Es werden ausschließlich flexible Fiberskope mit einer freien Arbeitslänge von über 160 cm verwendet. Die Gastroskopie läßt sich bis zu einer Widerristhöhe von 135–145 cm im allgemeinen mit einem handelsüblichen Humankoloskop (ca. 165 cm × 1,3 cm) durchführen. Bei ausgewachsenen Großpferden sind zur Adspektion des Magens hingegen Fiberskoplängen von über 200 cm Arbeitslänge notwendig. Solche Endoskope sind jedoch derzeit kaum erhältlich. Zur umfassenden Magenadspektion muß die Endoskopspitze in der Horizontalen um ≥ 100° und in der Vertikalen um 180° schwenkbar sein.

---

[1]   Hier wurde ein 250 cm langes Fiberskop mit 1,1 cm Außendurchmesser verwendet – Modell OES CF10-long der Firma Olympus Optical Europe, Hamburg

[2]   Es wurde eine 300-Watt-Xenon-Lichtquelle verwendet – Modell CLV, Olympus Optical Europe, Hamburg

Lichtquelle

Die Gastroskopie von Großpferden erfordert eine Xenon-Kaltlichtquelle von 300 Watt Leistung. Durch Überlastschaltung oder Blitz sind solche Lichtquellen dann auch für die Fotodokumentation ausgerüstet. Trotzdem ist bei geweitetem Magen auch mit diesen starken Lichtquellen die Foto- und Videodokumentation oft schwierig.

Zubehör

● Saug-, Insufflations- und Spülpumpe
● Biopsiezange
● Fixiermedium und Behälter für Biopsien
● Kleinbildkamera mit Endoskopadapter
● Videokamera und Videoschirm

Vorbereitung des Patienten

Die Pferde sollten 24 Stunden vor der Gastroskopie fasten. Da längere Fastenzeiten nach neueren Erfahrungen Pferde anscheinend für Durchfallerkrankungen prädisponieren, sind die Besitzer entsprechend zu informieren. Die Wasseraufnahme ist bis unmittelbar vor der Untersuchung gestattet. Durch Abheben mit der Nasenschlundsonde kann die Restfüllung des Magens weiter reduziert werden.

Sedierung

Die Gastroskopie wird am einfachsten in mäßiger Sedierung am stehenden Pferd durchgeführt. Als Sedierung eignet sich zum Beispiel eine Kombination aus Methadon (Polamivet®; 0,05 mg/kg KM), Prothipendyl (Dominal®; 0,4 mg/kg KGW) und Xylazin (Rompun®; 0,4 mg/kg KM). Nur bei wenigen Pferden muß zusätzlich zum Einführen des Fiberskops eine Oberlippenstrickbremse angewendet werden. Zur Gastroskopie sind drei Personen erforderlich; eine Person zur Fixation des Pferdes, eine zweite zum Einführen und eine dritte zur Bedienung des Fiberskops.

Durchführung

Das Gastroskop wird durch einen ventralen Nasengang in den Nasopharynx vorgeschoben. Der Spalt zwischen Rachendach und Gießkannenknorpel wird anvisiert. Mit einem Schluckakt wird das Fiberskop in den Ösophagus geleitet. Unter gerin-

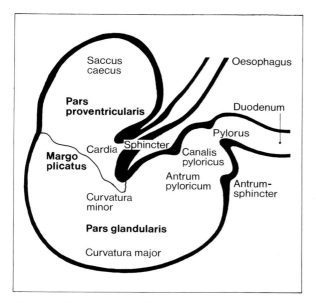

Abb. 6.4. Anatomie des Pferdemagens.

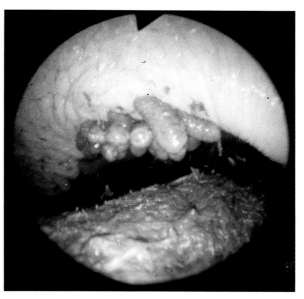

Abb. 6.6. Vormagenschleimhaut mit Futterberg bei einem klinisch gesunden Pferd; Gasterophiluslarven.

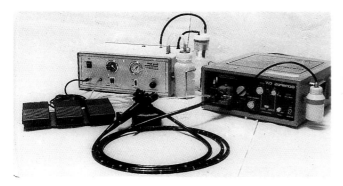

Abb. 6.5. Ausrüstung zur Endoskopie des Pferdemagens: Fiberskop 250 × 1,1 cm, 300-W-Xenon-Kaltlichtquelle, Saug-/Spülkombination mit Fußschalter.

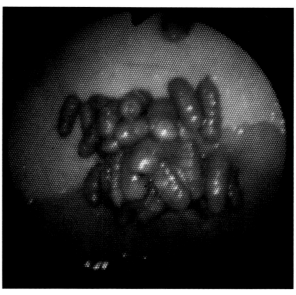

Abb. 6.7. Margo plicatus eines klinisch gesunden Pferdes; Gasterophiluslarven.

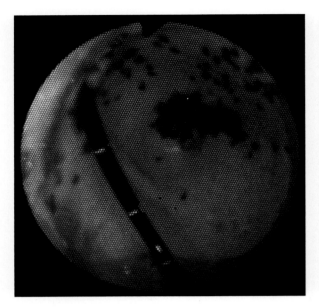

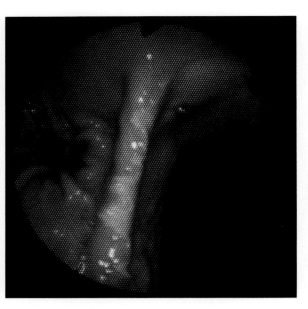

Abb. 6.8. Blick in die Kuppel des proventrikulären Blindsackes eines entleerten Magens; Gasterophiluslarven; links oben Kardia mit Fiberskop; unten Margo plicatus der großen Kurvatur.

Abb. 6.9. Kleine Kurvatur mit Margo plicatus; links Antrumfalte in Kontraktion.

ger Luftinsufflation kann das Gerät leicht bis zur Kardia vorgeführt werden. Nach Eintritt in den Magen werden zunächst Füllung und Kontraktionszustand beurteilt. Besteht noch ein ausgeprägter Futterberg aus faserreichem Material, so ist eine ausreichende Adspektion des Magens nicht möglich. In solchem Falle sollte das Pferd weitere 12–24 Stunden fasten, um dann eine ausreichende Leere des Magens zu erreichen.

Ist der Magen jedoch ausreichend von faserigem Futter befreit, so werden die Magenfalten durch langsame Luftinsufflation geglättet. Dadurch können der Magensee und der Fundus im Bereich der großen Kurvatur eingesehen werden. Durch Schwenken der Fiberskopspitze nach dorsal gelangt die Vormagenschleimhaut des Magenblindsackes in das Blickfeld. Wird das Gastroskop weiter eingeführt und um 180° nach proximal gewendet, so kann schon von hier aus die Kardia untersucht werden. Die Fiberskopspitze wird nun wieder nach distal gerichtet. Im entfalteten, ausreichend geleerten Magen können die graublasse Vormagenschleimhaut, die braunrötliche Drüsenschleimhaut und die Grenze der Schleimhautabteilungen, nämlich der Margo plicatus, unterschieden werden. Das Fiberskop wird entlang der großen Kurvatur weiter vorgeschoben. Gleichzeitig wird die ins Bild kommende Schleimhaut hinsichtlich Farbe, Oberflächenrelief und Adhäsivität beurteilt. Die einsehbare Fläche wird durch Seitwärtsschwenks vergrößert. Je nach der Restfüllung tritt bei weiterem Vorgehen das Fiberskop in den Magensee ein. Ist die Flüssig-

keit klar, so können deutliche Veränderungen der Schleimhaut auch jetzt noch wahrgenommen werden. Im weiteren Verlauf gelangt das Fiberskop auf die dextrokaudale Magenwand und verläßt dann den Magensee. Von hier aus sind im Überblick noch einmal Kardia, Blindsack und kraniale Magenwand zu sehen. Erstmals werden der dorsale Anteil der kleinen Kurvatur beziehungsweise die Angulusfalte sichtbar. Genau auf der Höhe der Angulusfalte verläuft der Margo plicatus der kleinen Kurvatur. Neben der kleinen Kurvatur ist nun auch das Antrum pyloricum sichtbar.

Der Magengrund ist zumeist mit Flüssigkeit bedeckt. Durch Abpumpen von Magenflüssigkeit und Luft wird das Fiberskop mit der retrahierenden Magenwand weiter in das Antrum pyloricum vorgebracht. Auch hier wird wieder auf Farbe und Oberflächenmuster der Schleimhaut geachtet. Ist die Schleimhaut mit Sekreten oder Futterpartikeln bedeckt, so wird sie mit Hilfe der externen Pumpe über den Arbeitskanal mit körperwarmem Wasser gespült.

Beim Zurückziehen des Fiberskops wird der gesamte Untersuchungsgang retrograd wiederholt, da oft ein günstigerer Blickwinkel als beim Vorschieben zu erlangen ist.

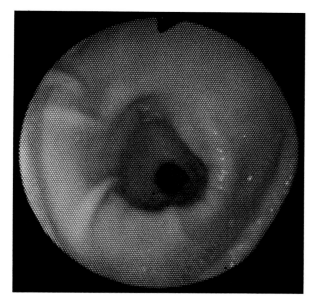

Abb. 6.10. Antrumfalte und Pylorus eines weitgehend entleerten Magens.

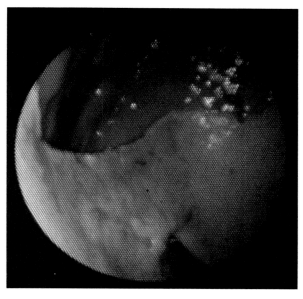

Abb. 6.12. Margo plicatus der großen Kurvatur; breiter Streifen aus Erosionen und Ulzerationen in der Pars proventricularis; unten Kardia mit Fiberskop und Speichel.

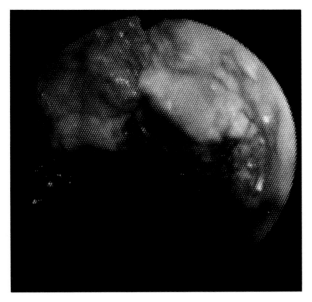

Abb. 6.11. Bizarr geformte Wülste der Vormagenschleimhaut bei einem Plattenepithelkarzinom.

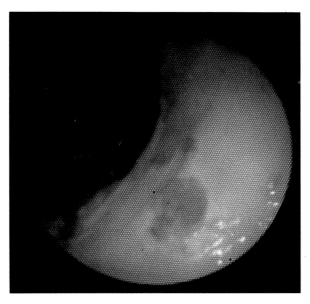

Abb. 6.13. Oberflächliche, heilende Solitärulzera der Pars proventricularis eines Absatzfohlens ohne klinische Symptome.

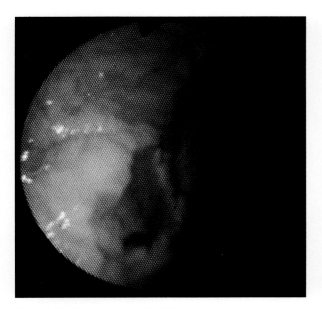 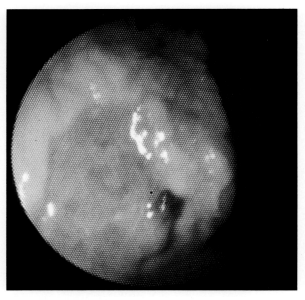

Abb. 6.14. Chronisches Solitärulkus des kranialen proventrikulären Fundus; gelblicher Randwulst; eingesunkenes ebenes Geschwürbett mit Blutkoagulum (schwarz); dorsokranial Rötungen.

Abb. 6.15. Nahsicht eines chronischen Solitärulkus der Pars proventricularis; rechts senkrecht verläuft der Margo plicatus.

Befunde

Ohne besonderen Befund

Der distale Ösophagussphinkter wird an seiner wulstartigen Schleimhaut erkannt. Er mündet in die Kardia. In der Kardiaöffnung wird bei gefülltem Magen der »Futterberg« sichtbar. Dieser besteht im wesentlichen aus faserigem Material und ragt oft vor bis in die Kardia. In einem solchermaßen gefüllten Magen läßt sich nach mäßiger Luftinsufflation lediglich die blasse Vormagenschleimhaut und ein Teil des Margo plicatus der großen Kurvatur darstellen.

Ist der Magen hingegen ausreichend entleert, so wird von der Kardia aus die Vormagenwand in wulstigen, sich manchmal einander anliegenden Falten erkannt. Nach Luftinsufflation bis zur Glättung der groben Falten zeigt sich in der Nahsicht eine feine oberflächliche Fältelung der Schleimhaut. Bei weiterer Luftinsufflation glätten sich auch diese Fältchen. Eine zusätzliche Luftinsufflation darf nun nicht mehr erfolgen. Oft kleben einige Futterpartikel oder Sekrete an der Vormagenschleimhaut. Im Gegensatz zur gleichmäßig glatten Vormagenschleimhaut des erwachsenen Pferdes heben sich beim Fohlen oft Epithelflocken ab. Diesen Epithelflocken wird aber derzeit keine krankhafte Bedeutung beigemessen.

Der Margo plicatus kann in seiner ganzen Ausdehnung eingesehen werden und grenzt als leicht erhabene, faltige, scharfe Grenze die Vormagen- von der Drüsenschleimhaut ab. An der kleinen Kurvatur liegt der Margo plicatus oft in kleinen Falten.

Während histologisch auch beim Pferd Kardia-, Fundus- und Pylorusdrüsenzone unterschieden werden können, stellt sich die Drüsenschleimhaut gastroskopisch in der Übersicht als einheitliche, feucht glänzende, braunrote Fläche dar. Bei näherer Betrachtung können polygonale Felder der nun samtartig erscheinenden Drüsenschleimhaut erkannt werden. Dieser Eindruck verstärkt sich bei Betrachtung der Schleimhaut innerhalb klarer Magenflüssigkeit. Farbliche Veränderungen der Schleimhaut können innerhalb des Magensees nur eingeschränkt erkannt werden, da die Magenflüssigkeit eine gelbgrünliche Farbe aufweist.
In Blickrichtung auf den Pylorus zeigen sich Antrumfalte und Pylorus. Sie weisen meist gleichzeitige Bewegungen auf, wobei sich die Antrumfalte öffnet, wenn sich der Pylorus schließt und umgekehrt. Fast stets ist ein geringgradiger Rückfluß aus dem Duodenum in den Magen feststellbar. Im allgemeinen liegen die unteren Anteile des glandulären Fundus und des Antrum pyloricum noch im Magensee, während der Pylorus oberhalb des Flüssigkeitsspiegels liegt.

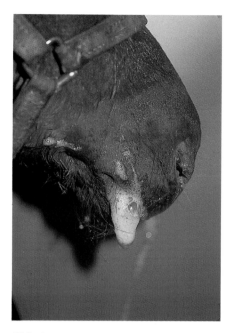

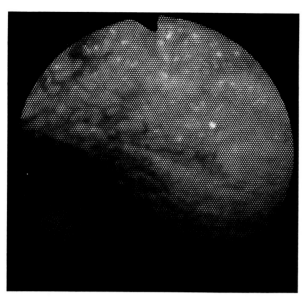

Abb. 6.18. Akute, diffuse ulzerative Gastropathie; das Schleimhautepithel der Pars proventricularis schilfert in Flocken ab; Rhagaden mit Hämorrhagie.

Abb. 6.16. Fohlenmaul bei Bruxismus; klinisches Leitsymptom einer akuten ulzerativen Gastropathie.

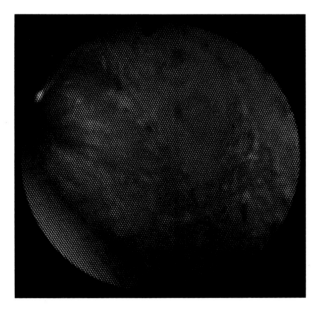

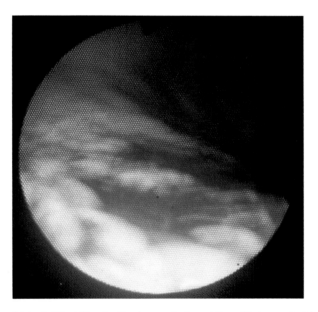

Abb. 6.17. Erosive und ulzerative Veränderungen der Pars proventricularis; links oben Kardia mit Erosionen.

Abb. 6.19. Ulkusbett einer akuten Ulkusfläche mit blutdurchtränkter Submukosa.

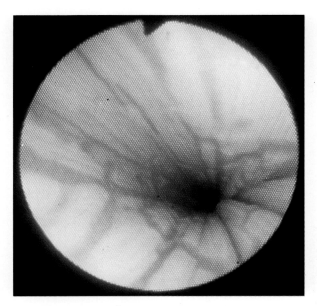

Abb. 6.20. Distaler Ösophagus mit streifigen Erosionen.

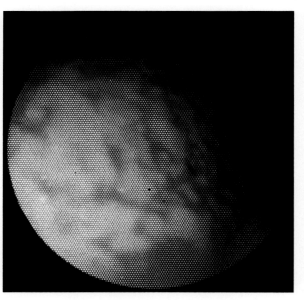

Abb. 6.21. Akute, diffuse ulzerative Gastropathie nach Verlust des Schleimhautepithels der Pars proventricularis.

Krankhafte Befunde

Tumoren

Tumoren des Magens werden beim Pferd meist erst im Endstadium diagnostiziert. Es handelt sich fast ausschließlich um Plattenepithelkarzinome, die von der Vormagenschleimhaut ausgehen. Die wulstigen, oberflächlich zerklüfteten Wandverdickungen können einen Umfang annehmen, der bis zum Verschluß der Magenlichtung führt. Als weitere, recht seltene Zubildung der Magenwand werden benigne Magenpolypen beschrieben, die ebenfalls von der Vormagenschleimhaut ihren Ursprung nehmen sollen.

Ulzera

Von ungleich größerer Bedeutung sind aber die ulzerativen Gastropathien. Offensichtlich bestehen beim Pferd typische ulzerogene Lebensphasen und Lebensumstände. Besonders häufig sind ulzerative Gastropathien während der ersten Lebenswochen, im Absetzalter und im Leistungstraining. Bei Fohlen ist außer dem Magen oft auch das Duodenum ulzerativ erkrankt.

Möglicherweise tragen insbesondere hochenergetische und feinstrukturierte Futtermittel zur Ulzerogenese bei. Als sicher gilt hingegen die Induktion von Magenulzera durch hohe Dosen von nichtsteroidalen Antiphlogistika. Ebenso kann eine lange Behandlungsdauer mit solchen Medikamenten Magenulzera auslösen. Auch Schmerz und Streß scheinen beim Pferd Magenulzera zu induzieren.

Die Prädilektionsstelle für Magenulzera des Pferdes ist die proventrikuläre Schleimhaut in unmittelbarer Nähe des Margo plicatus. Der Margo plicatus selbst ist kaum einmal in den ulzerativen Prozeß mit einbezogen. Es werden verschiedene Typen von Magenulzerationen gefunden. Bei chronischem, klinisch mildem oder unterschwelligem Verlauf treten Solitärulzera der Pars proventricularis auf. Typischerweise zeichnen sich diese Ulzera durch einen leicht erhabenen Randwulst und ein flaches, eingesunkenes, mit Debris und Granulationsgewebe gefülltes Zentrum aus. Vielfach lassen sich Spuren von Blutungen in Form von Blutkoagula nachweisen.

Akute ulzerative Gastropathien fallen oft durch deutliche klinische Symptome auf. Zu den auffälligsten Magensymptomen zählen Bruxismus, gastroösophagealer Reflux und Ruktus. Zum Teil kommt es zu ausgeprägten periprandialen Koliken. In solchen akuten Fällen werden entweder mehrere Ulzera in unterschiedlicher Lokalisation oder diffuse Erosionen und Ulzerationen der gesamten Pars proventricularis gefunden. Perforationen und Strikturen können in Einzelfällen die Folge proventrikulärer, Margo-plicatus-naher Ulzera sein.

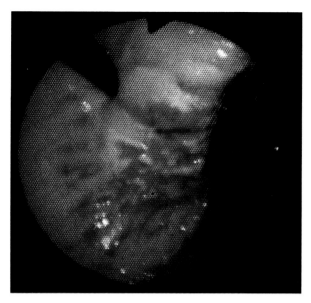

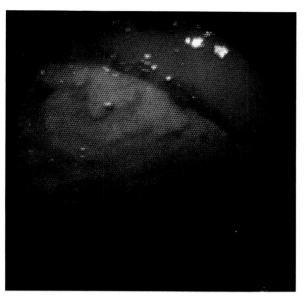

Abb. 6.22. Akute, diffuse ulzerative Gastropathie nach Verlust des Schleimhautepithels der Pars proventricularis; links oben Kardia mit Fiberskop.

Abb. 6.24. Diffuse ulzerative Gastropathie nach 1 Woche Behandlung mit Cimetidin; die Ulzera sind verkleinert und erscheinen als bräunliche Streifen; die Pars glandularis ist schmutzig dunkelrot; am Margo plicatus besteht eine erhöhte Adhäsivität (Futterpartikel).

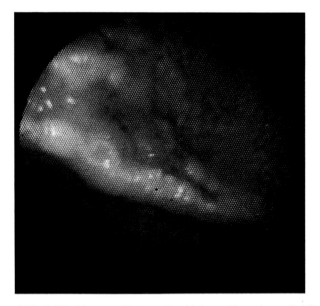

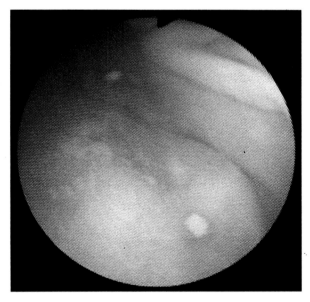

Abb. 6.23. Margo plicatus der kleinen Kurvatur mit Ulkus der Pars proventricularis bei einem Fohlen; Schleimhautepithel der Pars proventricularis bildet sogenannte Epithelflocken.

Abb. 6.25. Erosive Veränderungen der Pars glandularis mit nekrotischen Belägen; die Sicht ist durch die klare Magenrestflüssigkeit nur wenig beeinträchtigt.

Gastroösophagealer Reflux kann zum einen auf einer gestörten Kardiafunktion beruhen. Die Kardia ist dann häufig von Ulzera umgeben. Wird die Kardia beziehungsweise der distale Ösophagussphinkter vom Ösophagus aus beobachtet, so tritt über einen längeren Zeitraum keine verschließende Kontraktion auf. Bei diesen Patienten ist der distale Ösophagus im allgemeinen zum Teil mit Magenflüssigkeit und Speichel gefüllt, und es besteht eine ulzerative Ösophagitis. Die Ösophagusclearance erscheint gestört. Ob die zu beobachtenden Ulzera im Bereich der Kardia primärer oder sekundärer Natur sind, ist beim Pferd unbekannt. Neben der gestörten Schlußfunktion der Kardia kann des weiteren eine funktionelle Entleerungsstörung des Magens zu gastroösophagealem Reflux führen, zum Beispiel aufgrund einer Magenatonie. Auch eine morphologische Entleerungsstörung im Gefolge von Narbenstrikturen heilender Ulzera kann auftreten. Als Komplikation gastroösophagealen Refluxes kommt es fast immer zu einer Aspirationsbronchopneumonie.

Die Schleimhaut des Magens hebt sich bei einer diffusen ulzerativen Gastropathie in Flocken ab. Zwischen den Flocken werden blutunterlaufene Schrunden sichtbar. Nach Abstoßen des abgestorbenen Schleimhautepithels entstehen zum Teil größere Wundflächen, bei deren erstmaliger Betrachtung mitunter die Einordnung als Erosion oder als Ulkus schwierig ist. Differentialdiagnostisch zu bedenken ist, daß sich häufig bei Fohlen auch ohne klinischen Hinweis auf eine Magenerkrankung Epithelflocken von der Magenschleimhaut abheben. Es fehlen jedoch dann die typischen blutunterlaufenen Rhagaden. Die Heilung von Magenulzera kann gastroskopisch kontrolliert und so die Therapiedauer bestimmt werden.

Ulzera der Pars glandularis sind wesentlich seltener als die der Pars proventricularis. Sie entstehen unter den gleichen Umständen und äußern sich durch die gleichen Symptome wie die proventrikulären Ulzera. Oft werden ulzerative Veränderungen der Pars proventricularis durch eine schmutzig rote Verfärbung der glandulären Schleimhaut begleitet, ohne daß jedoch ein Ulkus der Drüsenschleimhaut nachweisbar wäre.

Duodenoskopie

W. Kraft

Indikationen

- unklare Verdauungsprobleme
- Futterverweigerung
- unklare rezidivierende Koliken
- anderweitig festgestellte Magendilatation

Geräte

Für die Untersuchung des Duodenums sind dieselben Geräte verwendbar wie zur Gastroskopie. Bei ausgewachsenen Großpferden ist eine Endoskoplänge von über zwei Metern unerläßlich.

Vorbereitung des Patienten

Der Patient wird wie zur Gastroskopie vorbereitet. Es empfiehlt sich eine 24- bis 36stündige Nahrungskarenz. Die Duodenoskopie soll nur bei sehr ruhigen Pferden ohne Sedation durchgeführt werden, da bei Abwehrbewegungen die Länge des Endoskops kaum ein rechtzeitiges Entfernen gestattet.

Sedation

Xylazin, 0,5 mg/kg KM
besser Narkose

Durchführung

Das Gerät wird wie zur Gastroskopie eingeführt und dann durch Vorbeigleiten an der großen Kurvatur in den Pylorus und darüber hinaus in die Ampulla duodeni ein- und weitergeführt (s. o.). Leider gelingt die Duodenoskopie nicht in jedem Fall.

Die Abwinklung des Endoskops nach links, also gegen die rechte Seite des Pferdes, führt über die große Kurvatur der Fundusdrüsenzone in Richtung Antrum pyloricum und Pylorus. Um die Endoskopspitze in Antrum und Pylorus zu dirigieren, muß man, wie beim Kleintier beschrieben, das Vorbeigleiten an der großen Kurvatur ausnutzen. Dabei scheint sich wiederum durch Strecken des Magens

der Pylorus zunächst weiter zu entfernen, nähert sich aber, sobald das Endoskop über die große Kurvatur in Richtung Pylorus gleitet. Durch weiteres Abwinkeln kann man nun auch die kleine Kurvatur inspizieren. Dabei ist außer auf die Schleimhautbeschaffenheit auch auf die Motorik des Magens zu achten. Sie wird auch ausgenutzt, wenn das Endoskop durch den Pylorus weiter in das Duodenum eingeführt werden soll. Dabei ist auf Galleflux, Zeichen einer Duodenitis und Ulzera zu achten. In manchen Fällen gelingt es auch, die Mündung des Ductus choledochus in die Ampulla duodeni zu erkennen. Es muß allerdings betont werden, daß die Duodenoskopie keineswegs in jedem Fall gelingt.

Für die Untersuchung des Magens und des Duodenums werden mehrere Personen benötigt. Da die Geräte sehr lang sind, ist es zweckmäßig, wenn der Endoskopist, der den Kopf des Gerätes bedient und die Untersuchung durchführt und leitet, nicht gleichzeitig das Endoskop einführen muß, d. h. wenn eine Hilfsperson die Einführung der Endoskopspitze in den ventralen Nasengang und das Weiterschieben übernimmt. Diese Hilfsperson muß immer mit der freien Hand Kontakt zum Pferdekopf halten.

Bei Verwendung einer Videoeinrichtung kann die Einführung durch den Endoskopisten selbst erfolgen. Eine zweite Assistenzperson bedient das Zubehör. Eine, besser zwei Pferdepfleger(innen) fixieren den Pferdekopf, wobei in der Regel eine Nasenbremse angelegt werden muß.

Befunde

Ohne besonderen Befund

Die Duodenalschleimhaut erscheint mattglänzend. Sie ist hellgraurosa. Blutgefäße scheinen durch die Schleimhaut hindurch. Allerdings wird die Schleimhaut häufig verdeckt durch den bräunlich-grünlichen Duodenalinhalt, bestehend aus Galle, Pankreas- und Duodenalsekret. Je nach Größe des Pferdes zwischen 10 und 15 cm distal des Pylorus liegt das Diverticulum duodeni mit der Mündung von Ductus choledochus und Ductus pancreaticus und ihm gegenüber die Mündung des Ductus pancreaticus minor.

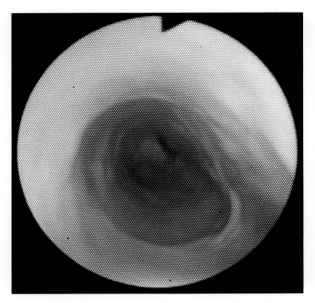

Abb. 6.26. Duodenum, ohne besonderen Befund.

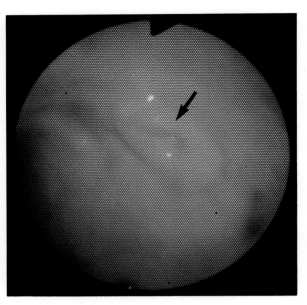

Abb. 6.28. Diverticulum duodeni.

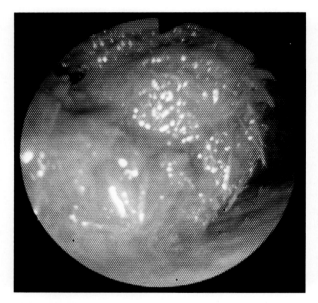

Abb. 6.27. Duodenum mit erheblichen Futtermengen nach ungenügend langem Hungern. Eine ordnungsgemäße Endoskopie ist nicht durchführbar.

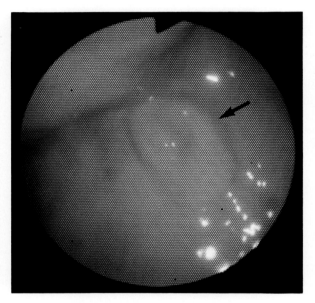

Abb. 6.29. Diverticulum duodeni während des Austritts von Galle.

Krankhafte Befunde

Im Duodenum können endoskopisch Entzündungen anhand von Rötungen, ferner Ulzera festgestellt werden. Nicht selten werden auch Parasiten gesehen. Dies gilt für Würmer, aber auch für Gasterophiluslarven. Durch Biopsie kann die Darmwand einer histologischen Untersuchung zugänglich gemacht werden. Die Gewinnung von Duodenalsaft für die bakteriologische Untersuchung gibt Aufschluß über eine bakterielle Besiedlung.

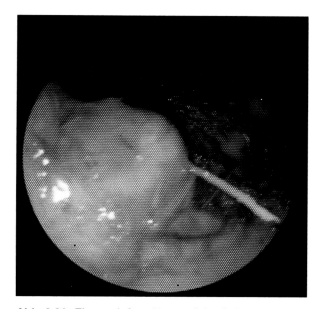

Abb. 6.30. Eingespießtes Futterteil im Gallengang.

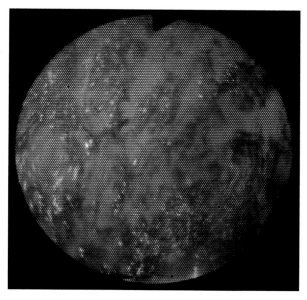

Abb. 6.32. Streifige Rötung der Duodenalschleimhaut.

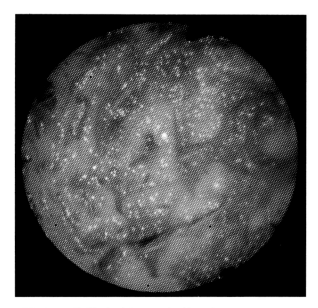

Abb. 6.31. Follikelzeichnung im Duodenum.

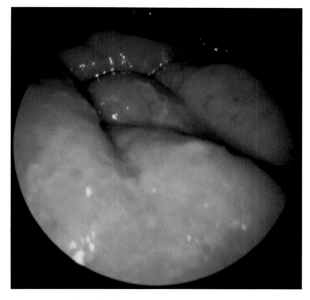

Abb. 6.33. Duodenitis.

Koloskopie

W. Kraft und A. Grabner

Einleitung

Beim Pferd sind nur die hinteren Abschnitte des kleinen Kolons endoskopisch zugänglich. Davon kann bei nicht zu kleinen Pferden immerhin ein armlanger distaler Abschnitt rektal untersucht werden – eben jener Teil, der die im kleinen Kolon häufigsten Veränderungen aufweist. Wohl aus diesen Gründen der unvollständigen Zugänglichkeit und relativ seltenen Indikation konnte sich die Koloskopie beim Pferd bisher nicht so recht durchsetzen. Andererseits gewährt sie besonders bei kleinen Pferden einschließlich Fohlen eine direkte Einblickmöglichkeit, auch wenn infolge der anatomischen Verhältnisse die rektale Untersuchung nicht oder nur eingeschränkt möglich ist.

Indikationen

● rektale Untersuchung bei Kleinpferden und Fohlen
● Blutungen aus dem Rektum
● eitrige Beimengungen zum Kot
● Verletzungen besonders nach rektaler Untersuchung
● Verdacht auf Darmwandnekrose
● Darmwandödem
● Invagination

Geräte

Endoskop

Verwendet werden Endoskope, wie sie auch zur Gastroskopie oder Bronchoskopie Verwendung finden. Da die Koloskopie einen leeren Darmabschnitt voraussetzt, ist es nicht nötig, ein besonders langes Endoskop zu verwenden in der vergeblichen Hoffnung, möglichst weit in das kleine Kolon vordringen zu können. Die meisten Veränderungen im kleinen Kolon, die für die Koloskopie interessant sind, spielen sich im hinteren Bereich etwa bis in eine Tiefe von 1,20–1,40 m ab.
Das Koloskop sollte in allen Richtungen beweglich sein, einen Arbeitskanal und eine Spül-/Insufflationseinrichtung aufweisen.

Lichtquelle

Wegen der großen Weite des Kolons ist eine Xenonlampe von Vorteil. Notfalls ist eine Wolframlampe ausreichend. Man muß sich dann allerdings auf die scheinbar dunklere Färbung der Darmschleimhaut und etwaige Veränderungen einstellen. Auch sind Fotoaufnahmen und selbst Videoaufnahmen ohne Blitzlichteinrichtung selbst mit Xenonlampe eben wegen der Lichtverhältnisse wegen der Weite des auszuleuchtenden Raumes nicht oder kaum möglich.

Zubehör

● Gummigebläse
● Biopsiezange, passend zum Arbeitskanal
● (Zytologiebürste; kaum Indikation)
● Aufnahmegefäß für Biopsieproben)
● (Tampons zum Verhindern des Kotnachschiebens)

Vorbereitung des Patienten

Pferde werden vorbereitet wie zur rektalen Untersuchung, Fohlen so fixiert, daß sie nicht plötzlich ausbrechen oder sich hinwerfen können. Der Darm ist manuell so weit auszuräumen wie möglich. Danach kann man einen Tampon, an dem ein Bindfaden befestigt ist, weit nach vorn einführen. Ein Freispülen mit Wasser hat den großen Nachteil, daß in der Regel große Wassermassen im Kolon und Rektum zurückbleiben und das Bild verwischen.

Durchführung

Zunächst wird der Schlauch des Gummigebläses mit der Hand etwa 30 cm in das Rektum eingeschoben und mäßig (!), d. h. bis zu leichtem Entfalten und gerade Sichtbarwerden des Lumens, aufgeblasen. Zu starkes Erweitern des Darmes führt zu reflektorischer Peristaltik und behindert die Untersuchung. Man nimmt nun das Endoskop am Steuerteil in die linke, die Endoskopspitze in die rechte Hand (Rechtshänder) und schiebt das Gerät im

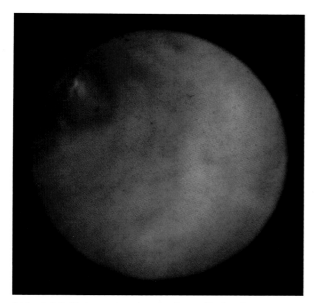

Abb. 6.34. Kolon, ohne besonderen Befund.

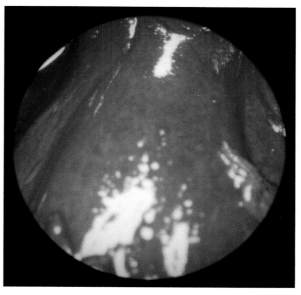

Abb. 6.36. Kolitis X, Direktaufsicht auf die Schleimhaut, hochrot, starke Schwellung durch Ödembildung.

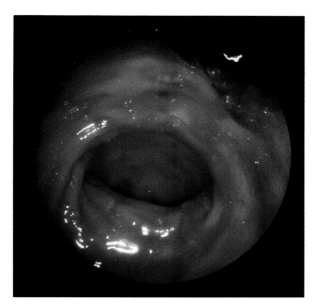

Abb. 6.35. Kolitis X. Schleimhaut hochrot, ödematös (Umfangvermehrung, Schlagschattenbildung).

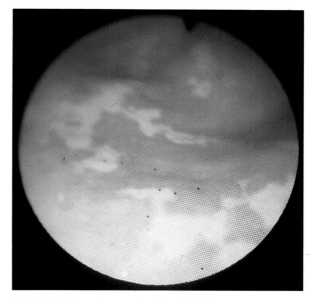

Abb. 6.37. Pseudomembranöse Kolitis.

Handschutz in das Kolon ein. In der schützenden hohlen Hand wird es so weit vorgeschoben, wie die Reichweite des Armes es zuläßt. Danach gibt man die Spitze frei und zieht langsam unter ständiger Sichtkontrolle zurück.

Bei Verletzungsverdacht oder wenn eine Verletzung durch die Untersuchung nicht ausgeschlossen werden kann, sollte man jedoch den umgekehrten Weg einschlagen, nämlich das Gerät aus der Hand freigeben, unter Sichtkontrolle langsam nach vorn schieben und dabei an jeder Stelle nach allen Seiten abwinkeln und die Darmwand adspizieren. Dabei verirrt sich die Spitze leicht in Schleimhautfalten, aus denen sie durch leichtes Zurückziehen und erneutes Aufsuchen des Lumens, gegebenenfalls unter Luftinsufflation, befreit werden kann.

Befunde

Ohne besonderen Befund

Durch seine Weite und das dazu in der Regel relativ zu schwache Licht erscheinen das Rektum und das Kolon dunkelrosa bis dunkelrot. Beim näheren Heranführen an die Schleimhaut ist deren Farbe ähnlich wie beim Kleintier rosarot, feucht, glatt und glänzend (einzelne Schlaglichter). Die Peristaltik führt oft rasch zur Kontraktion des Darmes, so daß wiederholt Luft insuffliert werden muß. Bei vollständig erweitertem Darm sind alle Schleimhautfalten verstrichen; wenn die Luft entweicht, werden zunehmend Falten gesehen. Da man beim nichtsedierten Pferd bei vollständiger Entfaltung leicht die Peristaltik auslösen kann und deshalb auf das vollständige Aufblasen verzichtet, erscheint der Darm immer faltenreicher als der des Kleintieres.

Krankhafte Befunde

Zusammenhangstrennungen der Schleimhaut können gut erkannt werden. Nicht selten werden nach robuster manueller rektaler Untersuchung Rhagaden in Form geröteter, bisweilen leicht erhabener Streifen (Ödem) beobachtet. Bei tieferen Rissen ist eine deutliche Zusammenhangstrennung der Schleimhaut zu erkennen. Die sichtbaren Muskelfasern der Tunica muscularis sind etwas intensiver rot, die Ränder der Schleimhaut werden nach einiger Zeit leicht wulstig. Liegt eine tiefere Perforation vor, so kann die Tunica muscularis innerhalb der Verletzung nicht mehr erkannt werden. Man sollte dann allerdings nicht den Versuch unternehmen, mit dem Gerät weiter in den Spalt ein- oder sogar durchzudringen. In der Umgebung und am Grunde der Verletzung wird frisches oder schwarzes geronnenes Blut sichtbar. Bei älteren Verletzungen kann das Gewebe mißfarben werden, wie zerfetzt aussehen, es kann sich mißfarbenes Sekret entleeren.

Darmwandnekrosen, oft Folgen von Gekröseabrissen, fallen durch mißfarbenes, nekrotisches Gewebe auf. In der Regel bestehen Blutungen, die ebenfalls mißfarben werden.

Darmwandödeme führen zu einer sanduhrförmigen Verengung des Darmlumens. Die Wand erscheint anfangs sehr prall und glänzend, oft heller, wird später aber trocken, zeigt keine Lichtreflexe mehr, die Oberfläche wird rauh und sandpapierartig. Sofern die Passage für das Koloskop noch durchgängig ist, kann man vor der Verengung eine deutliche Kotanschoppung erkennen.

Entzündungen kommen meistens in Verbindung mit der **Kolitis X** zur Beobachtung. Die Darmschleimhaut ist hochrot, sehr ödematös (starker Glanz mit Schlaglichtbildung), selbst bei vollständig erweitertem Darm bleibt die Schleimhaut kissenartig gequollen. Der Darminhalt ist flüssig und mit blutigem Sekret vermischt. Aus der Schleimhaut selbst kann blutige Flüssigkeit abgesondert werden.

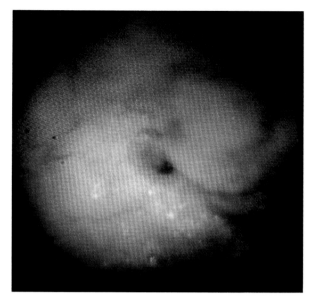

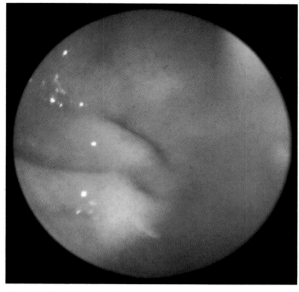

Abb. 6.38. Kolonödem und Schleimhautnekrose; das Lumen ist nahezu vollständig verlegt.

Abb. 6.39. Unvollständige, einige Tage alte Mastdarmschleimhautverletzung.

7 Endoskopie der Harnorgane beim Hund

W. Kraft

Einleitung

Die endoskopische Untersuchung der Harnorgane ist ohne operativen Eingriff nur bei Hündinnen und großen bis sehr großen Rüden möglich. Sie erfreut sich daher noch keiner größeren Verbreitung. Allerdings stellt die Uroskopie mit dieser Einschränkung eine ausgezeichnete diagnostische Methode dar, ist es doch möglich, das Lumen und die Schleimhautauskleidung von Harnröhre und Harnblase ohne ein allzu invasives Verfahren direkt sichtbar zu machen und gezielt Biopsieproben unter direkter Sichtkontrolle zu entnehmen. Auch lassen sich kleinere operative Eingriffe problemlos und ebenfalls ohne invasiven Eingriff vornehmen.

Indikationen

- Differentialdiagnose der Mikro- und Makrohämaturie
- Konkrementdiagnose
- Diagnose von Polypen und Tumoren
- Differentialdiagnose von Zystitiden
- Adspektion der Harnleiter
- Katheterisierung der Harnleiter

Geräte

Endoskope

Bei der Hündin lassen sich starre Endoskope wie zur Arthroskopie (Arthroskope) verwenden. Sie haben den Nachteil der wesentlich größeren Verletzungsgefahr. Außerdem besitzen sie keinen Arbeitskanal, d. h. Probenentnahmen oder chirurgische Eingriffe sind unmöglich. Als weiterer Nachteil starrer Endoskope ist die Tatsache zu werten, daß das Blickfeld nur sehr beschränkt, insbesondere kein retrograder Blick auf den Blasenausgang möglich ist.

Flexible Uroskope sind dagegen sehr teuer, die Beleuchtungsintensität ist geringer, außerdem ist die Beschädigungsgefahr größer als bei starren Endoskopen. Als Vorteile sind die geringe Verletzungsgefahr, die vollständige Untersuchungsmöglichkeit der Harnblase in allen Richtungen und vor

allem die Möglichkeit zur Probenentnahme und zu operativen Eingriffen anzusehen. Im Handel befinden sich 2,5 und 3 mm starke Geräte.

Lichtquelle

Es genügt i. a. eine starke Wolframlampe; eine Xenonlampe ergibt allerdings eine bessere Ausleuchtung. Sie ist für die Dokumentation mittels Video unumgänglich; zur Photodokumentation ist eine Blitzeinrichtung erforderlich.

Zubehör

- Luftpumpe
- Biopsiezange, passend zum Uroskop
- Behälter mit Fixationsmedium
- Schlauchmaterial, passend für Arbeitskanal

Vorbereitung des Patienten

Die Untersuchung ist in der Regel nur in Vollnarkose durchführbar. Dies ist insbesondere bei Verwendung von starren Endoskopen empfehlenswert. Sollen kleinere Rüden uroskopiert werden, so muß an der Umschlagsstelle der Harnröhre um den Sitzbeinausschnitt eine Urethrotomie durchgeführt werden. Ob dieser Eingriff gerechtfertigt ist, muß individuell entschieden werden. Es ist auf eine gründliche Reinigung von Präputium bzw. Scheidenvorhof Wert zu legen. Beim Rüden eignet sich zunächst die Spülung mit Wasserstoffperoxid. Bei männlichen und weiblichen Tieren wird dann eine ausgiebige Spülung mit einem milden schleimhautverträglichen Desinfizienz, etwa 0,5promillige Rivanollösung, durchgeführt. Der Operateur muß sorgfältig auf Asepsis achten.

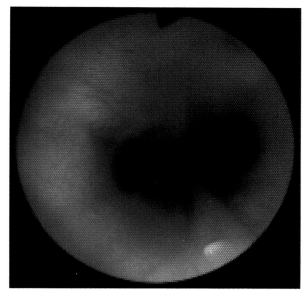

Abb. 7.1. Urethritis haemorrhagica acuta; Deutscher Schäferhund, weiblich, 5 Jahre.

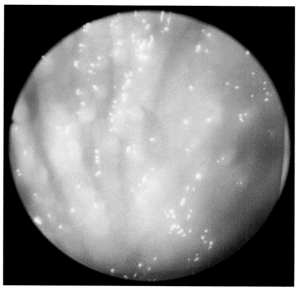

Abb. 7.3.   Harnblase;   Hund;   hypertrophisch-polypöse Zystitis.

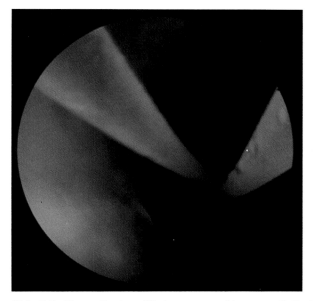

Abb. 7.2. Zu weit eingeführter umgeschlagener Katheter, dessen beide Teile in der Harnröhre erschienen sind.

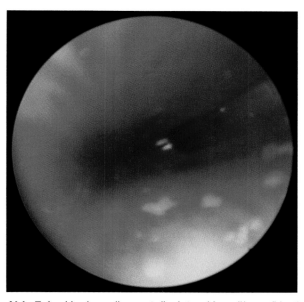

Abb. 7.4. Hochgradig entzündete Harnröhre (Urethritis acuta); Hund.

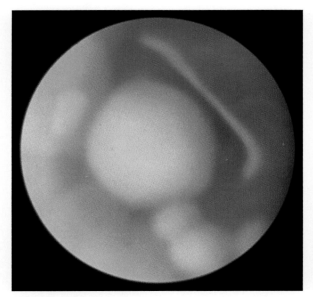

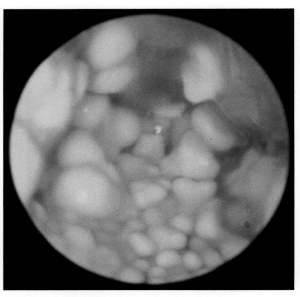

Abb. 7.5. Größerer und einige kleine Harnröhrensteine; Hund.

Abb. 7.6. Massenhaft Harnröhrenkonkremente; Hund.

Sedation

Es ist eine Vollnarkose wie früher beschrieben durchzuführen. Große Rüden werden in Seitenlage gebracht. Hündinnen können in Bauch-Brust-Lage endoskopiert werden.

Durchführung

Das Endoskop wird wie ein Harnkatheter vorsichtig in die Harnröhre eingeführt. Dies kann besonders bei größeren Hündinnen unter Fingerkontrolle, sonst mit einem Scheidenspekulum durchgeführt werden. Nach Erreichen der Harnblase wird der restliche Urin durch den Arbeitskanal entleert und mit 20 bis 40 ml Luft gefüllt. Es ist allerdings möglich, den Harn in der Blase zu belassen und anstelle von Luft zur Entfaltung der Harnblase zu verwenden. Dies wird häufig bei Verwendung von starren Endoskopen nötig sein. Mit Luftfüllung erhält man wesentlich bessere Bilder.
● Achten auf:
  – Schleimhautstruktur, Glätte, Farbe
  – Blaseninhalt
  – Uretereinmündungen und Harneinspritzung
  – Harnblasenhals und innere Harnröhrenöffnung (Orificium urethrae internum)
  – Konkremente
● langsames Zurückziehen des Endoskops
● Adspektion der Harnröhre im Zurückziehen

Befunde

Ohne besonderen Befund

Die unveränderte Harnblase ist blaß- bis graurosa, glatt. Es werden oft Schlaglichter gesehen. Die feinen Blutgefäße können sichtbar sein. Bisweilen kann am Blasenscheitel eine Ausbuchtung beobachtet werden. An der jeweils tiefsten Stelle wird in der Regel Urin gefunden. An der Grenze zwischen Harnblasenhals und -körper können dorsal rechts und links die Mündungen der Ureteren aufgefunden werden.

Krankhafte Befunde

Zystitis

Entzündungen der Harnblase sind kaum einmal Indikation für eine Zystoskopie. Soll sie trotzdem durchgeführt werden, so ergibt sich folgendes Bild: Der Harn kann mehr oder weniger getrübt sein und Flocken enthalten, er kann rötlich oder weißlich bis gelblich erscheinen (Blut oder Eiter). Die Schleimhaut ist gerötet, verdickt, die Gefäße sind schlechter gezeichnet. In schweren Fällen können Geschwüre und Blutungen bemerkt werden.

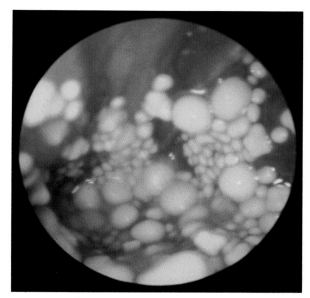

Abb. 7.7. Massenhaft Harnröhrenkonkremente; Urolithiasis des Dalmatiners.

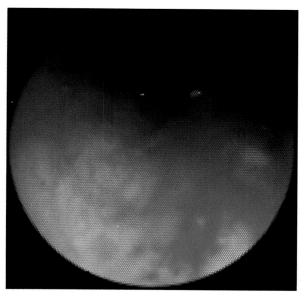

Abb. 7.9. Hämorrhagische Zystitis.

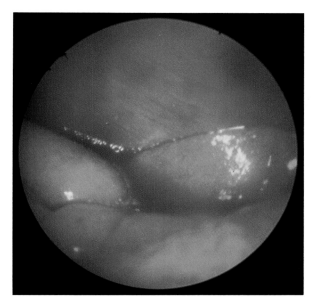

Abb. 7.8. Cystitis acuta; klinisch traten Strangurie und Hämaturie der letzten Urintropfen auf. Deutsche Dogge, Hündin, 11 Jahre.

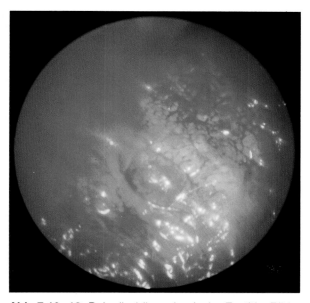

Abb. 7.10–12. Polypös-hämorrhagische Zystitis, Bilder von verschiedenen Stellen der Harnblase; histologische Untersuchung des Bioptats: Karzinom; 11jährige Pudelhündin.

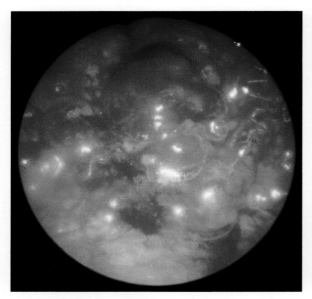

Abb. 7.11. Polypöse Zystitis. Histologie: Karzinom. Mischlingshündin, 10 Jahre.

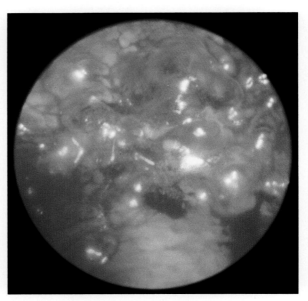

Abb. 7.12. Derselbe Fall wie in Abb. 7.11.

Konkremente

Sie können gut gesehen werden, wenn sie relativ groß und mehr kugelig als flach sind. Flache Steine können der Beobachtung leichter entgehen. Konkremente sind von grauer Farbe, die Oberfläche ist rauh. Sie müssen an der tiefsten Stelle der Harnblase oder kranial des Orificium urethrae internum gesucht werden. Die Berührung mit der Sonde oder einer Faßzange deutet Krepitation an. Nicht immer können die Konkremente mit dem Gerät aus ihrer Lage disloziert werden.

Tumoren

Sie sind sehr selten zu beobachten und können gestielt und glatt oder breit aufsitzend und zerklüftet sein.

Harnröhre

Beschrieben wurden **Urethritiden** mit Rötung, Ulzeration und Blutung, wulstförmiger Verdickung und narbiger Striktur der Schleimhaut (Ursache für Hämospermie), ferner **Granulationsgewebe** und **Schleimhautrhagaden.**

8 Endoskopie der Harnorgane beim Pferd

W. Kraft und A. Grabner

Einleitung

Während beim Kleintier die endoskopische Untersuchung der Harnorgane aus anatomischen Gründen nur bei Hündinnen und bei großen Rüden ohne operativen Eingriff möglich ist, kann die Endoskopie beim Pferd ohne Schwierigkeiten erfolgen. Sie wird am stehenden Patienten durchgeführt und stellt eine weitgehend atraumatische Untersuchungsmethode der Harnwege dar. Die Methode ist beim Pferd deshalb so wichtig, weil einer Untersuchung der Harnblase bei dieser Tierart sonst relativ enge Grenzen gesetzt sind.

Indikationen

- Differentialdiagnose der Mikro- und Makrohämaturie
- Pyurie
- Anurie
- Konkrementdiagnose
- Diagnose von Polypen und Tumoren
- Differentialdiagnose von Zystitiden
- Adspektion der Harnleiter
- Katheterisierung der Harnleiter
- Differentialdiagnose der Hämospermie

Geräte

Endoskope

Als Geräte eignen sich bei männlichen Pferden nur flexible Endoskope (120 bis 150 cm, 7 bis 9 mm), und auch bei Stuten bieten flexible Geräte wesentliche Vorteile gegenüber starren, nicht nur wegen der geringeren Verletzungsgefahr, sondern auch wegen der breiteren Anwendungsmöglichkeiten. Die etwas leichtere Handhabung starrer Geräte wiegt die Vorteile der flexiblen in keiner Weise auf.

Lichtquelle

Es genügt eine starke Wolframlampe; für die Dokumentation eignet sich eine Xenonlampe besser, zur Fotografie eine Blitzlichteinrichtung.

Zubehör

- Luftpumpe
- Biopsiezange
- Behälter mit Fixationsmedium
- Fremdkörperfaßzange
- Schlauchmaterial, passend für Arbeitskanal
- Katheter zur Katheterisierung der Harnleiter

Vorbereitung des Patienten

Männliche Pferde erhalten 20 min vor der Untersuchung Propiopromazin i.v. (Combelen®, 1 ml). Ziel ist das Vorfallen des Penis. Eine Sedation mit Xylazin (0,5 mg/kg KM) ist bei unruhigen Pferden erforderlich. Der Penis wird mit 0,5promilliger Rivanollösung abgespült; bei starker Smegmabildung kann vorher mit dreiprozentigem Wasserstoffperoxid gereinigt werden. Bei weiblichen Pferden ist der Schweif seitlich auszubinden, die Genitalregion sorgfältig zu waschen und abzutrocknen. Die Scheide sollte mit 0,5promilliger Rivanollösung ausgespült werden.

Sedation

Eine Sedation oder Epiduralanästhesie ist kaum einmal nötig. Sie wird nur bei empfindlichen Tieren oder Pferden mit Spasmus vorgenommen.

Durchführung

Das Pferd ist am besten in den Notstand zu stellen, sonst hinten beiderseits zu spannen. Wichtig ist die Durchführung unter aseptischen Kautelen (steriles Endoskop, sterile Handschuhe).

▶ **Männliche Pferde:**
- Vorlagerung des Penis mit Propiopromazin
- Reinigung der Penisspitze mit Rivanollösung 0,5- bis 1,0promillig
- Einführen des flexiblen Endoskops

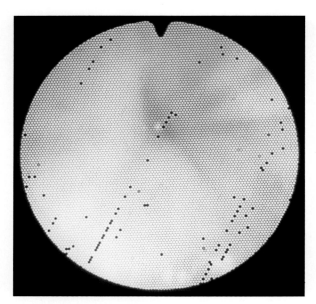

Abb. 8.1. Blick in die Harnröhre.

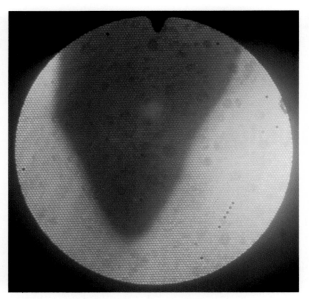

Abb. 8.2. Harnröhre an der Einmündung zur Harnblase (Orificium urethrae internum).

● Luftinsufflation und Adspektion der Harnröhre
● vorsichtiges Weitergleiten unter Sichtkontrolle bis in die Harnblase

▶ **Weibliche Pferde:**
● Einführen eines Scheidenspekulums oder Eingehen mit der Hand
● Aufsuchen des Orificium urethrae externum (Adspektion oder Palpation)
● Einführen des (starren oder besser) flexiblen Endoskops

▶ **Beide Geschlechter:**
● Adspektion der Blasenschleimhaut und des Blaseninhalts
● bei trübem Inhalt Entleerung durch Absaugen
● bei leerer Harnblase entweder Füllung mit warmer steriler physiologischer Kochsalzlösung (1–2 l) oder Luftinsufflation, die wir der Wasserinfusion eindeutig vorziehen
● Achten auf:
  – Schleimhautstruktur, Glätte, Farbe,
  – Blaseninhalt,
  – Ureterenmündungen und Harneinspritzung,
  – innere Harnröhrenöffnung (Orificium urethrae internum),
  – Konkremente;
● langsames Zurückziehen des Endoskops;
  – Adspektion der Harnröhre im Zurückziehen
● Katheterisierung der Harnleiter:
  – Aufsuchen der betr. Harnleiteröffnung;
  – Einführung eines Schlauchkatheters

Befunde

Ohne besonderen Befund

Die Harnblase läßt sich am besten im gut luftgefüllten Zustand untersuchen. Die Schleimhaut ist graugelblichweiß bis leicht rosa. Bei Harnfüllung kann die Sicht infolge der trüben Beschaffenheit des Pferdeurins unklar werden. Blutgefäße sind gut erkennbar. Das Orificium urethrae internum ist gut abgesetzt, wulstig, dunkler rot. Die Einmündung der Harnleiter geschieht auf der dorsolateralen Seite der Harnblase am Übergang zwischen Kollum und Korpus; die Harnleitermündungen sind halbmondförmig, von einem hellen Hof umsäumt und etwas erhaben. Sie können sowohl von kaudal bei gerade gerichteter Endoskopspitze als auch von kranial her durch Abwinkelung um 180° erkannt werden. Bei etwas Geduld gelingt es, das Einspritzen des Urins zu beobachten. Dies gelingt besser bei Luft- oder physiologischer NaCl-Füllung (gelbbrauner Harn in farblose Kochsalzlösung) als bei Urinfüllung. Möglich ist auch die intravenöse Applikation von Farblösungen (empfohlen worden sind 10 ml Indigokarmin-Hexamethylentetramin-Lsg., 15 min vor Endoskopie). Am Harnblasenscheitel erkennt man bei manchen Pferden eine blindsackartige Ausbuchtung, in der sich Urin sammeln kann. Es handelt sich um das Überbleibsel des Urachus.

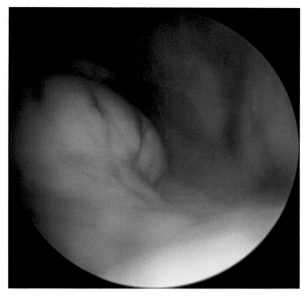

Abb. 8.3. Blick in die Harnblase, ohne besonderen Befund.

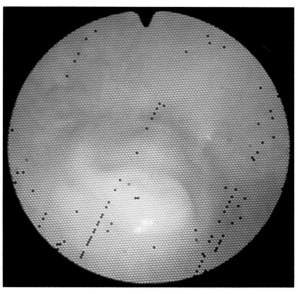

Abb. 8.5. Mündung der Ausführungsgänge der Gll. bulbourethrales beim Hengst.

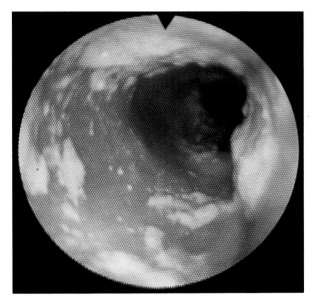

Abb. 8.4. Harnröhre mit erheblicher Ablagerung von Kalziumkarbonat.

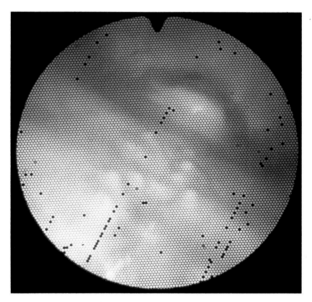

Abb. 8.6. Harnröhre auf der Höhe der Mündung des Prostataausführungsganges beim Hengst.

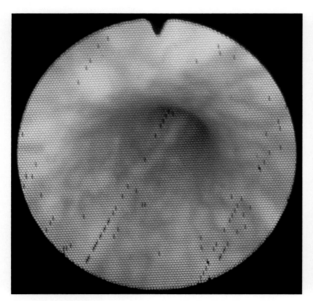

Abb. 8.7. Urethritis.

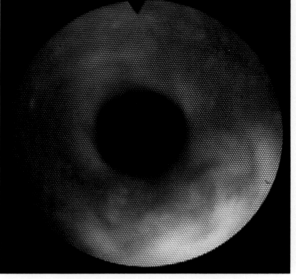

Abb. 8.8. Urethritis mit Blutung und Kalziumkarbonatabla-gerung.

Krankhafte Befunde

Zystitis

Entzündungen der Harnblase sind kaum einmal Indikation für eine Zystoskopie. Soll sie trotzdem durchgeführt werden, so ergibt sich folgendes Bild: Der Harn kann mehr oder weniger getrübt sein und Flocken enthalten, er kann rötlich oder weißlich bis gelblich erscheinen (Blut bzw. Eiter). Die Schleimhaut ist gerötet, verdickt, die Gefäße sind schlechter gezeichnet. In schweren Fällen können Geschwüre und Blutungen bemerkt werden.

Konkremente

Sie können gut gesehen werden, wenn sie relativ groß und mehr kugelig als flach sind. Flache Steine können der Beobachtung leichter entgehen. Konkremente sind von grauer Farbe, die Oberfläche ist rauh. Sie müssen an der tiefsten Stelle der Harnblase oder kranial des Orificium urethrae internum gesucht werden. Die Berührung mit der Sonde oder einer Faßzange deutet Krepitation an. Nicht immer können die Konkremente mit dem Gerät aus ihrer Lage disloziert werden.

Tumoren

Sie sind sehr selten zu beobachten und können gestielt und glatt oder breit aufsitzend und zerklüftet sein.

Harnröhre

Beschrieben wurden **Urethritiden** mit Rötung, Ulzeration und Blutung, wulstförmiger Verdickung und narbiger Striktur der Schleimhaut (Ursache für Hämospermie), ferner **Granulationsgewebe** und **Schleimhautrhagaden.**

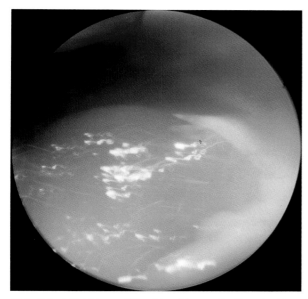

Abb. 8.9. Mit Urin gefüllte Harnblase, darüber Luftinsufflationsblase.

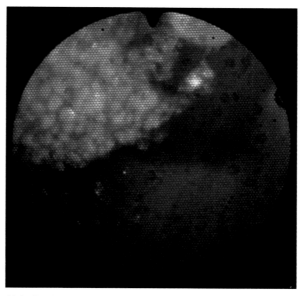

Abb. 8.11. Harnblasenstein, zur Extraktion mit der Fremdkörperfaßzange fixiert.

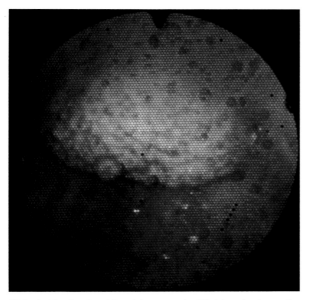

Abb. 8.10. Großer Harnblasenstein (Kalziumkarbonat).

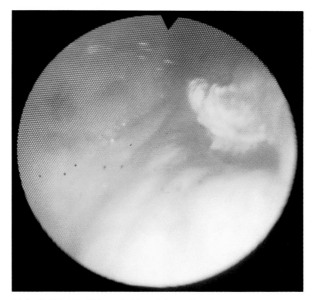

Abb. 8.12. Zystitis mit Harnblasenkonkrement.

9 Endoskopie im Rahmen der Reproduktion bei Stuten

W. Kähn

Einleitung

Die häufigste Indikation für den Einsatz eines flexiblen Endoskops in der gynäkologischen Betreuung von Stuten ist die Inspektion des Uterusinnenraums – die Hysteroskopie – mit der Entnahme einer Biopsieprobe unter Sichtkontrolle. Diese Untersuchungstechnik sollte als weiterführende Maßnahme in den Fällen von Fruchtbarkeitsstörungen eingesetzt werden, die durch die klassischen klinischen Verfahren, wie Rektalpalpation, Sonographie, Vaginoskopie, sowie bakteriologische und zytologische Untersuchung nicht abgeklärt werden konnten. Neben der Hysteroskopie werden im folgenden Kapitel noch einige seltenere Gelegenheiten für die Durchführung einer Endoskopie, wie die Untersuchung von Rektumverletzungen oder Zervixdefekten, beschrieben.

Hysteroskopie

Indikationen

- Diagnose einer Endometritis
- Entnahme von Uterusbiopsie- und Uterussekretproben
- Feststellung von Menge, Charakter und Lokalisation von Uterussekret
- kontrollierte Uterusspülung
- Diagnose und etwaige Öffnung von Endometriumzysten
- Sterilitas sine materia
- Rektumverletzung, z.B. nach analer Fehlbedeckung
- Zervixdefekte

Die Hysteroskopie sollte als **ergänzendes diagnostisches Verfahren** für die gynäkologische Untersuchung von Stuten betrachtet werden. Da das Eingehen mit dem Endoskop grundsätzlich als eine Belastung für den Uterus und die Stute, wenn auch mit geringen Risiken, angesehen werden muß, sollten die Indikationen gut abgewogen werden. Eine Hysteroskopie routinemäßig einzusetzen, wäre falsch.

Als **Kontraindikation** gilt selbstverständlich eine bestehende Trächtigkeit. Nach der Passage der Zervix mit einem Endoskop ist stets mit dem Absterben der Frucht zu rechnen.

Geräte

Endoskope

Für die flexible Hysteroskopie von Stuten sind Endoskope geeignet, wie sie für die Gastro-, Duodeno- oder Koloskopie in der Humanmedizin und für die Bronchoskopie beim Pferd im Einsatz sind. Gebräuchlich sind Fiberskope, bei denen die Einleitung des Lichtes in das Hohlorgan und die Übermittlung des Bildes aus der Tiefe über je ein Bündel von Fiberglasfasern erfolgt. Ebenfalls verwendbar sind die in jüngster Zeit entwickelten Videoendoskope, bei denen das Bild von der Objektiv-Linse an der Spitze des Endoskops über ein Mikrochip (CCD) in elektronische Signale umgesetzt, von dort weitergeleitet, dann über ein Videosystem aufbereitet und als Farbbild auf einem Monitor wiedergegeben wird. Derartige Videoendoskope sind noch wenig verbreitet, so daß im folgenden auf Fiberendoskope Bezug genommen wird. Die in der Vergangenheit gelegentlich geübte Endoskopie mit starren Geräten hat aufgrund der begrenzten Endoskopietiefe und der schwierigen Handhabung keine Verbreitung gefunden.

Die Arbeitslänge des flexiblen Endoskops sollte mindestens 1,20 m, besser 1,40 m betragen und sein Durchmesser etwa 15 mm nicht überschreiten. Die handelsüblichen Fiberskope sind neben den beiden Fiberglasbündeln für Lichtleitung und Bildübertragung noch mit mindestens einem Kanal für das Insufflieren von Luft und Flüssigkeiten ausgestattet. Zusätzlich ist wenigstens ein Kanal für das Einführen von Geräten, wie einer Biopsiezange, oder das Absaugen von Flüssigkeiten notwendig.

Lichtquelle

Kaltlichtquellen mit Xenonlampen ergeben ein helles und farbschönes Bild. Sie sind für die Fotografie oder die Videoaufzeichnung zu empfehlen. Als Untersuchungslicht können auch Halogen- oder Wolframlampen ausreichend sein.

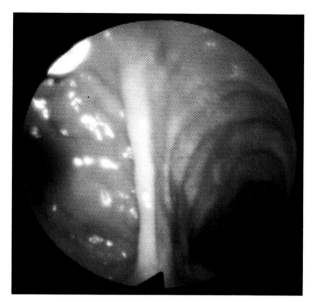

Abb. 9.1. Endoskopische Ansicht der Scheidewand zwischen den beiden Uterushörnern einer Stute.

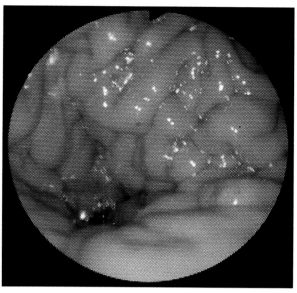

Abb. 9.3. Blick in das Uterushorn einer Stute im Östrus. Die Endometriumfalten bilden wulstförmige Kissen. Infolge einer Biopsieprobenentnahme ist eine geringgradige Blutung zu sehen.

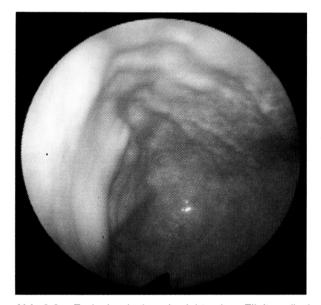

Abb. 9.2. Endoskopische Ansicht der Eileitermündung (Ostium uterinum tubae; Pfeil) in der Spitze des Uterushorns einer Stute.

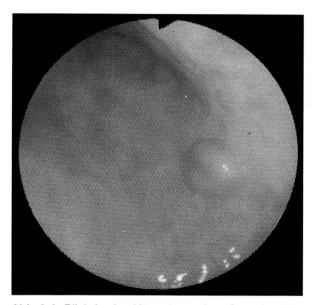

Abb. 9.4. Blick in das Uterushorn einer Stute im Diöstrus. Endometriumfalten sind verstrichen, die Schleimhaut ist blaßrosa. Zusätzlich ist eine dickwandige Endometriumzyste sichtbar.

Zubehör

- Insufflations- und Spüleinrichtung
- Absaugpumpe
- Biopsiezange für den Gerätekanal zur Entnahme von Endometriumproben
- Fixationsmedium (z. B. Bouinsche-Lösung) und Gefäße für Bioptate
- nützlich, jedoch nicht unbedingt erforderlich:
  - Schlauch für den Gerätekanal zur Entnahme von Uterussekret oder das Einbringen von Flüssigkeiten
  - Fotografiereinrichtung
  - Videokamera
  - Videoprinter
  - Spion als zusätzliches Okular, um einem Assistenten oder ggf. dem Patientenbesitzer einen Einblick zu ermöglichen

Vorbereitung des Patienten

Nach Möglichkeit sollte die Hysteroskopie nicht im Stall am Standort der Stute, sondern, wenn dies die Möglichkeiten erlauben, in einer tierärztlichen Klinik oder in einer anderen geeigneten Umgebung durchgeführt werden. Zum einen ist der apparative Aufwand groß, und die Geräte sind empfindlich gegen Transport. Zum anderen sollte der Eingriff unter möglichst sauberen Verhältnissen, die Hysteroskopie selbst unter antiseptischen Kautelen ablaufen.

Die Hysteroskopie wird an der stehenden Stute, möglichst in einem Untersuchungsstand durchgeführt, in dem die Stute fixiert ist und sich nicht allzu stark hin- und herbewegen kann.

Um eine Defäkation während einer Hysteroskopie zu vermeiden, sollte vorher das Rektum entleert werden. Danach wird das äußere Genitale gründlich gereinigt und desinfiziert. Eine vorhergehende Reinigungsspülung von Klitorisgrube, Vestibulum und Vagina mit Desinfizienzia kann sinnvoll sein. Es hat sich bewährt, diese Behandlung bereits am Tag vor einer Endoskopie durchzuführen. Dadurch lassen sich manipulationsbedingter Preßreiz und Unruhe bei der Stute vermeiden, und Restmengen der Spüllösung werden rechtzeitig ausgeschieden.

Sedation und Lokalanästhesie

Das Einführen des Endoskops in den Uterus und dessen Dilatation durch Luftinsufflation führen bei einem Teil der Tiere zu merklichem Unbehagen und Unruheerscheinungen. Um den Eingriff mit der nötigen Sorgfalt vornehmen zu können und um bei Abwehrreaktionen der Stute nicht Instrumenta-rium, Helfer oder den Patienten selbst zu gefährden, ist eine Sedation dringend zu empfehlen.

Vor der Sedation sollte die Stute ca. 12 Stunden gehungert haben. Danach wird die Stute mit den in der Pferdepraxis üblichen Verfahren sediert.

Eine zusätzliche Epiduralanästhesie mit 6–8 ml Lokalanästhetikum kann günstig sein, ist jedoch nicht in jedem Fall erforderlich.

Durchführung der Hysteroskopie

Nach antiseptischer Vorbereitung der Umgebung von Vulva und Anus wird das Endoskop mit einem sterilen Handschuh umfaßt und intravaginal eingeführt. Wenn die Fingerspitzen die Portio vaginalis uteri erreicht haben, wird mit dem Zeigefinger der Eingang zur Zervix aufgesucht und das Endoskop an der Fingerspitze vorbei in den Uterus eingeführt. Bis zu diesem Moment ist es nicht nötig, das Vordringen der Endoskopspitze mit dem Auge durch das Okular zu begleiten. Wenn das Objektiv jedoch das Ostium uteri internum der Zervix passiert hat und am Eingang zum Uterus liegt, sollte das weitere Vorwärtsschieben unter visueller Kontrolle vom Endoskopschaft aus erfolgen.

Befindet sich die Endoskopspitze im Corpus uteri, wechselt der Operateur an das hintere Ende des Endoskops. Der Endoskopschlauch sollte ab jetzt von einem Helfer gehalten und von ihm auf Anweisung des Operateurs nach kranial oder kaudal geschoben werden. Hierbei hat es sich bewährt, wenn der Helfer mit dem Unterarm an einer Hinterextremität Kontakt sucht und das Endoskop dort mit dem sterilen Handschuh fixiert.

Das Lumen des intakten Uterus ist meist zusammengefaltet und geschlossen. Deshalb liegt die Objektivlinse, wenn die Endoskopspitze die Zervix passiert hat, dem Endometrium eng an. Dies hat zur Folge, daß anfänglich kein unbehinderter Blick auf den Uterusinnenraum gegeben ist. Deshalb wird unmittelbar nachdem die Endoskopspitze den Eingang zur Gebärmutter erreicht hat, Luft durch das Endoskop insuffliert. Das in der Vergangenheit geübte Insufflieren von CO_2 wurde inzwischen aufgegeben. Kurze Zeit nachdem etwas Luft eingebracht wurde, beginnt sich der Uterus zu entfalten, das Endometrium weicht vom Objektiv zurück und gibt die Ansicht auf das Uteruslumen frei. Es wird so weit dilatiert, bis ein ausreichender Überblick gewährleistet ist und sich die Innenräume des Uterus nach kranial weiten, so daß das Endoskop vorwärtsgeschoben werden kann. Da die Dilatation des Uterus manche Stuten offensichtlich belastet und zu Reaktionen wie Schwitzen und Unruhe Anlaß geben kann, wird möglichst wenig, d. h. bis zu einer maximalen Weite von etwa 153 cm, dilatiert.

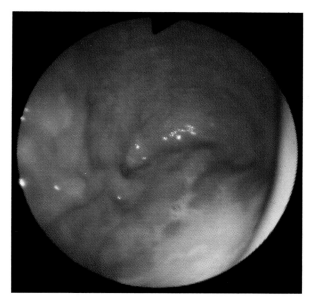

Abb. 9.5. Endometritis bei einer Stute; im Uterushorn ist gräulich-eitriges Sekret von milchiger Konsistenz zu sehen.

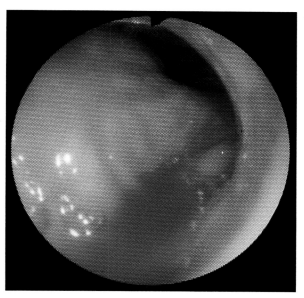

Abb. 9.7. Endometritis bei einer Stute; im Uterushorn schwimmt blutig jauchiges Sekret.

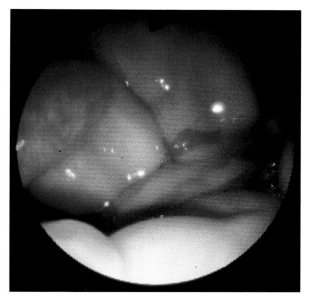

Abb. 9.6. Endometritis bei einer Stute; im Uterushorn schwimmt ein zähflüssiger, grünlicher Sekretsee. Darüber eine geringgradige Blutung infolge einer Biopsieprobenentnahme.

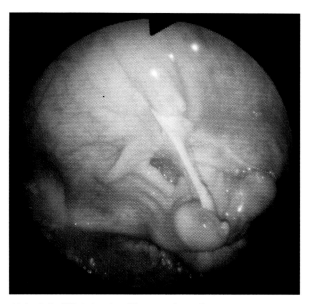

Abb. 9.8. Blick in den Uterus einer Stute mit geschwürigen Veränderungen des Endometriums begleitet von Narbenbildungen und Gewebeproliferationen.

Ist das Uteruslumen mäßig auseinandergewichen, beginnt die endoskopische Untersuchung des Corpus uteri. Durch die bewegliche Endoskopspitze läßt sich mit kreisenden Bewegungen der gesamte Gebärmutterkörper inspizieren. Unter langsamem Schieben des Endoskops nach kranial, taucht schon bald die Scheidewand auf, die beide Uterushörner trennt.

Nicht in jedem Fall sind das linke und das rechte Horn von Beginn der Endoskopie an gleichmäßig weit dilatiert. Gelegentlich kommt es vor, daß sich nur ein Horn öffnet und das andere geschlossen bleibt. Dann muß mit Geduld an der Öffnung des geschlossenen Horns verharrt und auf den Augenblick gewartet werden, bis sich dieses spontan öffnet. Da dies nicht immer von selbst erfolgt, kann es hilfreich sein, wenn die bereits eingebrachte Luft abgesaugt und erneut insuffliert wird. Nicht selten ist dann das bisher geschlossene Uterushorn dilatiert. Bleibt auch bei diesem Vorgehen das zweite Horn unzugänglich, kann weiter Luft insuffliert werden, bis sich durch den zunehmenden Innendruck auch dieses Horn auszudehnen beginnt. Bei diesem Vorgehen muß die Reaktion der Stute sehr aufmerksam kontrolliert werden, da es hierbei nicht selten zu deutlichen Zeichen des Unbehagens seitens der Stute kommen kann.

Hat sich das Horn geöffnet, sollte zügig mit dem Endoskop eingegangen und danach der Überdruck im Innenraum durch Absaugen der Luft rasch abgebaut werden. Die Dilatation des Uterus bis zu einer Ausdehnung von 1−3 Zentimetern ist unproblematisch. Wenn die Dilatation darüber hinausgeht, darf sie 152 Minuten nur wenig überschreiten. Eine zu starke Dilatation führt neben einer Beeinträchtigung der Stute auch zu einer diagnostischen Verfälschung des Befundes. Durch die starke Dilatation verstreichen in vielen Fällen die Endometriumfalten, und es entsteht ein Bild einer scheinbar geglätteten Uteruswand.

Liegt die Endoskopspitze im Uterushorn, wird das Endoskop unter Sichtkontrolle weiter nach kranial geschoben und dabei das Endometrium im Horn kontrolliert. Das Endoskop kann weiter bis zur Spitze des Uterushorns vorgeschoben werden. Dort ist die Eileitermündung zu erkennen. Das Ostium uterinum tubae mündet papillenförmig als kleiner, wenig vorspringender Wulst im Uterushorn. Wenn die Spitze des Horns erreicht ist, liegt das Endoskop, gemessen von der Vulva bis zur Spitze des Gerätes, meist auf einer Länge von etwa 50−70 cm in der Stute.

Der Zeitaufwand für eine Hysteroskopie sollte mit Vorbereitung der Stute und des Instrumentariums, der hysteroskopischen Untersuchung und der Entnahme von Biopsieproben mit etwa einer halben bis einer dreiviertel Stunde angesetzt werden. Die Hysteroskopie selbst dauert dabei nur einige Minuten bis höchstens etwa eine viertel Stunde.

Befunde

Ohne besonderen Befund

▶ im Östrus
Um den Östrus ist das endoskopische Bild aus dem Uterus von der stark hyperämisierten Uteruswand gekennzeichnet. Meist sind die Endometriumfalten intensiv ausgeprägt und ragen ins Uteruslumen hinein. Sie liegen als wulstförmige Kissen geschlängelt nebeneinander und zeigen durch die intensive Sekretion eine glänzende Oberfläche. Das Sekret ist farblos. Größere Flüssigkeitsansammlungen dürfen nicht vorhanden sein.

▶ im Diöstrus
Im Diöstrus ist die Schleimhaut stärker geglättet. Die Endometriumfalten sind weniger wulstförmig und machen einen trockeneren Eindruck. Im Diöstrus darf keine Sekretansammlung sichtbar sein. In diesem Zyklusabschnitt ist jede Form von Flüssigkeitssee als pathologisch zu betrachten.

Die verschiedenen Zyklusstadien wirken sich deutlich auf das endoskopische Bild vom Endometrium aus. Es treten hierbei jedoch erheblich individuelle Variationen auf. Die Diagnose des Zyklusstandes über die Endoskopie allein ist daher nicht möglich. Der hysteroskopische Befund ist für die Zyklusdiagnose nur als ein Mosaikstein im Rahmen der klassischen klinischen Parameter zu sehen.

Bild bei pathologischem Endometrium

Endometritis

Das hysteroskopische Bild der Endometritis kann sehr vielfältig sein. Es kommen Endometritiden mit viel und wenig Sekret, mit dünnflüssiger oder dickflüssig-pastöser Konsistenz vor. Die Farbe reicht von wenig gräulich verfärbt über grünlich-eitrig oder rot-braun bis hin zu hämorrhagisch-blutigem Sekret. Wird Sekret endoskopisch abgesaugt, kann es geruchlos, aber auch jauchig stinkend sein.
Die Flüssigkeitsansammlung im Falle von Endometritiden können disseminiert über den gesamten Verlauf des Uteruslumens nachweisbar sein; häufig sind sie jedoch begrenzt auf bestimmte Stellen im Uterus lokalisiert.
Die extremste Form der Endometritis stellt die **Pyometra** dar. In diesen Fällen ist nach der Passage der Zervix der extreme Flüssigkeitssee zu sehen. Gelegentlich kann es infolge entzündlicher

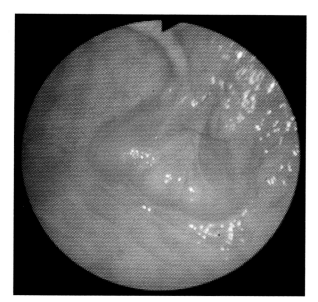

Abb. 9.9. Mehrfach gekammerte Endometriumzyste im Uterushorn einer Stute. Der seröse Zysteninhalt schimmert gelblich durch die dünne Zystenwand hindurch.

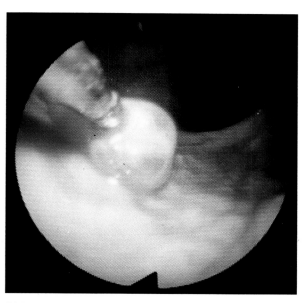

Abb. 9.11. Die Endometriumzyste aus Abb. 10 wird durch die Biopsiezange festgehalten und mit einem kurzen Ruck nach kaudal geöffnet. In gleicher Weise wird für die Entnahme einer Biopsieprobe verfahren.

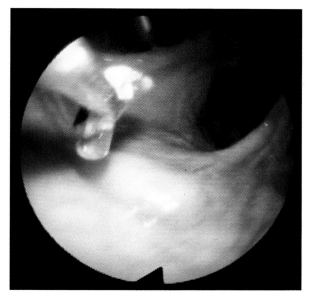

Abb. 9.10. Eine Endometriumzyste im Uterushorn einer Stute wird mit dem geöffneten Maul der Biopsiezange erfaßt.

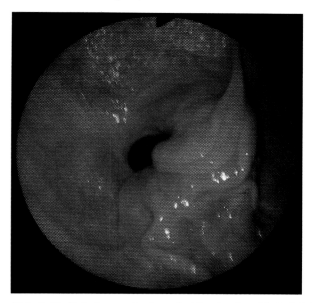

Abb. 9.12. Substanzverlust an der Zervix einer Stute infolge einer alten Geburtsverletzung. Die linke Hälfte der Zervix fehlt weitgehend. Dies hatte eine Pneumometra zur Folge.

Prozesse zu geschwürigen Veränderungen kommen, die Narbenbildung und tiefgreifende Oberflächenalterationen nach sich ziehen.

Endometriumzysten

Die Abklärung von Endometriumzysten und ihre eventuelle Öffnung mit der Biopsiezange ist eine wichtige Indikation für die Durchführung einer Hysteroskopie.

Durch eine Hysteroskopie lassen sich oberflächlich liegende, sich in das Uteruslumen vorwölbende Zysten ab einer Größe von einigen Millimetern diagnostizieren. Die Oberfläche von Endometriumzysten ist meist glatt und feucht glänzend. Die Zystenwand erscheint häufig transparent, so daß der Zysteninhalt durchschimmert. Er hat oft eine serös-gelbliche Farbe.

Nur selten ist die Wand fleischig dick und unterscheidet sich dann kaum vom Endometrium. Endometriumzysten kommen fast ausschließlich bei Stuten mit einem Alter von 10 Jahren und mehr vor. Sie können einzeln oder multipel auftreten und sind im Uteruskörper und in den Hörnern zu finden.

Die äußere Form von Zysten kann verschiedenartig sein. Es kommen einlumige und gekammerte Zysten vor. Erstere sind eher rund bis oval und dabei glatt, während gekammerte Gebilde höckerig sein können und gelegentlich ein traubiges Aussehen haben.

▶ Öffnen der Endometriumzysten

Werden Zysten mit der Biopsiezange geöffnet, fließt in der Regel ein milchig-trüber Inhalt aus. Nachdem die Biopsiezange durch den Gerätekanal des Endoskops eingeführt und vor dem Objektiv zu sehen ist, wird ihr Maul geöffnet. Danach wird die Endometriumzyste erfaßt und durch einen kurzen und kräftigen Ruck mit der Biopsiezange nach kaudal geöffnet. Da die Zystenoberfläche häufig recht widerstandsfähig ist, muß dieses Vorgehen gelegentlich mehrmals bis zum Erfolg wiederholt werden.

Ein wichtiger Grund für das Öffnen der Zysten ist ihre vorsorgliche Beseitigung unter dem Aspekt, daß damit später auftretende diagnostische Probleme vermieden werden können. Endometriumzysten sind nämlich störend bei der sonographischen Trächtigkeitsdiagnose. Sie können ein Ultraschallbild ergeben, das einer jungen Fruchtblase ähnlich sieht. Es wird deshalb das Öffnen empfohlen, damit nach einer Belegung der Stute bei der Frühgraviditätsdiagnose keine Abgrenzungsprobleme zwischen einer Endometriumzyste und einer Fruchtblase entstehen.

Innerhalb der Uteruswand – also intramural – gelegene Zysten und sehr kleine Zysten lassen sich endoskopisch meist nicht feststellen.

Endoskopische Biopsieprobenentnahme

Die Entnahme einer Gewebeprobe aus dem Endometrium und deren histologische Beurteilung hat einen wichtigen Stellenwert in der Diagnose von Erkrankungen des Uterus und deren prognostischer Einschätzung. Dieses Verfahren kann wertvolle Erkenntnisse bei Fortpflanzungsstörungen erbringen.

Durchführung

Die Biopsieprobe wird am günstigsten unter Sichtkontrolle mit einer durch das Endoskop eingeführten Biopsiezange entnommen. Die beiden Löffel der Zange erfassen dabei das Endometrium und schneiden ein kleines Gewebestückchen heraus. Der Vorteil der Entnahme einer Probe unter Sichtkontrolle besteht darin, daß die Gewebeprobe gezielt aus einem verdächtigen Bereich entnommen und deshalb klein gehalten werden kann. Bei blinder Entnahme müssen hingegen relativ große Gewebeproben entnommen werden, um ein repräsentatives Stück aus der Gebärmutter zu erhalten.

Bei optisch nicht sichtbaren Veränderungen oder in Zweifelsfällen können von mehreren Stellen des Uterus Gewebeproben entnommen werden. Die Entnahme von Biopsieproben in der beschriebenen Art ist problemlos möglich. Die fast immer auftretenden Blutungen halten sich auch in Stadien erhöhter Blutungsneigung, wie im Proöstrus und Östrus, in Grenzen und sind unerheblich. Auch bleiben an den Stellen der Gewebeprobenentnahme keine nennenswerten Uteruswanddefekte zurück.

Die Biopsieproben können in jeder Phase des Zyklus entnommen werden. Es sollte jedoch dabei bedacht werden, daß die damit verbundene Noxe einen Einfluß auf die Zykluslänge haben kann. Es ist bekannt, daß eine Biopsieprobenentnahme im Diöstrus gelegentlich zu einer Verkürzung des Zyklus führt.

Fixieren der Gewebeprobe

Nach der Entnahme wird das Gewebestückchen am besten in Bouinscher Lösung fixiert. Auch ein Einlegen in 10%ige Formalinlösung ist möglich. Derart fixiert können die Proben einer weiteren histologischen Bearbeitung zugeführt oder in ein Untersuchungslabor eingesandt werden.

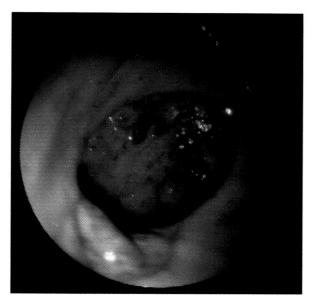

Abb. 9.13. Rektoskopie bei einer Stute am Tag nach einer analen Fehlbedeckung. Das Rektum ist teilperforiert und weist einen Defekt in Größe der Glans penis auf.

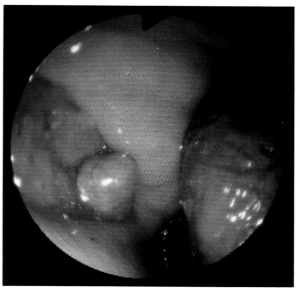

Abb. 9.14. Die Rektumverletzung aus Abb. 13 zehn Tage nach der analen Fehlbedeckung. Der Defekt in der Rektumwand ist weitgehend mit Granulationsgewebe geschlossen. Rechts ein Kotballen.

Biopsiebefunde aus dem Uterus

Durch eine Biopsieprobenentnahme und ihre histologische Untersuchung lassen sich Endometritiden diagnostizieren und eventuell bereits vorhandene chronische Veränderungen beurteilen. Ein wesentlicher Gesichtspunkt für die Entnahme eines Bioptates ist daher der Wunsch nach einer prognostischen Beurteilung von Endometriumveränderungen und einer Aussage über die Fertilitätschancen einer Stute.
Die Diagnose des Zyklusstadiums anhand der Biopsieprobe allein ist nur schwer möglich, da starke individuelle Variationen auftreten können.

Das Vorkommen von polymorph-nukleären Neutrophilen (PNN) im Gewebe ist ein Zeichen einer Entzündung. Nur während des Östrus kommt es auch im nichtentzündeten Uterus zu einer geringgradigen Ansammlung von PMN-Leukozyten an der Wand von kleinen Venen und im Bereich des Uteruslumens.

Im normalen Endometrium bilden die Stromazellen kein Kollagen, das lichtmikroskopisch sichtbar ist. Bei ausgeprägten chronischen Veränderungen des Endometriums sind im Bereich der Uterindrüsen meist Fibroseerscheinungen zu erkennen. Die Bindegewebszellen umgeben in Schichten die Uterindrüsen und deuten auf tiefgreifende Veränderungen hin. Die Funktion des Endometriums ist in solchen Fällen stark beeinträchtigt. Es kann davon ausgegangen werden, daß Stuten, bei denen eine Fibrosierung auftritt, eine deutlich reduzierte Fertilität aufweisen. Sind nahezu alle Uterindrüsen betroffen, dann liegt die Konzeptionschance für die Stute unter 10%. Ein derartiger Zustand läßt sich auch therapeutisch kaum noch beeinflussen.

Weitere Indikationen für eine Endoskopie bei Stuten

Neben der Hysteroskopie bestehen bei Stuten gelegentlich noch andere Indikationen für den Einsatz eines flexiblen Endoskops im Rahmen der gynäkologischen Diagnostik:
- Zervixdefekte
- Rektumverletzungen

▶ **Zervixdefekt**
Infolge geburtsbedingter Traumen kann es zu Zervixdefekten, wie Substanzverlust, Narbenbildung oder parazervikalen Uterusfisteln, kommen. Solche Veränderungen sind nicht in jedem Fall durch die Vaginoskopie mit einem Spreizspekulum sichtbar. So gelangte beispielsweise eine Stute zur Untersuchung, bei der durch das Einsetzen eines Spreizspekulums und die damit verbundene Aufweitung und Glättung des Scheidengewölbes ein Zervixdefekt nicht zu entdecken war. Wurde diese Stute

mit einem dünnen Endoskop vaginal untersucht, konnte in der entspannten Vagina an der Zervix in »Ruhelage« ein erheblicher Substanzverlust festgestellt werden.

▶ Rektumverletzung

Ein möglicher Zwischenfall beim Belegen der Stute durch den Hengst ist die anale Fehlbedeckung. Das Eindringen des Penis in das Rektum ist häufig mit ernsthaften Verletzungen verbunden. Wird eine rektale Fehlbedeckung beobachtet, sollte in jedem Fall eine tierärztliche Untersuchung der Stute einschließlich einer Rektalpalpation erfolgen.

Ist eine rektale Zusammenhangstrennung palpierbar, stellt sich immer die Frage, wie tiefreichend die Verletzungen sind. Liegt das Trauma bereits einige Zeit zurück, läßt sich das Rektum aufgrund einer oftmals vorhandenen perirektalen Phlegmone, der damit verbundenen eingeschränkten Explorationsfreiheit und dem oftmals gestörten Allgemeinbefinden der Stute manuell nur schlecht untersuchen. In solchen Fällen kann ein Befund mit dem dünnen Endoskop häufig sehr viel schonender erhoben werden.

Schluß

Die Hysteroskopie läßt sich bei vorhandener Ausrüstung ohne allzu große technische Schwierigkeiten durchführen. Symptome von kurzfristigen, leichten Allgemeinstörungen können bei hysteroskopisch untersuchten Stuten gelegentlich auftreten. Nennenswerte Komplikationen sind bei dem beschriebenen Vorgehen bisher nicht vorgekommen. Das Risiko der Keimeinschleppung durch das Verfahren ist bei korrektem Vorgehen nicht größer, als bei der Entnahme einer Uterustupferprobe oder dem Einführen von Besamungsinstrumenten.

Die Hysteroskopie stellt im Rahmen der gynäkologischen Untersuchung von Stuten ein diagnostisches Verfahren dar, das in vielen Fällen wertvolle Zusatzinformation erbringt. Dadurch lassen sich das Ausmaß einer Erkrankung und ihre Lokalisation besser bestimmen, es kann die Prognose für die weitere Zuchtverwendung der Stute beurteilt und die Therapie entsprechend abgestimmt werden.

10 Laparoskopie bei Hund und Katze

W. Kraft

Einleitung

Die laparoskopische Untersuchung umfaßt die instrumentelle Adspektion der Bauchhöhle, ihrer Auskleidung und ihrer Organe. Die Methode wurde schon sehr früh zu experimentellen Zwecken herangezogen, ist aber erst in den 60er und 70er Jahren zu diagnostischen Zwecken eingeführt worden und wird auch heute noch nicht sehr häufig angewandt – wohl wegen der Ansicht vieler Tierärzte, daß eine Laparoskopie überflüssig ist, wenn ein größerer chirurgischer Eingriff angeschlossen werden muß; daher entschließen sich die meisten Tierärzte dazu, gleich eine Laparotomie vorzunehmen. Insofern ist ihnen durchaus zuzustimmen.

Indikationen

- Adspektion der Bauchhöhle, des Bauchfells sowie der Bauchorgane (s. einzelne Kapitel)
- gezielte Biopsie unter Sichtkontrolle
- kleine operative Eingriffe

Geräte

Endoskope

Die Größe der Laparoskope variiert sehr stark, was bei der unterschiedlichen Größe von Hunden und Katzen von Vorteil ist. Brauchbare Gerätegrößen liegen zwischen 5 und 12 mm Durchmesser, wobei ein universell einsetzbares Gerät bei etwa 7 bis 10 mm liegt. Geräte, deren Durchmesser kleiner als 5 mm ist, weisen einen zu geringen Bildausschnitt auf.
Sogenannte Operationslaparoskope haben einen größeren Durchmesser, der mindestens etwa 12 mm beträgt. Sie weisen einen besonderen Arbeitskanal auf, durch den ein starres oder halbflexibles Arbeitsgerät eingeführt und dirigiert werden kann. Die Operationsendoskope sind dazu teilweise abgewinkelt. Über ein Prismensystem wird das Licht auf das abgewinkelte Objektiv gelenkt, so daß für das Arbeitsgerät ein gerader Kanal zur Verfügung gestellt werden kann. Der Arbeitskanal wird normalerweise mit einer Membran oder einem Hebel verschlossen. Wegen ihrer Größe lassen Operationsgeräte sich bei kleinen Hunden und bei Katzen nur sehr eingeschränkt einsetzen. Bei diesen Tieren eignet sich die »Doppelpunktion«, d. h. die getrennte Einführung des Laparoskops und des Arbeitsgerätes durch zwei verschiedene Punktionsstellen, die natürlich auch bei großen Individuen durchgeführt werden kann.

Laparoskope werden mit allen denkbaren Blickrichtungen angeboten. Für die meisten Untersuchungen ist ein Gerät mit 0°-Optik, also mit Geradeausoptik (von manchen Herstellern auch als 180°-Optik bezeichnet), am geeignetsten.
Die Gasinsufflation kann durch die vorher gelegte Insufflationskanüle (Veress-Kanüle) auch während der Laparoskopie weiter erfolgen. Größere Laparoskope besitzen aber einen eigenen Insufflationskanal, der die Veress-Kanüle überflüssig macht.

Lichtquelle

Eine Kaltlichtquelle mit Wolframlampe reicht aus; für die Foto- und Videodokumentation sind eine Blitzeinrichtung und eine Xenonlampe besser geeignet.

Zubehör

- Trokar und Trokarhülse, zu jedem Laparoskop passend
- Insufflationskanüle (Veress-Nadel)
- weitere Punktionskanüle mit Trokar
- starre und halbstarre Biopsiezange
- Biopsiekanüle
- Sonde
- mehrere Gummiverschlußkappen
- Lichtleitkabel
- Gasinsufflationsgerät
- Kohlendioxidgasflaschen
- Schermaschine, Rasiermesser, Seife
- Abdecktuch (am besten durchsichtige selbstklebende Plastiktücher)
- Tuchklemmen
- Alkohol, Hautdesinfektionsmittel
- Nadelhalter, Nadeln, Nahtmaterial
- Arterienklemmen
- gekröpftes Skalpell

Man sollte unbedingt Kohlendioxid als Insufflationsgas verwenden. Es wurde zwar berichtet, daß es dabei vorübergehend zu Schmerzhaftigkeit kommen könne. Die Gefahr einer Embolie durch Luftinsufflation ist aber als ungleich größer zu betrachten als die durch eine vorübergehende Reizung des Peritoneums.

Sterilisation

Laparoskope müssen begreiflicherweise besonders sorgfältig sterilisiert werden. Gassterilisation (Äthylenoxid) ist hierzu am geeignetsten, jedoch kann auch die sogenannte Kaltsterilisation angewandt werden. Folgende Substanzen stehen hierzu zur Verfügung: Glutaraldehyd, Glutaraldehyd-Phenat-Komplex, Chlorhexidin. Es sind unbedingt die Anweisungen der Hersteller der Endoskope und der Präparate zu beachten.

Vorbereitung des Patienten

Der Patient muß 12 bis 24 Stunden gefastet haben. Die Wasseraufnahme sollte spätestens vier Stunden vor der Laparoskopie unterbunden werden. Die Blase darf nicht stark gefüllt sein (Palpation). Der Patient ist daher vor Einleitung der Narkose zum Harnabsatz zu führen; Katheterisieren ist u.E. jedoch nicht erforderlich.

Eine Vollnarkose ist u.E. einer Lokalanästhesie vorzuziehen. Geeignet sind Inhalations- oder Injektionsnarkose. Es läßt sich ruhiger arbeiten als mit Sedation und Lokalanästhesie. Andererseits belastet die Narkose einen geschwächten Organismus stärker.

Injektionsnarkose

▶ **Hund:**
● Droperidol + Fentanyl (Thalamonal, 0,5 mg/kg i.v., maximal 15 ml/Tier
● Vertiefung der Narkose durch Etomidat, 2 mg/kg, als DTI nach Wirkung

▶ **Katze:**
  Ketaminhydrochlorid, 10–20 mg/kg, i.m.
  + Xylazin, 1–2 mg/kg, i.m. in der Mischspritze

Vorbereitung des Operateurs

Der Endoskopist bereitet sich wie zur Operation vor. Voraussetzung sind sterile Handschuhe, empfehlenswert auch sterile Kleidung. Die Meinungen, ob Kopf- und Mundschutz bei einer Laparoskopie erforderlich sind, gehen auseinander.

Durchführung
Lagerung des Patienten
Rückenlage

Sie wird eingenommen, wenn man in der Linea alba eingehen will. Man kann in dieser Lage einen Gesamtüberblick über die Bauchhöhle gewinnen, einen Teil des Magens, der Milz, der Leber mit der Gallenblase und die Harnblase adspizieren. Der Nachteil dieser Position ist die Behinderung durch das Netz und mesogastriales Fett, das besonders bei fetten Katzen sehr hinderlich werden kann. Wir wenden diese Lage daher nur ausnahmsweise an, etwa wenn Lebergewebe unter Sichtkontrolle gewonnen werden soll, ohne daß auf die Biopsiestelle besonders Rücksicht genommen werden muß (wofür es nach Einführung der sonographisch kontrollierten Biopsie praktisch keine laparoskopische Indikation mehr gibt, außer wenn sehr große Bioptate erwünscht sind) und gleichzeitig ein Überblick über die Bauchhöhle und das Netz erhalten werden soll.

Rechtsseitenlage

Diese Lage ermöglicht die Adspektion und Probeentnahme der linken Leberanteile (etwa bei palpatorisch, röntgenologisch oder sonographisch nachgewiesener Umfangsvermehrung), der Milz (dabei auch Darstellung eines portosystemialen Shunts durch Injektion des Kontrastmittels unter Sichtkontrolle in die Milzpulpa möglich), der linken Niere und der linken Nebenniere.

Linksseitenlage

Sie ist die von uns bevorzugte Lage zur Laparoskopie, falls keine besondere Fragestellung eine andere Position erfordert. Man erreicht das Zwerchfell, die rechten Leberlappen, den Lobus quadratus, die

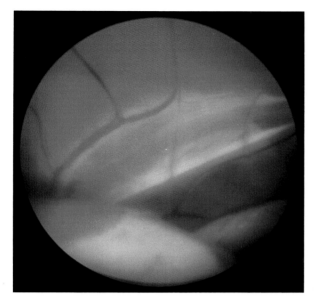

Abb. 10.1. Blick nach kranial über die Leber gegen das Zwerchfell; Katze.

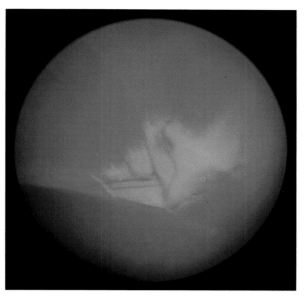

Abb. 10.3. Viszeralfläche der Leber; Hund.

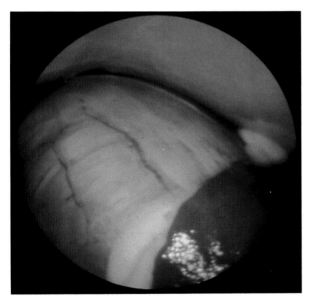

Abb. 10.2. Zwerchfell (oben), Magen (Mitte und links), Leber unten rechts; Hund.

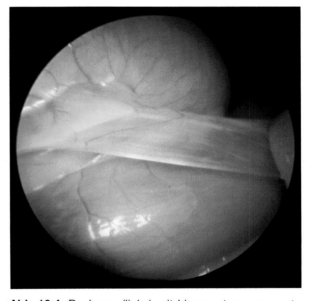

Abb. 10.4. Pankreas (links) mit Ligamentum pancreatocolicum, im Hintergrund der Magen; Hund.

Gallenblase und den Gallengang, ferner den Magen in der Pylorusgegend, die Pars descendens des Duodenums, den rechten Pankreasschenkel, Jejunumschlingen, die rechte Niere und die Harnblase.

Kleine Patienten lagern wir quer zum Tisch mit den Beinen in Richtung Operateur. Auf diese Weise kann man von drei Seiten – ventral, kranial und kaudal – bequem an den Patienten herankommen. Große Hunde werden in Tischlängsrichtung verbracht.

Weiteres Vorgehen

Die Haut in der Umgebung der Laparotomiewunde ist chirurgisch vorzubereiten. Danach wird die Veress-Nadel in die Bauchhöhle eingeführt. Die innere, federnd angebrachte Kanüle wird zurückgezogen, so daß die scharfe Spitze der Kanüle freigegeben wird. Bei Seitenlage geht man etwa in Bauchmitte in der unteren Hälfte des Abdomens ein. Man palpiert die Operationsgegend, um evtl. unter der Eingangsstelle liegende Organe oder Umfangsvermehrungen zu vermeiden. Nach Einstechen und Erreichen der Bauchhöhle läßt man die scharfe äußere Kanüle zurückschnappen und überprüft durch Bewegung, ob die Kanülenspitze frei in der Bauchhöhle liegt. Danach gibt man Kohlendioxid in die Bauchhöhle, bis ein Druck von 10 bis 15 mm Quecksilber erreicht ist. Die modernen Insufflationsgeräte halten den gewählten Druck automatisch aufrecht. Hat man kein solches Gerät zur Hand, so ist man auf die Kontrolle der Spannung des Abdomens angewiesen. Dabei ist auf die Atmung, Herzfrequenz und Kapillarfüllung zu achten; zu starke Druckwirkung im Abdomen kann zur Beeinträchtigung der Kreislauf- und Atmungsfunktion führen. Die Veress-Kanüle bleibt liegen, bis die Hülse des Trokars gelegt ist und dann das Gas direkt über die Trokarhülse oder das Laparoskop zugeführt wird.

Die Laparoskopiestelle liegt etwas unterhalb der Mittellinie, etwa auf halber Strecke zwischen Wirbelquerfortsatz und Linea alba, je nach Größe des Patienten und Laparoskopieziel drei bis fünf Zentimeter hinter der letzten Rippe bis zur Mitte zwischen Rippenbogen und lateralem Hüfthöcker. Man muß sich jedoch hüten, die Laparoskopiewunde zu nah an das zu untersuchende Organ legen zu wollen, da damit die Bewegungsfreiheit und die optische Entfernung entscheidend eingeschränkt werden können.

Nun werden ein Hautschnitt von ca. 1 bis 2 cm je nach Größe des Laparoskops angebracht und die Muskeln stumpf getrennt. Die Bauchwunde sollte so klein wie möglich gehalten werden, damit neben der Trokarhülse (der sogenannten Außenkanüle) kein Gas entweichen kann. Der Trokar wird in die zugehörige Hülse positioniert und mit dem oberen Ende gegen den Handballen fixiert. Nun wird er unter drehenden Bewegungen mit kräftigem Druck in die Bauchhöhle eingeschoben. Auf keinen Fall darf ruckartig vorgegangen werden. Wichtig ist auch, daß die Bauchhöhle ausreichend aufgeblasen ist, um Organverletzungen zu vermeiden. Nach Erreichen der freien Bauchhöhle, zu erkennen an einem »Blobb«-Geräusch, wird sofort der Trokar aus der Hülse entfernt, in der sich damit selbsttätig ein Ventil schließt, so daß kein weiteres Gas entweichen kann. Die Hülse kann dann weitergeschoben werden. Man verbindet nun den Gasschlauch mit dem Anschlußstutzen der Trokarhülse und ersetzt das entweichende Kohlendioxid.

Wichtig ist, daß die Laparoskopspitze angewärmt wird, damit sie in der Bauchhöhle nicht beschlägt. Man taucht sie dazu in warme sterile Kochsalzlösung; wir halten sie eine Minute in der hohlen Hand. Auch sind Antibeschlaglösungen im Handel. Sollte die Frontlinse trotzdem beschlagen oder aber mit Blut, Fett oder Körperflüssigkeit verunreinigt werden, so soll man das Gerät nicht herausziehen, sondern mit der Frontlinse leicht ein Organ berühren (nicht in Fettgewebe geraten!).

Der Anfänger erlebt oft die Schwierigkeit, genügend Sicht zu erhalten, da er das Gerät zu weit in die Bauchhöhle einschiebt. Oft genügt ein leichtes Anheben der Bauchdecke mit dem Laparoskop, um die Sicht wieder freizubekommen. Andererseits besteht die Gefahr, das Gerät mit der Hülse versehentlich aus der Bauchhöhle herauszuziehen. Um dies zu verhindern, hält die eine Hand die Hülse mit Daumen, Zeige- und Mittelfinger fest, während der Ring- und kleine Finger mit der Bauchdecke Kontakt halten. Die Führung des Laparoskops erfolgt mit der anderen Hand.

Als erstes unterzieht man die direkt unter dem Endoskop liegenden Organe und Gewebe einer Adspektion, um eventuelle Verletzungen erkennen zu können. Danach erfolgt eine **systematische Untersuchung der Bauchhöhle.** Man beginnt kranial und erkennt »über« und kranial der Leber den tiefroten muskulösen Teil des Zwerchfells mit dem zentralen Zwerchfellspiegel. Darunter liegen – bei Linksseitenlage – die rechten Leberlappen und der Lobus quadratus, die infolge der Gasinsufflation nach unten, also nach medial, gefallen sind. Beim Zurückziehen des Laparoskops erkennt man nahezu im Zentrum die Gallenblase. Noch innerhalb des Rippenbogens liegen die Pars pylorica des Magens und dahinter der absteigende Schenkel des Duodenums mit dem anliegenden rechten Pankreasschenkel. Er kann durch Jejunumteile oder beson-

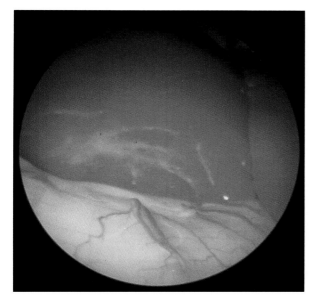

Abb. 10.5. Leber mit narbigen Einziehungen; Hund.

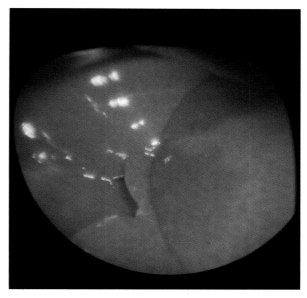

Abb. 10.7. Deutlich gefelderte Leber; Hund.

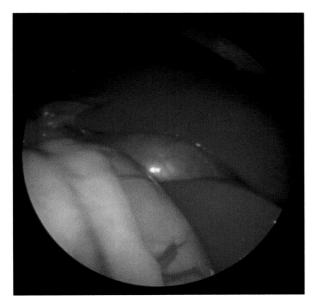

Abb. 10.6. Leber, Gallenblase, Duodenum und Pankreas; Hund.

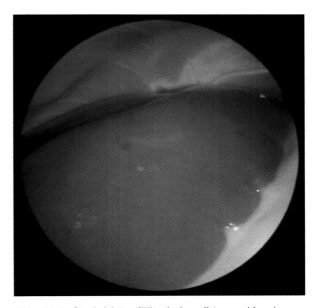

Abb. 10.8. Stark blutgefüllte Leber, Ikterus; Hund.

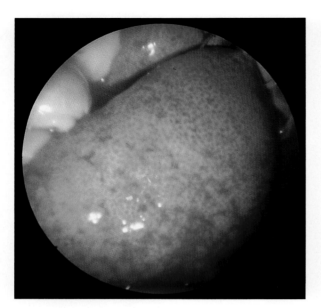

Abb. 10.9. Leberzirrhose; Hund.

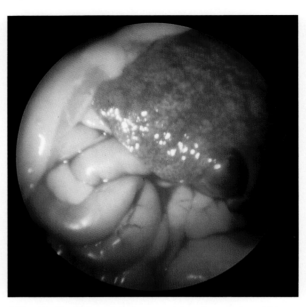

Abb. 10.10. Leberzirrhose, rechts ein großes Hämangio-endotheliom, links teilweise das Pankreas sichtbar (hell-rosa); Hund.

ders das Netz versteckt sein, wie denn das Netz überhaupt häufig die Sicht versperren kann. Hier ist über einen zweiten Zugang die Einführung einer Sonde erforderlich, mit der das Netz weggeschoben wird. Im dorsalen Bereich hinter der Magengegend wird die rechte Niere, beim Hund noch innerhalb, bei der Katze außerhalb des Rippenbogens sichtbar. Vielfach gelingt es, von der Niere ausgehend den Harnleiter zu verfolgen, der dorsal in die Blase mündet.

Nicht selten werden Organe von anderen, besonders vom Jejunum, und vom Netz verdeckt. Um sie zu befreien, kann man mit einer Sonde einige Zentimeter vom Endoskop entfernt in die Bauchhöhle eingehen und die zu untersuchenden Organe freilegen.

Die Laparoskopie ist die ideale Methode zur gezielten **Entnahme von Biopsieproben** unter Sichtkontrolle, ohne daß eine Laparotomie durchgeführt werden muß. Man geht dazu mit einer Biopsienadel (etwa Tru-cut) oder einer Biopsiezange oder -schere durch den Arbeitskanal des Laparoskops ein und entnimmt die Proben. Damit lassen sich selbst umfangreiche Proben aus der Leber gewinnen, die bei Verdacht auf generalisierte Hepatopathie gefahrlos an mehreren Stellen insbesondere an den Leberrändern entnommen werden können. Auch Pankreasproben lassen sich gewinnen; wir selbst verwenden zur Pankreasbiopsie etwa 2 mm große Backenbiopsiezangen oder Biopsiescheren und haben noch nie irgendwelche Probleme etwa

mit akuter Pankreatitis erlebt. Die rechte Niere kann mit einer Tru-cut-Nadel ohne Schwierigkeiten biopsiert werden.

Befunde

Dem Endoskopisten bieten sich die Bilder, die vom Sektionssitus her bekannt sind. Es soll daher nur kurz auf die Befunde eingegangen werden.

Ohne besonderen Befund

Es fällt zunächst das weißliche bis weißlich-rosafarbene Netz auf, das je nach Ernährungszustand unterschiedlich viel Fett enthält und damit mehr oder weniger transparent erscheint. Im kranialen Abdomen erkennt man bei Linkslaparoskopie die graurosaweißliche große Kurvatur des Magens und im Epigastrium die rotbraune Leber sowie deren linke oder rechte Lappen, bei Laparoskopie von rechts auch den Lobus quadratus; zum Teil läßt sich eine feine Läppchenzeichnung erkennen. Die Gallenblase befindet sich links von der Mitte (bei Endoskopie in Rückenlage rechts gelegen), in gefülltem Zustand gut zu erkennen an der blaugrünen Farbe. Die Leber zieht infolge des Pneumoperitoneums die Zwerchfellkuppel etwas ins Lumen des Abdomens hinein. Man erkennt Teile des Zwerch-

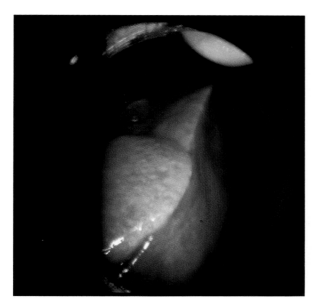

Abb. 10.11. Chronische Stauungsleber (Herzinsuffizienz); Hund.

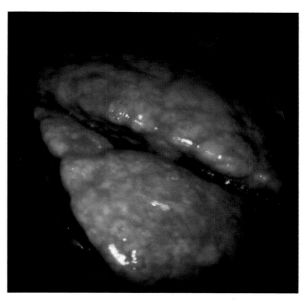

Abb. 10.13. Stumpfe, knotige Leberränder bei Zirrhose; Hund.

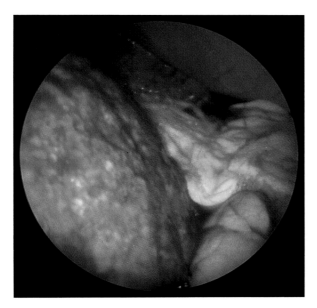

Abb. 10.12. Leberzirrhose; Hund.

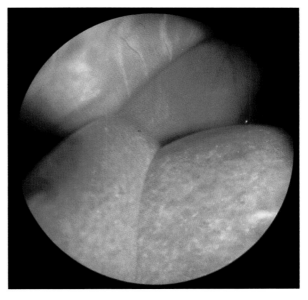

Abb. 10.14. Diffuse Tumorinfiltration der Leber; Hund.

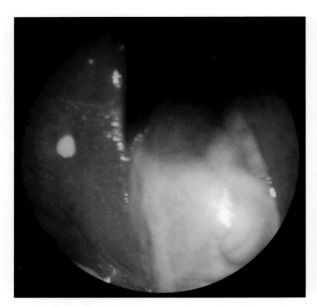

Abb. 10.15. Tumormetastasen (gelb) eines Ösophaguskarzinoms in der Leber; Hund.

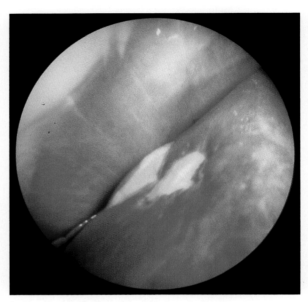

Abb. 10.16. Tumormetastasen, derselbe Fall wie in Abb. 10.15.

fells an seiner rötlicheren Muskelfarbe sowie den weißlichen bis perlmutterfarbenen Zwerchfellspiegel. Zwerchfell und Leber bewegen sich bei jedem Atemzug; die Atembewegungen pflanzen sich auch auf die übrigen Bauchorgane mehr oder weniger stark fort. Links (in Rückenlage auf der rechten Seite) erkennt man die Milz an ihrer bläulichen Farbe, die infolge der Narkose oft recht groß erscheint. Im kaudalen Abdomen wird die Harnblase sichtbar, die bereits in mäßig gefülltem Zustand nicht zu übersehen ist und besonders beim Hund große Ausmaße erreichen kann (Vorsicht bei der Einführung von Insufflationskanüle und Trokar!). Ihre Gefäße sind gut sichtbar. Ebenso können Teile der Harnleiter gesehen werden. Im gesamten Gesichtsfeld werden, besonders nach Zurseiteschieben des Netzes, Teile des Dünn- und Dickdarmes sichtbar. Die Nieren werden besser über die seitlichen Zugänge endoskopiert. Das Pankreas wird von rechts endoskopiert, liegt im Winkel zwischen Magen und Zwölffingerdarm und ist an seiner hellrosa, perlmutterartigen Farbe und leicht gelappten Struktur erkennbar. Die Nieren erscheinen hellbläulichgraurosa. Sie sind glatt, an den großen Gefäßverläufen etwas eingezogen. Der Nierenhilus mit dem Abgang der Harnleiter und Gefäße läßt sich oft nicht darstellen. Die gesamte Bauchwand ist von rötlicher Muskelfarbe. Freie Flüssigkeit ist nicht zu erkennen; es kann jedoch bei Blutungen infolge der Punktionen bei der Laparoskopie zur Ansammlung geringer Blutmengen in den Nischen zwischen Netz und Bauchwand kommen.

Krankhafte Befunde

Ikterus führt zu einer generellen Gelbfärbung, **Anämie** zu Blässe.

Bei **nasser Peritonitis** ist weißlich-rötliche, mißfarben braungraurötliche oder bernsteinfarbene, mehr oder weniger trübe Flüssigkeit in unterschiedlicher Menge zu sehen; bei **trockener Peritonitis** sind allenfalls geringe Flüssigkeitsmengen vorhanden. Das Netz ist gerötet, Gefäße erscheinen deutlicher, es bestehen Fibrinauflagerungen, evtl. stellen sich granulomatöse Veränderungen dar. Ähnliche, wenn auch in der Regel nicht so gut sichtbare Veränderungen liegen auch auf dem Peritoneum vor. Bei längerem Bestehen (Chronizität) werden Bindegewebsstränge unterschiedlichen Ausmaßes oder auch umfangreiche Verwachsungen festgestellt.
Unterschiedliche Mengen an Flüssigkeit ohne nennenswerte Reaktion des Netzes — allenfalls kann eine vermehrte Gefäßzeichnung erkannt werden — fallen bei Aszites auf. Die Flüssigkeit ist bei **reinem Transsudat** klar, farblos bis leicht gelblich, bisweilen werden Fettaugen — aus dem Fett des Netzes und retroperitonealen Bereichs infolge der Manipulation stammend — gesehen. **Modifizierte Transsudate** sind rötlich gefärbt, mehr oder weniger durchsichtig, **Urinergüsse** gelblich, **Galleergüsse** kräftig gelb; in den beiden letzten Fällen entwickeln sich sehr rasch peritonitische Zeichen.

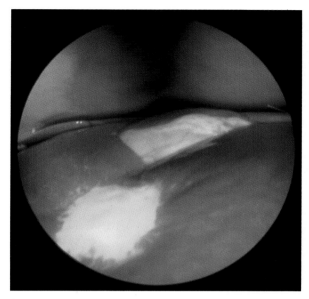

Abb. 10.17. Tumormetastasen, derselbe Fall wie in Abb. 10.15.

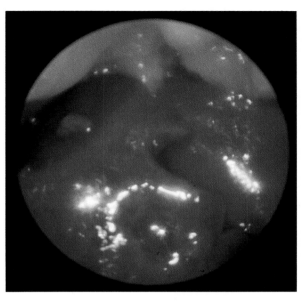

Abb. 10.19. Biopsiestelle nach der Entfernung der Zange.

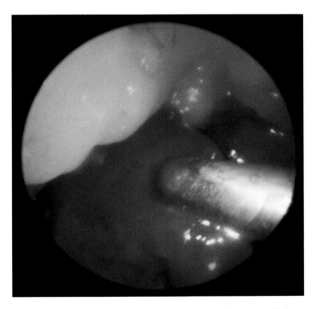

Abb. 10.18. Leberbiopsie; die Zange faßt einen Leberrand oder gezielt die veränderte Stelle.

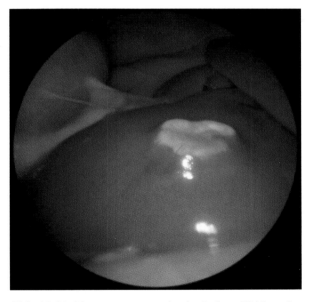

Abb. 10.20. Tumormetastase in der Leber (Abklatschmetastase eines Bauchfelltumors); Hund.

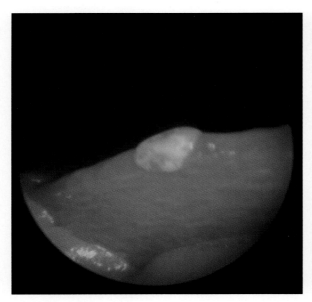

Abb. 10.21. Lymphosarkom bei generalisierter Lymphosarkomatose; Katze.

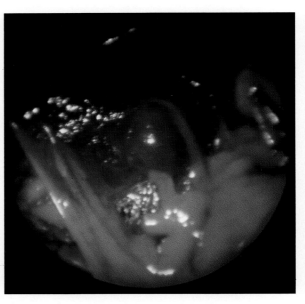

Abb. 10.22. Generalisierte Hämangioendotheliome; Hund.

Tumormetastasen können an allen Teilen des Netzes und den Laminae parietalis und visceralis des Peritoneums bemerkt werden. Besonders eindrucksvoll ist das Bild bei multiplen Metastasen des Hämangioendothelioms, das oft massenhaft Tumoren von Stecknadelkopf- bis Haselnußgröße und darüber sowie eine dunkelblaue Farbe aufweist.

Leber

Die Leber ist bei Stauungen vergrößert, die Ränder sind weniger scharf bis stumpf, die Oberfläche erscheint stärker strukturiert bis fein marmoriert. Ebenfalls vergrößert und graurot erscheint die Leber bei sehr starker **Glykogeneinlagerung** (Diabetes mellitus). Die **Leberverfettung** führt in fortgeschrittenen Fällen ebenfalls zu einer Vergrößerung des Organs; die Farbe wechselt ins Braungelbliche, bei gleichzeitigem Ikterus wird sie safranartig (»Safranleber«).

Infarkte werden als einzelne oder multiple Bindegewebseinlagerung gesehen. Granulome weisen unterschiedliche Farben, Größen und Verteilungen auf. Sie können graurötlich bis gelblichweiß, gerade eben als rauhe Oberfläche erkennbar sein, vereinzelt, multipel oder generalisiert auftreten. Ähnliches gilt für Abszesse, die die Oberfläche vorwölben können, in der Regel gelblich erscheinen und in die Bauchhöhle durchbrechen können (Zeichen eitriger Peritonitis).

Bei **Zirrhosen** erscheint die Leber heller, bei Ikterus gelblich, ferner feinhöckrig, verkleinert, andererseits entstehen einzeln oder bisweilen massenhaft Regenerationsknoten, die vom endoskopisch weniger Geübten evtl. als Tumoren verkannt werden. Die Knoten können in ihrer Größe sehr stark variieren.

Lebertumoren können als Primärtumoren, Metastasen und Abklatschmetastasen entstehen. Primäre Lebertumoren erfassen die gesamte Leber oder nur einzelne Lappen, die betroffenen Teile sind stark umfangsvermehrt. Bei Abklatschmetastasen sitzen diese rein oberflächlich auf der Kapsel.

Die **Leberbiopsie unter Sichtkontrolle** wird entweder mit Hilfe einer gesondert eingeführten Menghini-Biopsiekanüle oder besser durch den Arbeitskanal des Endoskops mit Hilfe einer schneidenden Stanzkanüle (z. B. Tru-cut) durchgeführt; wesentlich mehr Material erhält man jedoch mit einer schneidenden Biopsieschere, die ebenfalls in der Regel durch das Laparoskop hindurchgeführt wird. Bei generalisierten Lebererkrankungen beißt man damit mehrere Proben jeweils von den Leberrändern ab. Umschriebene Veränderungen werden gezielt biopsiert. Bei Katzen und kleinen Hunden sollte man bei der Laparoskopie keine schneidenden Biopsiekanülen verwenden, da bei einer versehentlichen, nie mit letzter Sicherheit auszuschließenden Perforation des Zwerchfells ein nicht ungefährlicher Pneumothorax infolge des Kohlendioxidüberdruckes in der Bauchhöhle entstehen kann.

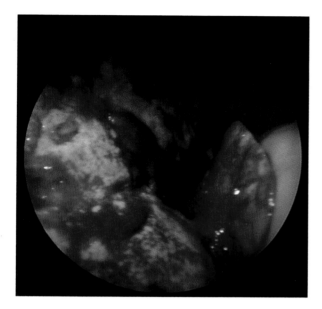

Abb. 10.23. Leber mit Hämangioendotheliommetastasen; Hund.

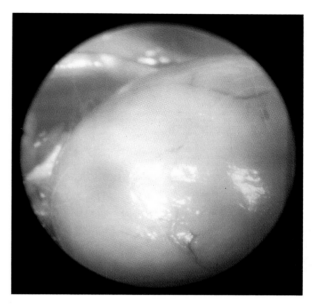

Abb. 10.25. Harnblase; Hund.

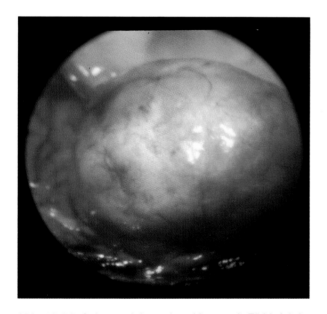

Abb. 10.24. Schrumpfniere einer Katze mit FIV-Infektion.

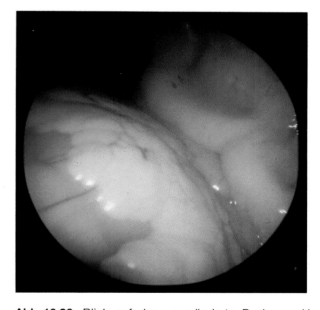

Abb. 10.26. Blick auf das unveränderte Pankreas; Hund (Foto: S. Geyer).

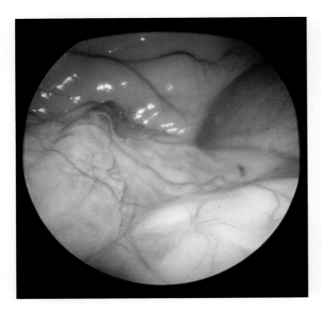

Abb. 10.27. Chronische Pankreasatrophie; Hund (Foto: S. Geyer).

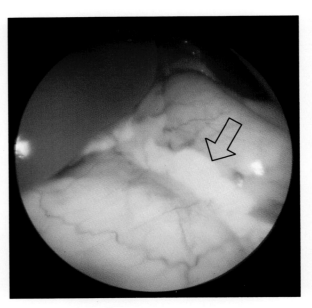

Abb. 10.28. Chronische Pankreasatrophie, Endstadium; Hund.

Gallenblase

Die Gallenblase kann – besonders bei der Katze – verdoppelt sein. Sie kann beträchtliche Ausmaße erreichen, wenn Abflußstörungen bestehen. In diesem Falle können Teile des Ausführungsgangsystems ebenfalls verdickt gefunden werden. Beim Zugang von der rechten Seite aus muß man bisweilen den rechten lateralen Leberlappen mit einer getrennt eingeführten Sonde anheben. Danach gelingt es auch, den Leberhilus zur Gänze sichtbar zu machen. Mit der Sonde tastet man vorsichtig (!) die Gallenblase ab, die sich normalerweise weichfluktuierend anfühlt. Sie wird prall, wenn Abflußstörungen vorliegen; in diesen Fällen sind auch die Gallengänge deutlich erweitert. Zusätzlich ist auch die Leber oft dunkler gefärbt. In manchen Fällen gelingt es, einen Gallengangstumor zu entdecken.

Unter laparoskopischer Kontrolle ist auch die **Gewinnung von Galle** möglich. Hierzu kann entweder eine spezielle Biopsiekanüle durch den Arbeitskanal des Laparoskops oder eine 10–14 cm lange dünne Injektionskanüle durch die Bauchwand geführt werden. Unter Sichtkontrolle kann dann die Gallenblase punktiert werden. Die so gewonnene Galle kann zytologisch, chemisch (Bilirubin, Elektrolyte, Enzyme) und besonders bakteriologisch untersucht werden.

Gallekontrastuntersuchungen können ebenfalls durchgeführt werden. Dabei wird nach maximal möglicher Entleerung durch Punktion das Kontrast-mittel direkt in die Gallenblase injiziert. Verwendet werden die üblichen jodhaltigen Kontrastmittel, wobei 5–8 ml injiziert werden. Danach werden Röntgenaufnahmen sofort und im Abstand von einer Minute bis zum Erreichen des Duodenums hergestellt. Anschließend sollte das Kontrastmedium zurückgewonnen werden, um den Innendruck zu vermindern und der Punktionswunde Gelegenheit zum Schließen zu geben.

Bei allen Punktionen der Gallenblase sollte abgewogen werden, ob die Maßnahme in einem vernünftigen Verhältnis zwischen Risiko und Nutzen liegt. Besonders bei Abflußbehinderungen kann es anschließend evtl. zum Austritt von Galle in die Bauchhöhle kommen, was zur galligen Peritonitis führen kann. Auch bei bakterieller Cholezystitis kann eine septische Peritonitis die Folge sein.

Milz

Die Milz, von der linken Seite her gut erreichbar (also Rechtsseitenlage), aber auch von ventral und rechts zugänglich, variiert in der Größe je nach Blutfüllungszustand beträchtlich. Eine erhebliche Vergrößerung kommt bei hämolytischer Anämie vor. Eine Verkleinerung mit grauweißlicher Aufhellung kommt bei der **Milzatrophie** zustande. Graugelbe bis rötliche, stecknadel- bis markstückgroße Platten und Erhabenheiten werden als siderofibröse Herde beim Hund beobachtet. **Tumoren** werden in Form von leukotischen Infiltraten, Reti-

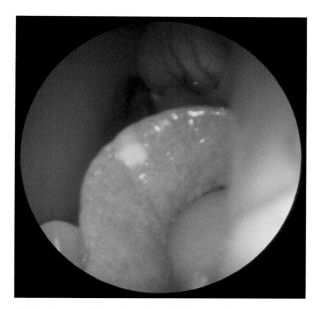

Abb. 10.29. Akute Pankreatitis; Pankreas umfangsvermehrt, prall-ödematös, gerötet, starr; Hund.

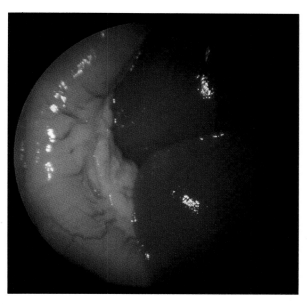

Abb. 10.31. Pankreasnekrose; links das starre, umfangsvermehrte Duodenum, rechts die Leber; Hund.

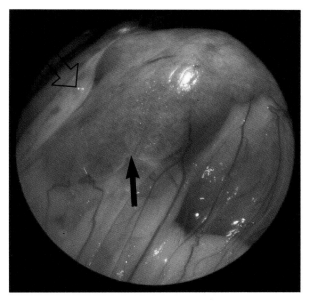

Abb. 10.30. Generalisierter Pankreastumor ➡ mit Metastasen ins Netz ▷; Hund.

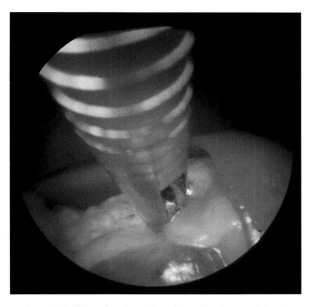

Abb. 10.32. Biopsie eines knotigen Pankreas; Hund.

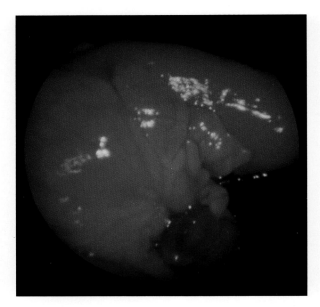

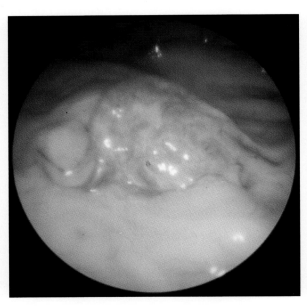

Abb. 10.33. Akute Peritonitis bei akuter Pankreasnekrose; Hund.

Abb. 10.34. Lymphosarkom im Netz; Katze.

kulumzellsarkomen und – besonders eindrucksvoll – als Hämangioendotheliome beobachtet; sie können bis Hühnereigröße und darüber erreichen und endoskopisch mit Hämatomen verwechselt werden.

Biopsieproben werden wie bei der Leber entnommen.

Die **Kontrastdarstellung** zur Untersuchung auf protosystemischen Shunt erfolgt mittels einer durch das Laparoskop einzuführenden Spezialkanüle oder transabdominal mit einer Liquorkanüle (10–12 cm Länge). Die Kanüle wird in die Pulpa eingestochen, so daß die Richtung der Nadel parallel zu den Milzrändern verläuft, daß sie also sicher in der Pulpa lokalisiert ist. Man injiziert dann ein Jodkontrastmittel in einer Dosis von 0,5 ml/kg KM. Die Untersuchung muß auf dem Röntgentisch erfolgen, da die erste Röntgenaufnahme unmittelbar nach Beendigung der Injektion stattfinden muß. Es sollte nun eine Serie von Röntgenaufnahmen im Abstand von fünf bis zehn Sekunden erfolgen.

Pankreas

Das Pankreas kann von der rechten Seite zugänglich gemacht werden. Es ist meist von Netz bedeckt, weshalb eine Sonde eingeführt werden muß, mit der es zur Seite geschoben wird. Die Bauchspeicheldrüse wird bei der chronischen Pankreasatrophie des Hundes zunehmend kleiner, verliert ihre charakteristische Farbe und Struktur, bis schließlich nur ein bindegewebiger Strang übrig bleibt. Bei

der **akuten Pankreatitis** dagegen ist das Organ verbreitert, das Duodenum abgedrängt, das Pankreas ist gerötet und deutlich ödematös. Die angrenzenden Gewebe können ebenfalls gerötet sein. **Pankreastumoren** sind nur sichtbar, wenn sie deutlich vom Gewebe abgehoben sind und bereits eine beträchtliche Größe erreicht haben. Dies ist bei Insulinomen nur ausnahmsweise der Fall, weshalb der Verdacht auf Inselzelltumor keine oder nur eine relative Indikation zur Laparoskopie darstellt.

Die **Biopsie des Pankreas** kann mit der schneidenden Biopsieschere durchgeführt werden. Komplikationen haben wir danach bisher nie gesehen. Man muß jedoch die Biopsie an den Rändern des distalen Endes und entfernt vom Ausführungsgang durchführen, der das Pankreas in der Mitte verläßt.

Niere

An der Niere werden bisweilen Zysten in Form unterschiedlich großer und zahlreicher Bläschen bis zu sackförmigen Gebilden gesehen. Davon unterschieden werden müssen die oft erheblichen Vergrößerungen des gesamten Organs bei Abflußstörungen, wobei die Niere sackartig verplumpt (Hydronephrose). Durchblutungsstörungen kommen in Form der Hyperämie vor; die Niere ist vergrößert und gerötet, die Gefäße sind stärker gezeichnet. Auch Petechien können bei Infektionskrankheiten gesehen werden. Umfangreiche Blutungen unter der Nierenkapsel und ins umgebende Fettgewebe werden bei Unfällen und Gerinnungs-

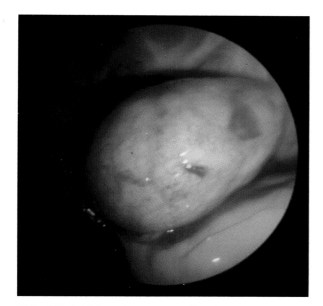

Abb. 10.35. Nebennierentumor; Hund.

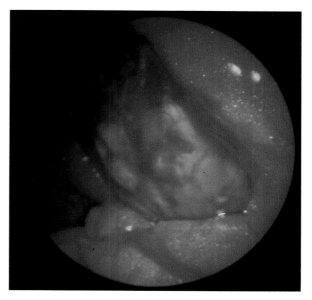

Abb. 10.36. Milz mit Kalkknoten; Hund.

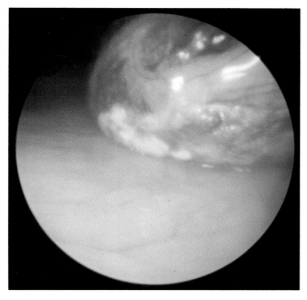

Abb. 10.37. Milztumor; Dackelhündin, 11 Jahre.

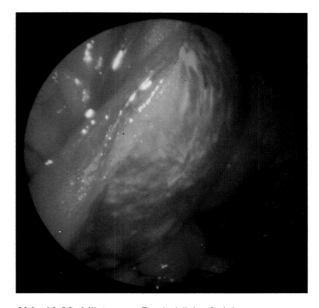

Abb. 10.38. Milztumor; Dackelrüde, 9 Jahre.

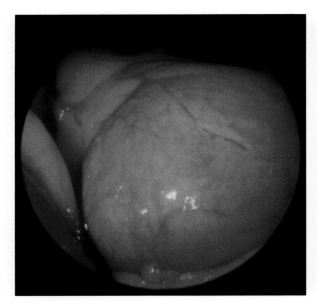

Abb. 10.39. Lymphosarkom der Milz; Kater, 6 Jahre.

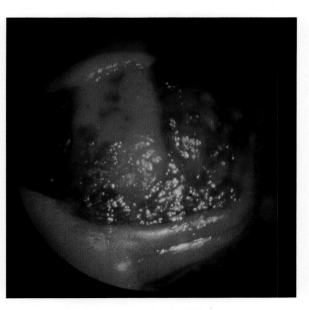

Abb. 10.41. Milzhämatom; Dackelrüde.

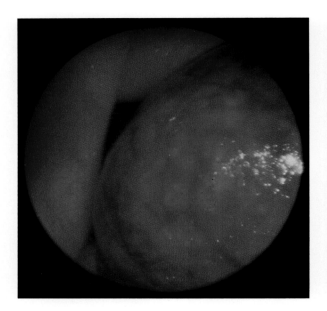

Abb. 10.40. Lymphosarkom der Milz; Boxerrüde, 11 Jahre.

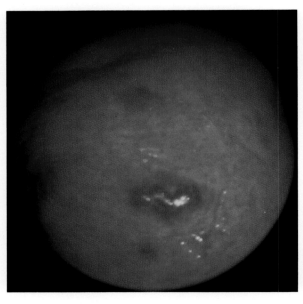

Abb. 10.42. Tumormetastasen in der Milz; Boxerrüde, 10 Jahre.

störungen sowie bisweilen nach Nierenbiopsie beobachtet, wenn größere Gefäße oder durch fehlerhafte Kanülenführung das Nierenmark getroffen worden sind. Helle Flecke unterschiedlicher Größe fallen bei **Niereninfarkten** auf. Eindrucksvolle Veränderungen werden bei Schrumpfniere beobachtet. Das Organ ist verkleinert. Die Oberfläche weist grobhöckrige bis stecknadelkopfgroße Unebenheiten auf.

Die **Biopsie der Niere** wird am besten mit Hilfe des Menghini- oder Tru-cut-Besteckes durchgeführt. Die Biopsiegeräte werden entweder durch das Laparoskop oder getrennt eingeführt. Da die Nierenbiopsie unter sonographischer Kontrolle wesentlich weniger aufwendig ist, sollte die Biopsie bei Laparoskopie nur durchgeführt werden, wenn aus anderem Grunde eine Laparoskopie indiziert ist.

11 Laparoskopie beim Pferd

W. Kraft

Einleitung

Die Laparoskopie erfreut sich beim Pferd noch keiner allgemeinen Verbreitung. Dies ist um so verwunderlicher, als sie eine erhebliche diagnostische Lücke zu schließen vermag. Die Methode ist nur wenig invasiv. Allerdings gelingt es lediglich, den dorsalen Bereich des Abdomens sichtbar zu machen.

Indikationen

- Untersuchung des dorsalen Teils der Bauchhöhle und ihrer Organe bis zur Leber
- Biopsie unter Sichtkontrolle

Geräte

Endoskope

Verwendet werden dieselben Laparoskope wie in der Kleintiermedizin. Sie bestehen aus einer Laparoskopiekanüle, aufgebaut aus der Hülse und dem zugehörigen Trokar, sowie dem passenden Endoskop. Es empfiehlt sich, Geräte mit Arbeitskanal zu verwenden. Meist werden Laparoskope mit Geradeausblick (0°) verwendet. Laparoskope mit Schrägoptik (30–60°) haben jedoch durchaus Vorteile. Sie ermöglichen Einblicke, die mit einer Geradeausoptik nicht erreichbar sind.

Lichtquelle

Wegen der riesigen Ausmaße des auszuleuchtenden Raumes sind starke Lichtquellen von mindestens 300 W notwendig. Für Film- und Fotoaufnahmen sind Xenonlampen mit 1000 W geeigneter.

Zubehör

- Kohlendioxidinsufflator und dazugehörende Kohlendioxidflaschen
- Biopsiezangen
- Taststäbe

Vorbereitung des Patienten

- Hungern 24 bis 36 Stunden
- Aufstellen in Notstand
- Ausbinden des Schweifes
- rektale Untersuchung, um evtl. Umfangsvermehrungen an der Stelle der Operation festzustellen
- chirurgische Vorbereitung der Haut an der Operationsstelle in der rechten und/oder linken Hungergrube, in der Mitte zwischen Rippenbogen und Hüfthöcker
- Abdecken der Haut mit selbsthaftendem Abdeckmaterial

Sedation

Sie ist erforderlich: Xylazin 0,5 mg/kg KM; örtlich wird ein Lokalanästhetikum subkutan und intramuskulär injiziert. Eine Veress-Kanüle wird in die Bauchhöhle eingeschoben und die Bauchhöhle durch Gasinsufflation erweitert. Danach wird ein Hautschnitt entsprechend des Kalibers des Endoskops angelegt. Der in der Hülse befindliche Trokar wird durch die Muskelschichten leicht drehend in die Bauchhöhle eingeführt. Hierzu sind erhebliche Kräfte erforderlich. Man muß daher vorsichtig vorgehen, um bei plötzlichem Nachlassen des Drucks nicht zu tief einzugehen und evtl. Organe zu beschädigen. Danach wird der Trokar entfernt und das Endoskop eingeführt. Soll auf beiden Seiten untersucht werden, so wird das Gas zunächst nicht aus der Bauchhöhle entfernt, sondern dieselbe Prozedur auf der anderen Seite durchgeführt. Erst dann läßt man nach Entfernen des Endoskops das Gas entweichen und setzt einige Hautnähte.

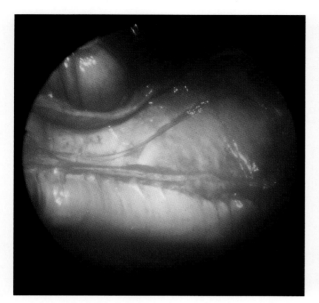

Abb. 11.1. Laparoskopie von links; linke ventrale Kolonlage.

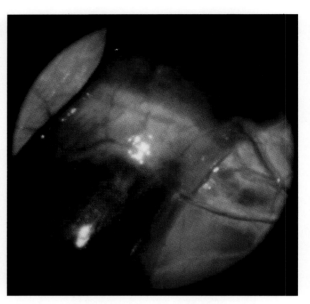

Abb. 11.3. Darmstriktur mit Darmnekrose.

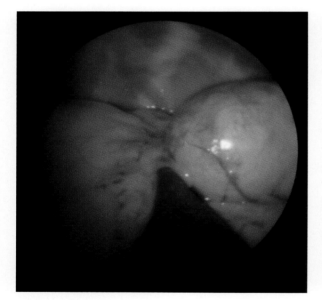

Abb. 11.2. Darmstriktur.

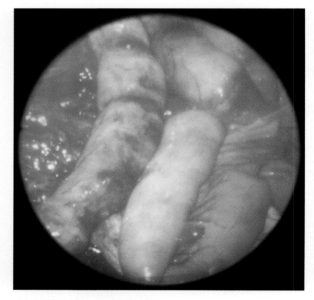

Abb. 11.4. Akute Peritonitis.

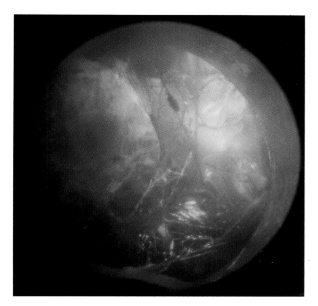

Abb. 11.5. Laparoskopie von links; Blick auf die linke Niere.

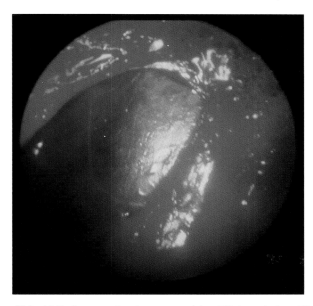

Abb. 11.7. Laparoskopie von rechts; Blick auf den Blinddarmkopf.

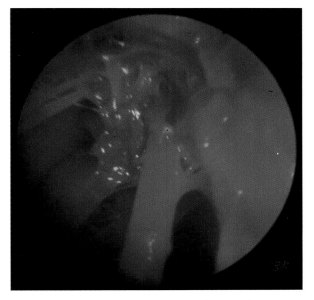

Abb. 11.6. Bauchhöhle nach einer frischen Blutung.

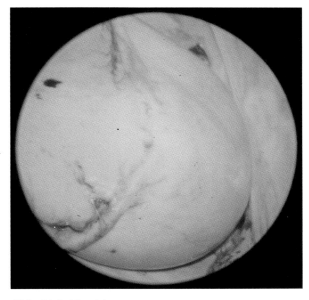

Abb. 11.8. Harnblase.

Befunde

Ohne besonderen Befund

Man sollte sich ein Untersuchungsschema zu eigen machen, nach dem grundsätzlich vorzugehen ist. Auf diese Weise vermeidet man das Übersehen von Befunden. In der Regel beginnt man links.
Beim Geradeausrichten des Endoskops läßt sich der Aufhängeapparat des Darmes erkennen. Daneben werden Anteile des Dünndarmes (Jejunum) sowie der linken Kolonlage gesehen. Dorsal erkennt man die linke Niere, kranial das Ligamentum renolienale und Teile der Milz. Bei nicht zu großen Pferden lassen sich Teile des linken lateralen Leberlappens und des Diaphragmas erkennen.
Danach richtet man das Endoskop nach kaudal. Es erscheint bei der Stute das linke Ovar mit seinem breiten Band. Vom Ovar läßt sich das Infundibulum deutlich abgrenzen. In seiner Verlängerung wird das linke Uterushorn sichtbar, das man bis zum Corpus uteri verfolgen kann. Über dem Uterus liegen die hinteren Teile des kleinen Kolons. Bei nicht gravidem Uterus läßt sich ventral des Korpus die Harnblase identifizieren. Bei Blickrichtung nach kaudoventral erkennt man den inneren Leistenring mit den Gefäßen beim weiblichen bzw. mit dem Ductus deferens beim männlichen Pferd.
Auf der rechten Seite erkennt man das Zäkum, seine Verlötungsstelle an der dorsalen Bauchwand, kaudal Teile des kleinen Kolons, den linken Eierstock mit Aufhängeapparat und Uterus. Kranial kann man das Duodenum sehen (den absteigenden Ast). Weiter kranial erkennt man die rechte dorsale Kolonlage (oder Teile davon), eventuell auch den rechten lateralen Leberlappen.

Krankhafte Befunde

Erkannt werden können Tumoren und Abszesse, besonders an der vorderen Gekrösewurzel. Auch Veränderungen an den Ovarien lassen sich gut feststellen. Bauchkryptorchismus kann ebenfalls erkannt werden, wenn der Hoden vor dem inneren Leistenring liegt. Nicht selten werden Auflagerungen, Verwachsungen und fibrinöse Verklebungen besonders nach rezidivierenden Koliken oder vorausgegangenen Operationen bemerkt.

Mit Hilfe der Laparoskopie lassen sich gezielte Biopsien der Leber, der Milz und der linken Niere durchführen.

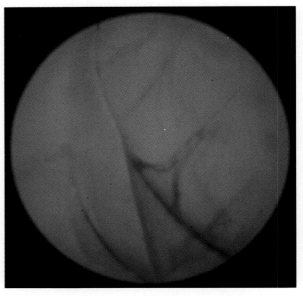

Abb. 11.9. Leber (links), rechts Teil des Magens.

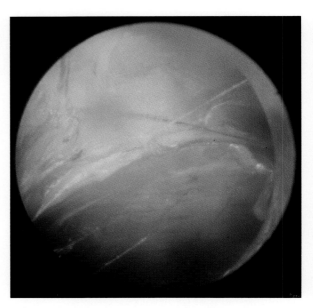

Abb. 11.10. Oberer Rand der Milz, Fibrinfäden; Laparoskopie von links.

12 Otoskopie bei Hund und Katze

W. Kraft

Einleitung

Die Untersuchung des äußeren Gehörgangs mittels Otoskops ist wohl die häufigste endoskopische Untersuchung beim Kleintier. Die Häufigkeit der Erkrankungen des Gehörgangs besonders beim Hund, mit einigem Abstand aber auch der Katze, und die leichte Zugänglichkeit veranlassen sehr oft die Anwendung dieser Untersuchungsmethode. Eine Otitisbehandlung sollte nie ohne vorherige sorgfältige Otoskopie eingeleitet werden. Auch empfiehlt sich die otoskopische Therapieüberwachung.

Indikationen

- Ohrzwang jeder Art
- Kopfschiefhaltung
- Trommelfelluntersuchung

Geräte

Endoskope

Es sind zahlreiche Gerätevariationen auf dem Markt. Ein Otoskop sollte folgende Eigenschaften besitzen:
- Otoskopeinsatz auswechselbar
- desinfizierbar
- Die auswechselbaren Otoskopeinsätze müssen so beschaffen sein, daß sie auch nach mehrmaligem Gebrauch noch auf die Lichtquelle passen (bei Kunststoffendoskopen i.d.R. nicht der Fall).
- Frontlupe wegklappbar
- kleine vorschaltbare Arbeitslupe

Lichtquelle

Die Lichtquelle sollte entweder über einen Transformator direkt mit dem elektrischen Stromnetz verbunden sein (Nachteil: Kabel kann stören, besonders wenn unter Kabelzug gearbeitet wird. Vorteil: es ist [fast] immer elektrischer Strom vor-handen, keine Batterie- oder Akku-Ausfälle, Gerät kann nicht »verloren« werden) oder es sollte ein Akkumulatorgerät verwendet werden (Nachteil: Vergessen des Nachladens führt zur Unbrauchbarkeit, Tiefentladung evtl. zur Zerstörung des Akkumulators; Vorteil: durch Kabel nicht gestörte Handhabung). Die Lichtintensität sollte regelbar sein.

Zubehör

- Faßzange als »Storchenschnabel«
- stumpfe Sonde
- Spül- und Absaugeinrichtung (notfalls abgeschnittener Harnkatheter mit Einmalspritze)
- sterile Tupfer
- sterile BU-Gefäße (bakteriologische, mykologische Untersuchung)
- Objektträger
- Verdacht auf Otitis externa oder media
- Entnahme von Proben für parasitologische, bakteriologische oder mykologische Untersuchungen
- Entnahme von Gewebeproben (histologische Untersuchung)
- therapeutische Eingriffe unter Sichtkontrolle

Vorbereitung des Patienten

Hunde und Katzen werden i.a. in Brust-Bauch-Lage (»Sphinxstellung«) auf den Untersuchungstisch gebracht. In manchen Fällen sind Hunde ruhiger, wenn sie sitzen. Sehr große Hunde sollte man auf dem Boden in sitzender Stellung untersuchen.

Zur Routineuntersuchung müssen Hunde durch eine Hilfsperson so fixiert werden, daß sie nicht mit dem Kopf insbesondere nach oben schlagen können. In den meisten Fällen sollte der Fang zugebunden werden. Eine Sedation ist zur normalen Routineuntersuchung nicht erforderlich. Bei sehr schmerzhaften Prozessen, insbesondere bei Entfernung von Fremdkörpern oder auch zur Gewebsbiopsie ist eine Sedation oder Narkose erforderlich. Bei Katzen wird von Sedation oder Narkose wesentlich häufiger Gebrauch gemacht.

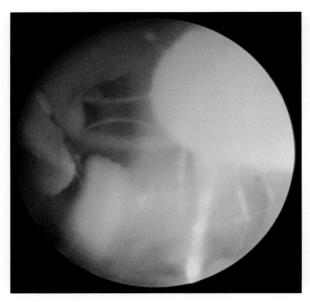

Abb. 12.1. Äußerer Gehörgang einer Katze, senkrechter Teil.

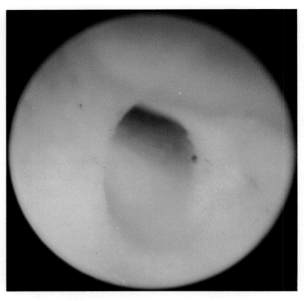

Abb. 12.2. Äußerer Gehörgang an der Umschlagsstelle zum waagrechten Teil; Katze.

Anästhesie

▶ Hund:
s. Endoskopie des Respirationstrakts

▶ Katze:
Ketaminhydrochlorid 5 bis 10 mg/kg + Xylazin 2 mg/kg

Durchführung

Mit der freien Hand wird das Ohr an der Muschel leicht angehoben, so daß der Gehörgang gestreckt wird. Man geht dann vorsichtig unter Sichtkontrolle mit dem Endoskop fast senkrecht rein. Sobald man an den waagrecht verlaufenden Teil des äußeren Gehörgangs gelangt, wird das Ohr leicht nach außen gezogen und die Richtung des Endoskops in Richtung Kopf (waagrecht) geändert. Man sollte so vorsichtig wie möglich vorgehen, da robustes Manipulieren dem Tier Schmerzen bereitet. Die Länge und Weite des Endoskops sowie die Lichtstärke müssen der Länge des Gehörgangs angepaßt werden.

Es empfiehlt sich, bei der Entnahme von Proben zuerst mit der bakteriologischen und mykologischen Probenentnahme zu beginnen (auf jeden Fall vor der ersten Behandlung!). Sodann erfolgen ggf. die parasitologische Probenentnahme und schließlich Reinigung und Behandlung.

Die bildliche Dokumentation des Gehörgangs ist recht schwierig, da es immer sehr rasch zum Verschmieren oder Beschlagen der Frontlinse kommt. Wir gehen in der Weise vor, daß zunächst ein offenes Otoskop eingeführt und durch die Hülle ein starres Teleskop nicht ganz durchgeführt wird.

Befunde
Ohne besonderen Befund

Der äußere Gehörgang ist bei manchen Hunderassen (Pudel, Cockerspaniel u. a.) oft so stark behaart, daß die Haut nicht sichtbar ist. Im übrigen ist die Haut im Anfangsteil oft pigmentiert, weiter innen graurosa bis hellrosa. Es besteht matter Glanz. Das Trommelfell schließt den äußeren Gehörgang kopfwärts als senkrechte helle Membran ab.

Krankhafte Befunde

Otitiden

Es besteht oft eine erhebliche Rötung, selten ist der Gehörgang trocken, meist beobachtet man unterschiedlich starke Sekretion und Verschwellung der Haut. Häufig werden oberflächliche Exkoriationen und nicht selten unterschiedlich große Geschwüre festgestellt. Das Sekret kann gelblich und dünnflüs-

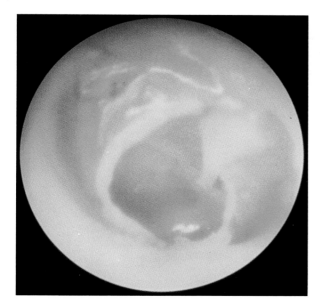

Abb. 12.3. Blick auf das Trommelfell; leichte Zerumenbeläge; Katze.

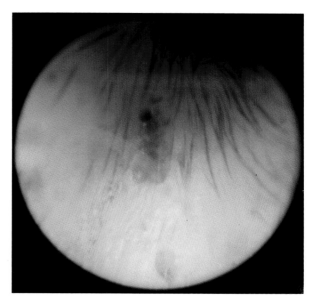

Abb. 12.5. Waagrechter Teil des äußeren Gehörgangs eines Hundes; die Haare sind bei einigen Hunderassen (etwa Pudel) als physiologisch anzusehen.

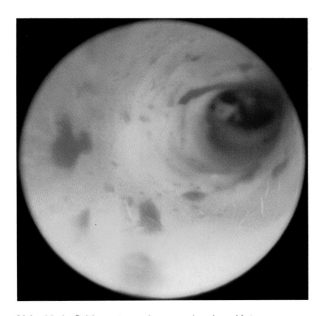

Abb. 12.4. Otitis externa haemorrhagica; Katze.

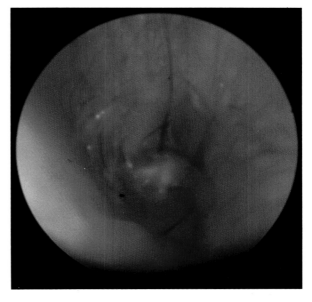

Abb. 12.6. Hochgradige Rötung des äußeren Gehörgangs eines Hundes; Otitis externa erythematosa acuta.

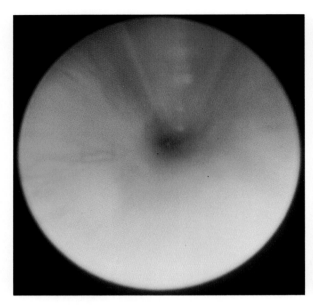

Abb. 12.7. Stark verengter äußerer Gehörgang, waagrechter Teil, einer Französischen Bulldogge.

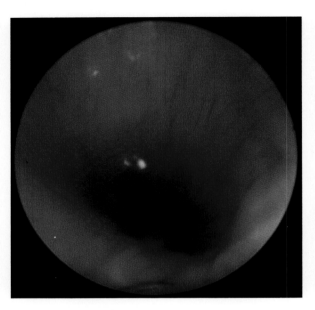

Abb. 12.9. Hochgradige Rötung und Sekretion bei Otitis externa acuta.

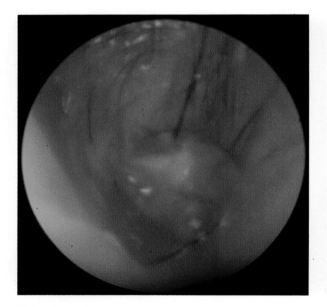

Abb. 12.8. Otitis externa erythematosa et ceruminosa acuta.

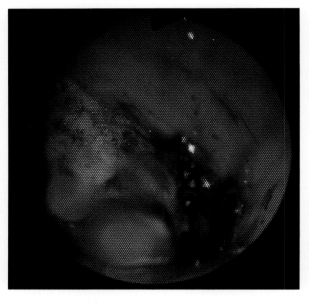

Abb. 12.10. Otitis externa mycosa (Malassezia pachydermatis); hochgradige purulente und zeruminöse Otitis, links mykotische Veränderungen; 4jähriger Neufundländerrüde.

sig oder rahmig bis dunkelbraun sein. Besonders bei Milbenbefall ist das Zerumen anfangs dunkelbraun, trocken und bröckelig, wird aber später ebenfalls zunehmend flüssig. Bei Milbenbefall kann man die Parasiten zu Beginn der Untersuchung oft massenhaft als kleine weiße, sich bewegende Punkte erkennen.

Fremdkörper

Sie werden leicht erkannt. Sobald aber eine starke Sekretion eingesetzt hat, können sie vollständig im Sekret verschwinden. Besonders bei einseitiger Otitis (einseitigem Ohrenzwang) ist deshalb besonders sorgfältig zu otoskopieren, ggf. muß vorher das Sekret abgetupft oder besser abgesaugt werden.

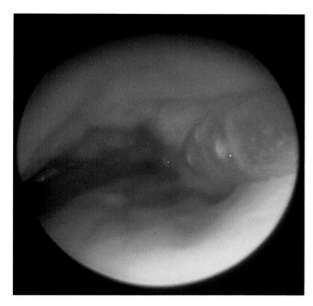

Abb. 12.11. Proliferative, erythematöse Otitis externa.

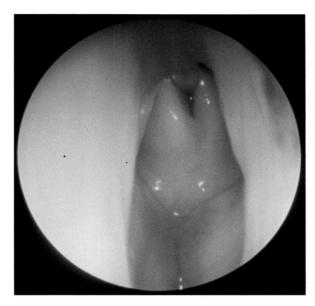

Abb. 12.13. Zyste im äußeren Gehörgang; Deutscher Schäferhund, 2 Jahre.

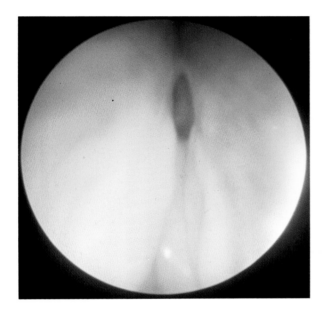

Abb. 12.12. Trommelfellperforation.

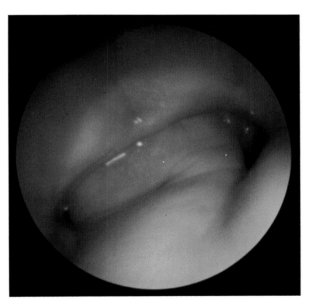

Abb. 12.14. Proliferative Otitis, fast den gesamten Gehörgang verlegend.

Zecken

Sie können bisweilen so tief in den Gehörgang gelangen, daß sie von außen nicht gesehen werden. Zu erkennen sind sie durch das Otoskop infolge ihres erbsenförmigen bläulichgrauen Körpers. Eine Verwechslung mit Tumoren ist kaum möglich.

Tumoren

Sie erscheinen als oberflächlich glatte, halbkugelige Gebilde und sind dann meist von geringerer Sekretion begleitet, oder es bestehen zerklüftete, dann oft maligne Wucherungen, die mit Ulzerationen und Eiterungen einhergehen können. Bei Tumorverdacht sollte immer eine Gewebeprobe entnommen oder – besser – gleich operiert werden.

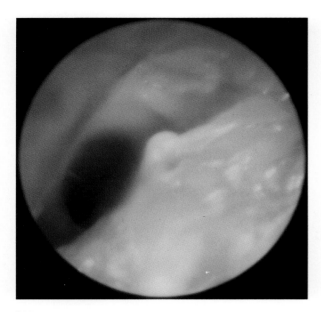

Abb. 12.15.

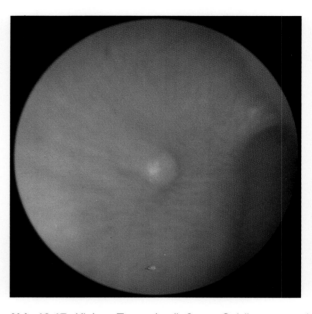

Abb. 12.17. Kleiner Tumor im äußeren Gehörgang; vorberichtlich seit 6 Monaten Otitis externa ceruminosa et purulenta; 16jährige Bassethündin (hatte mit 12 Jahren Mastdarmkarzinom, derzeit Lymphangiosis carcinomatosa).

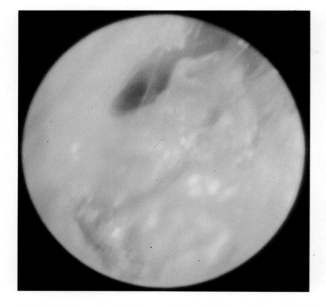

Abb. 12.15 und 16. Zeruminöse Otitis unterschiedlicher Schwere, in Abb. 12.16 den Gehörgang völlig verschließend.

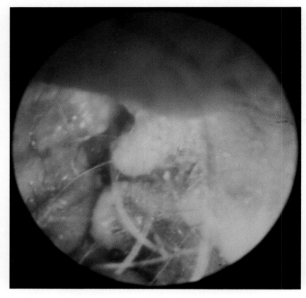

Abb. 12.18. Otitis externa parasitaria.

Otitis media, Trommelfellperforation

Bei Mittelohrvereiterung besteht eine zunehmende Vorwölbung des Trommelfells, das gespannt und glänzend aussieht. Es wird am besten sichtbar gemacht mit Hilfe eines starren Teleskops. Bei Perforation des Trommelfells werden die Reste am Rande des Gehörgangs festgestellt; nicht selten entleert sich blutiges (mechanische Perforation) oder eitriges Sekret (Einschmelzung bei eitriger Otitis media).

13 Endoskopie bei Vögeln

R. Korbel, F. Grimm

Einleitung

Die Endoskopie von Vogelpatienten wurde in den siebziger Jahren zur Geschlechtsbestimmung monomorpher Vogelspezies ohne phänotypischen Geschlechtsdimorphismus entwickelt. Auch heute hat diese Indikation noch große Bedeutung, da aufgrund internationaler Importbeschränkungen gezielte Anpaarungen zur Nachzucht im Inland nötig sind. Neben dieser klassischen Indikation gewinnt die Endoskopie im Zuge diagnostischer Verfahren zunehmend an Bedeutung.

Zu beachten ist bei der Klasse Aves mit 8700 Vogelarten und mehr als 27000 rezenten Unterarten eine Vielzahl von artspezifischen Besonderheiten, mit denen der Endoskopist bei der Untersuchung konfrontiert wird. Fundierte Kenntnisse zur Vogelanatomie sind unabdingbare Voraussetzung für eine erfolgreiche Endoskopie.

Abgesehen hiervon sind bei Vögeln ideale Voraussetzungen für eine Endoskopie gegeben. Diese erfolgt prinzipiell durch Einführen eines Endoskops in die verschiedenen Luftsäcke und Betrachtung der benachbart liegenden Organe. Die Endoskopie ist vergleichsweise einfacher als beim Säugetier durchzuführen, da eine Luftinsufflation nicht nötig wird. Auch die Anforderungen an das Instrumentarium sind vergleichsweise gering.

Indikationen

- Geschlechtsbestimmung (Sexoskopie)
- Diagnostik von Reproduktionsstörungen
- Erkrankungen abdominaler Organe
- Leberbiopsien
- Kotabsatzbeschwerden
- Ösophagus- und Kropferkrankungen
- Dyspnoe/Stimmveränderungen bei unklarem Röntgenbefund
- Fremdkörpererkrankungen einschließlich Endoparasiten
- Schußkanaluntersuchungen

Geräte

Endoskop

Starre, röhrenförmige Optiken von ca. 25 cm Länge sind für die meisten Anwendungsbereiche völlig ausreichend (Abb. 13.1). Flexible Endoskope werden nur für spezielle Problemstellungen (Vögel mit langer Trachea, Untersuchungen des Intestinaltrakts) notwendig. In Abhängigkeit von der Patientengröße können Optiken von 1,7 bis 4 mm Durchmesser verwendet werden. Für die routinemäßige Anwendung sind Optiken von 2,7 mm, bei kleinen Vögeln (30 bis 100 g KM) solche von 1,7 mm Durchmesser zu verwenden. Für Photo- und Videodokumentationen empfehlen sich aufgrund der besseren Ausleuchtung und des brillanteren Bildes Endoskope mit 4 mm Durchmesser. Optiken mit einem Blickwinkel von 30° bieten gegenüber Endoskopen mit 0°-Blickwinkel die Vorteile einer Rund-

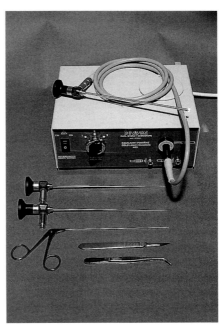

Abb. 13.1. Arbeitsgeräte zur Endoskopie von Vögeln: Kaltlichtquelle mit Lichtleiterkabel, starre Endoskope (hier mit 30° Blickwinkel) von 1,7 mm, 2,7 mm und 4 mm Durchmesser, Biopsie- bzw. Faßzange, Skalpell und gebogene, anatomische Pinzette.
(Abbildungen: R. Korbel, exkl. 12, 22, 23, 25: F. Grimm)

umsicht bei Drehung des Endoskops um seine optische Achse, erfordern jedoch eine intensivere Eingewöhnung.

Lichtquellen

Warmlichtquellen, die teilweise noch angeboten werden, sollten aufgrund der relativ hohen Unterhaltskosten und Reparaturanfälligkeit sowie Wärmeentwicklung nicht angeschafft werden.
Geeignet sind Kaltlichtquellen, bei denen durch eine Glasfiberoptik bzw. durch flüssigkeitsgefüllte Kabel das Licht dem Endoskop zugeleitet wird. Letztgenannte Kabel bieten den Vorteil einer besseren Lichtausnutzung. Für die Photodokumentation sind kombinierte Kaltlicht-/Blitzlichtquellen erhältlich, bei denen eine sehr genaue Filmbelichtung durch Lichtmessung in der Endoskopoptik [Through-The-Lens (TTL-Messung) Fa. Storz] gewährleistet wird.

Arbeitsgeräte

- gebogene, anatomische Pinzette
- Skalpell
- Fadenpinzette, Nahtmaterial
- Biopsiezange
- Absaugvorrichtung

Anatomische Besonderheiten

Ein Charakteristikum des Respirationstraktes der Vögel sind die Luftsäcke (Sacci pneumatici), die der Lunge angeschlossen sind. Ihre aus fibrösem und elastischem Bindegewebe bestehenden Wände sind sehr dünn, mehr oder weniger transparent und passiv dehnbar. U.a. kompensieren sie die geringe Gesamtkapazität der Lunge.
Obwohl es eine Reihe von artspezifischen Unterschieden gibt, kann grundsätzlich zwischen den paarig angelegten Halsluftsäcken, den kranialen und kaudalen Thorakalluftsäcken, den Abdominalluftsäcken und dem unpaaren Klavikularluftsack unterschieden werden (Schema 13.1). Diese sind für die Endoskopie der Vögel von großer Bedeutung, da durch das Einführen des Endoskops in das Luftsacksystem eine Betrachtung von verschiedenen Organen in der Leibeshöhle ohne Luftinsufflation möglich ist.

Bei der Inspiration wird Frischluft aus den Primärbronchen in die kaudale Luftsackgruppe (kaudale Thorakalluftsäcke und Abdominalluftsäcke) geleitet. Gleichzeitig gelangt Luft aus der Lunge in die kraniale Luftsackgruppe (kraniale Thorakalluftsäcke und Klavikularluftsack). Bei der Exspiration wird Luft aus den kaudalen Luftsäcken in die Lunge gepreßt, die Luft aus den vorderen Luftsäcken hingegen ausgeatmet. Diese vogelspezifische Besonderheit bietet die Möglichkeit, als Notfallmaßnahme bei Untersuchungen und/oder Obturationen von Trachea der Syrinx eine ungehinderte Atmung durch Einsetzen eines Trokars in einen der kaudalen Luftsäcke zu gewährleisten.

Vorbereitung des Patienten

Normalerweise ist es nicht nötig, den Vogelpatienten mehr als 2 bis 3 Stunden vor dem Eingriff fasten zu lassen. Bei Greifvögeln hingegen können die gefüllten und dann großvolumigen Mägen eine Endoskopie erschweren. Hier ist eine 24stündige Fastenperiode vor Durchführung des Eingriffs von Vorteil. Dies gilt jedoch nicht für kleine Vögel (insbesondere insektivore Vögel, z.B. Grasmücken etc.), bei denen auch kurze Fastenperioden zu einem hypoglykämischen Schock führen können.

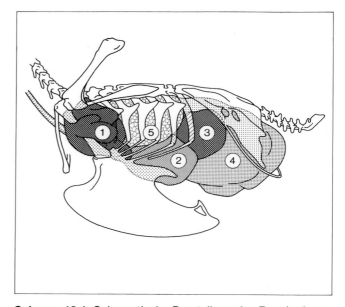

Schema 13.1. Schematische Darstellung des Respirationstrakts der Haustaube (Columba livia var. domestica Gmel., 1789); für die Endoskopie wichtige Luftsäcke: 1. unpaarer Klavikularluftsack, 2. paariger kranialer Thorakalluftsack, 3. paariger kaudaler Thorakalluftsack, 4. paariger Abdominalluftsack, 5. Lunge (Abdruck mit freundlicher Genehmigung aus Lumeij und Westerhof 1989).

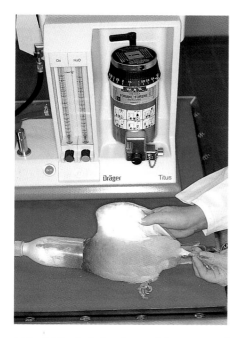

Abb. 13.2. Anästhesie und Lagerung des Patienten [hier: Haustaube (Columba livia var. domestica Gmel., 1789)] zur endoskopischen Geschlechtsbestimmung: Inhalations-anästhesie im halboffenen System über eine Kopfkammer, Tischplatte mit Öffnungen einer Absaugvorrichtung zur Entfernung des Narkosegases; Lagerung des Patienten auf der rechten Körperseite mit nach kaudal gestrecktem linken Ständer und abgewinkelter linker Schwinge.

Anästhesie

Die Endoskopie ist zur Vermeidung von Aufregungszuständen, der hiermit verbundenen Schock- und Verletzungsgefahr und zum Zwecke einer ausreichenden Relaxation stets unter Allgemeinanästhesie durchzuführen. Als fortschrittlichste Methode bietet sich derzeit die Inhalationsnarkose mit Isofluran (Forene®, Abbott) an (Grimm 1987, Sedgwick et al. 1992). Über eine Kopfkammer erfolgt die Einleitung der Narkose mit 3 bis 4 Vol%, die Erhaltung mit 0,8 bis 1,2 Vol% Isofluran und Sauerstoff oder aber Raumluft (Grimm 1991) als Trägergas (Abb. 13.2). Diese Narkoseform bietet u.a. die Vorteile einer extrem kurzen Aufwachphase und äußerst geringen Belastung des Patienten. Der Gesamtzeitaufwand für die routinemäßige Endoskopie zur Geschlechtsbestimmung kann mit dieser Methode unter 10 Minuten gehalten werden. Die Injektionsnarkose mit Ketaminhydrochlorid ist mit einer Reihe von Nachteilen behaftet (keine Steuerungsmöglichkeit, unzureichende Analgesie, Hypothermie, ausgeprägtes Exzitationsstadium). Die Dosierung (20 bis 40 mg/kg KM) der intramuskulär zu verabreichenden Anästhetika variiert in

Abhängigkeit von der sog. metabolischen Stoffwechselgröße. Kleinen stoffwechselaktiveren Patienten ist daher eine relativ höhere Dosis als größeren Vögeln zu applizieren. Nach erfolgtem Eingriff muß der Patient in ein Tuch eingewickelt und in einem abgedunkelten, ruhigen und auf 25 bis 30 °C geheizten Käfig untergebracht werden. Dabei ist insbesondere auf eine Bauchlage des Patienten zu achten. Durch diese Nachsorgemaßnahmen wird Verletzungen und Aspirationen vom Kropfinhalt sowie einem Auskühlen in der lang andauernden Aufwachphase vorgebeugt. Bei Durchführung einer Inhalationsanästhesie entfallen diese Maßnahmen.

Durchführung

Grundsätzlich kann zwischen einer Endoskopie der Leibeshöhle, die in der Regel über die verschiedenen Luftsäcke erfolgt, sowie anderer Körperhöhlen unterschieden werden.

Endoskopie der Leibeshöhle/Sexoskopie

Eine vollständige Übersicht von Zugängen zur Leibeshöhle über die verschiedenen Luftsäcke findet sich in Schema 13.2.

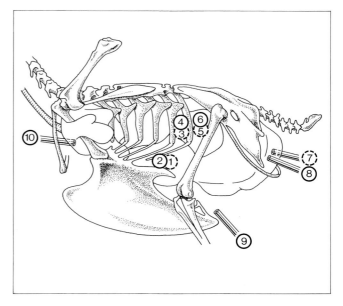

Schema 13.2. Die 10 Zugänge zur Leibeshöhle (Zugänge von der linken Seite gestrichelt) bei der endoskopischen Untersuchung am Beispiel der Haustaube (Columba livia var. domestica Gmel., 1789); Cave: teilweise große artspezifische anatomische Unterschiede! (Abdruck mit freundlicher Genehmigung aus Lumeij und Westerhof 1989).

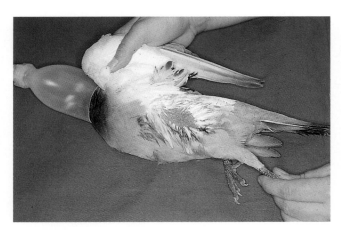

Abb. 13.3. Entfernung mit Alkohol befeuchteter Federn im Bereich der Inzisionsstelle vor dem Oberschenkel.

Die Endoskopie der Leibeshöhle erfolgt durch den letzten Interkostalraum bzw. kaudal des Rippenbogens von der linken Seite (Zugang 2, 4 und 6), da bei vielen weiblichen Vögeln nur das linke Ovar ausgebildet ist, und bei einigen Vogelspezies der rechte Leberlappen in den Zugangsbereich ragt. Prinzipiell ist jedoch auch ein Zugang von der rechten Seite (Zugang 1, 3 und 5) möglich und unter Umständen sogar nötig (z.B. Entfernen von Luftsackfilarien etc.).

Der Patient wird in rechter Seitenlage mit hochgezogener linker Schwinge und nach kaudal gezogenem linken Bein durch eine Assistenz fixiert (Abb. 13.3). Auf eine sorgfältige, standardisierte Fixation und Lagerung (Korbel 1992) ist größter Wert zu legen, um Verletzungen zu vermeiden und reproduzierbare Endoskopieergebnisse zu gewährleisten. Eine Fixation durch Klebebänder u.ä. auf der Unterlage ist gefährlich, da auf mögliche Zwischenfälle nicht schnell genug reagiert werden kann und ein Lagerungswechsel mit größerem Aufwand verbunden ist. Auf mögliche Abwehrbewegungen muß zur Vermeidung von Verletzungen in jedem Fall elastisch reagiert werden können. Nach palpatorischer Bestimmung der Inzisionsstelle werden die Federn mit Alkohol angefeuchtet und gescheitelt oder gezupft. Die Haut wird mit einer Oberflächendesinfizienz benetzt; sodann erfolgt die Hautinzision von etwa 3 bis 5 mm Länge über der kranialen Begrenzung des Oberschenkels (M. sartorius) einerseits und in der Mitte des Femurschaftes andererseits (Abb. 13.4). Zu beachten ist hierbei eine erhöhte Blutungsneigung in der Mauser befindlicher Patienten.

Eine gebogene anatomische Pinzette wird unter die Oberschenkelmuskulatur geschoben und die Interkostalmuskulatur bzw. -faszie stumpf perforiert (Abb. 13.15). Durch ein »sonores« Geräusch wird die Penetration des kaudalen Thorakalluftsackes

erkennbar. Von der Verwendung eines (scharfen) Trokars wird wegen der damit verbundenen Verletzungsgefahr für innere Organe abgeraten. Das Endoskop wird zwischen den gespreizten Pinzettenschenkeln in die Leibeshöhle eingeführt (Abb. 13.6). Unter Berücksichtigung tierärztlicher Unterschiede wird die Optik in kraniodorsaler Richtung durch den kaudalen Thorakalluftsack zur Gonade vorgeschoben. Die stumpfe Durchtrennung der Luftsackwand mit dem Endoskop ermöglicht einen freien Blick auf die Gonaden. Diese Maßnahme hat für den Vogel keine Folgen, da der Luftsack in der Regel rasch wieder verklebt. Ist die Sicht auf die Gonaden durch Darmschlingen verlegt, wird mit der gebogenen Pinzette die gesamte Brustwand angehoben. Der hierdurch entstehende Raum ermöglicht eine freie Beobachtung der Gonaden.

Als erste Orientierung wird der linke kraniale Nierenlappen aufgesucht. Durch Drehung von Endoskopoptiken mit 30° Ausblickrichtung in der optischen Längsachse ist eine Rundumorientierung möglich. Bei Vögeln mit weit nach kaudal reichender Lunge kann ein Endoskopiezugang kaudal der Oberschenkelmuskulatur von Vorteil sein (Abb. 13.7), um Lungenverletzungen zu vermeiden. Hierfür wird der linke Ständer durch die Assistenz nach kranial gestreckt. Der Zugang zur Leibeshöhle erfolgt wie beschrieben, jedoch hinter der kaudalen Kontur (M. semimembranosus) des Oberschenkels. Nach beendeter Endoskopie wird der Hautschnitt durch ein Knopfheft mit resorbierbarem Nahtmaterial verschlossen.

Zur Geschlechtsbestimmung bei Tauben bieten sich Untersuchungen von Lumeij und Westerhof (1989) zufolge Zugang 7 und 8 besonders an. Hierbei erfolgt die Punktion der Leibeshöhle dorsal des Os pubis einerseits und kaudal des Os ischii andererseits.

Der Zugang unmittelbar hinter der Margo caudalis sterni in der Linea alba (Zugang 9) ist für Untersuchungen und Biopsien der Leber vorteilhaft. Hierbei kann das Organ ohne Penetration eines Luftsacks beobachtet werden.

Durch Eingehen in den unpaaren Sternalluftsack (Zugang 10) von kranial zwischen den Ästen der Furkula ist eine Außenansicht von Trachea, Syrinx und Primärbronchen, Thyreoidea und Parathyreoidea, Ösophagus und Kropf sowie der großen Halsgefäße und Nerven möglich.

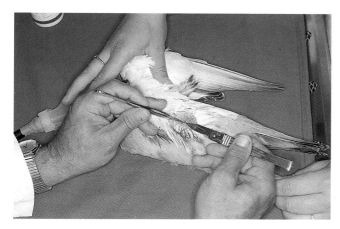

Abb. 13.4. Hautinzision über der kranialen Kontur (M. sartorius) des Oberschenkels einerseits und auf Höhe der Femurmitte andererseits.

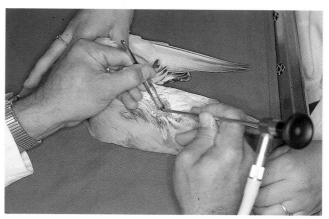

Abb. 13.6. Einführen des Endoskops zwischen den gespreizten Pinzettenschenkeln hindurch in kraniodorsaler Richtung.

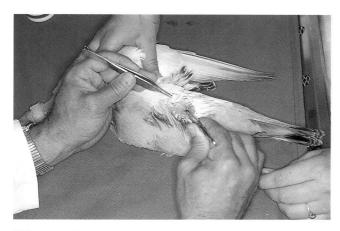

Abb. 13.5. Stumpfe Penetration des kaudalen Thorakalluftsackes durch den letzten Interkostalraum bzw. hinter der letzten Rippe mittels gebogener anatomischer Pinzette.

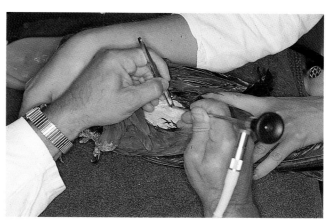

Abb. 13.7. Einführen des Endoskops hinter der kaudalen Oberschenkelkontur (M. semimembranosus) des nach kranial gestreckten Ständers bei Vögeln mit weit nach kaudal reichender Lunge [hier: Hyazinthara (Anodorhynchos hyacinthicus Lath., 1790)] zur Vermeidung von Lungenverletzungen.

Endoskopie anderer Körperhöhlen

In Abhängigkeit von der Körpergröße können u. a. folgende Körperhöhlen untersucht werden:
- Rachen- und Nasenhöhle
- äußerer Gehörgang
- Ösophagus und Kropf
- Trachea bis zum Syrinx
- Kloake

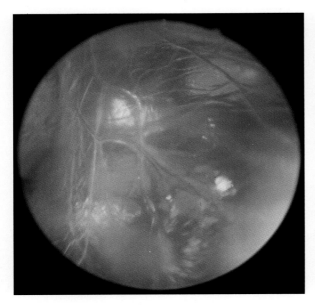

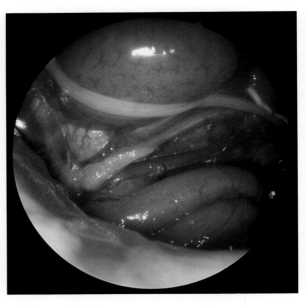

Abb. 13.8. Physiologischer Thorakalluftsack der Haustaube (Columba livia var. domestica Gmel., 1789) mit Gefäßen; durch den Luftsack hindurch sind schemenhaft die Niere (oben) und ein Hoden (unten) zu erkennen. Links im Bild der kaudale Anteil der hellroten Lunge. Zur einwandfreien Beurteilung der Abdominalorgane wird die Luftsackwand stumpf mit dem Endoskop perforiert.

Abb. 13.9. Situation im vorderen Bereich der Leibeshöhle [Habicht (Accipiter gentilis L., 1758)]: Niere (oben), dreieckige, organefarbene Nebenniere, weißer, juveniler Eierstock mit rauher Oberfläche ud Ileumschlinge.

Befunde

Ohne besonderen Befund Leibeshöhle

Luftsäcke

Die Luftsäcke stellen sich als semitransparente Membranen ohne Auflagerungen, teilweise mit Blutgefäßen sowie geringen Fettauflagerungen dar. Die inneren Organe sind schemenhaft durch die Luftsäcke zu erkennen (Abb. 13.8).

Gonaden

Die Gonaden liegen kranial der Niere, die beim Eingehen mit dem Endoskop in die Leibeshöhle zunächst zur Orientierung herangezogen werden kann (Abb. 13.9).
Die Testes sind tierartlich verschieden gefärbt (meist weißlich, bei Kakadus jedoch auch schwarz) und bohnenförmig bis kugelig geformt. Sie können je nach Funktionszustand (juvenil, adult aktiv bzw. inaktiv, Paarungszeit) erheblich in ihrer Größe variieren. Der juvenile Hoden ist klein und relativ

lang. Mit fortschreitender Entwicklung werden drei parallel und quer über den Hoden verlaufende Gefäße (Vv. testiculares) sichtbar (Abb. 13.10). Verwechslungsmöglichkeiten sind gegeben mit Darmschlingen (Abb. 13.16), die auf die Endoskopoptik zulaufen, und mit Tertiärfollikeln (Abb. 13.12), die rund und unter der Endoskopbeleuchtung weiß erscheinen. Die einwandfreie Identifizierung wird durch Beachtung der unterschiedlichen Gefäßverläufe und/oder das Aufsuchen des zweiten Hodens gewährleistet.
Das meist unpaar ausgebildete linke Ovar hat je nach Funktionszustand ein unterschiedliches Erscheinungsbild. Das juvenile bzw. nicht aktive Ovar ist klein, mit rauher Oberfläche. Follikel sind nicht zu erkennen (Abb. 13.9). In Produktion befindliche Eierstöcke weisen zunächst Follikel von unterschiedlicher Größe (Abb. 13.11), später große, gelbe Follikel mit Blutgefäßen in der Follikelwand auf (Abb. 13.12).
Bei der Endoskopie zur Geschlechtsbestimmung ist stets auch eine Betrachtung anderer Organe in der Leibeshöhle vorzunehmen, da hiervon wesentlich die Beurteilung der Reproduktionsfähigkeit abhängen kann.

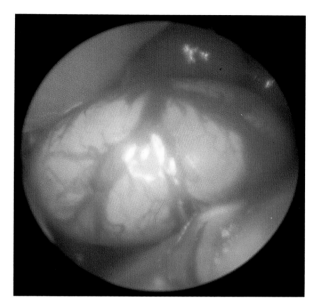

Abb. 13.10. Aktiver linker Hoden einer Haustaube mit typischem Gefäßverlauf (Cave: Verwechselungsgefahr mit Tertiärfollikeln oder auf die Endoskopoptik zulaufenden Darmschlingen).

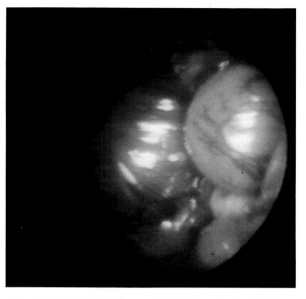

Abb. 13.12. Tertiärfollikel mit Gefäßen in der Follikelwand [Graupapagei (Psittacus erithacus L., 1758), Kopie von Videoband].

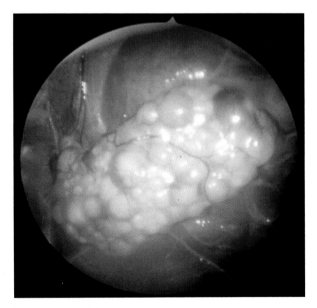

Abb. 13.11. Aktiver Eierstock mit heranreifenden Follikeln [Hyazinthara (Anodorhynchos hyacinthicus Lath., 1790)].

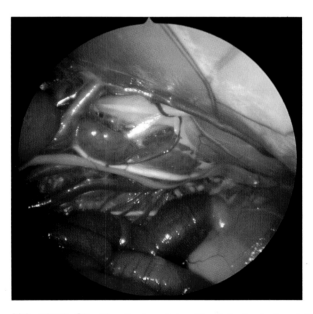

Abb. 13.13. Situation im kaudalen Bereich der Leibeshöhle [Habicht (Accipiter gentilis L., 1758)]: mittlerer und kaudaler Lappen der linken Niere (oben), darüber verlaufender, uratgefüllter Harnleiter und Ileum- und Kolonschlingen.

Niere und Nebenniere

Die bei Vögeln dreigeteilte Niere, die zunächst zur Orientierung herangezogen werden kann, ist braun-rot. Auf ihr sind der Harnleiter mit geradem Verlauf, der u.U. weißes Urat enthalten kann (Abb. 13.13), sowie ggf. der fein geschlängelte Samenleiter (Abb. 13.14) zu sehen. Am kranialen Nierenpol in unmittelbarer Nachbarschaft zu den Gonaden liegt die dreieckige, weißgelblich bis orangefarbene Nebenniere (Abb. 13.9).

Lunge

Kranial der Gonaden ist der rosafarbene, kaudale Anteil der rosafarbenen Lunge zu erkennen (Abb. 13.9).

Leber

Im ventralen Bereich der Leibeshöhle kann der kaudale Anteil der braun-roten Leber beobachtet werden.

Milz

In ventraler Richtung zur Sternumspitze befindet sich die tierartlich unterschiedlich geformte, kugelige bis walzenförmige, braunrote Milz (Abb. 13.23).

Mägen

Die Mägen können in Seitenlage des Patienten nicht oder nur schwer dargestellt werden. Für ihre Untersuchung ist nach Möglichkeit der Zugang in der Linea alba kaudal des Sternums (Zugang 9) zu wählen.

Darmkonvolut

Der überwiegende Anteil der Leibeshöhle wird durch das Darmkonvolut ausgefüllt. Die Darmschlingen, in deren Wand Gefäße sichtbar sind, weisen unterschiedliche Färbung und je nach Füllungsgrad unterschiedliche Kaliber auf (Abb. 13.15). Sehr gut kann die Darmperistaltik verfolgt werden.

Andere Körperhöhlen

Trachea

Der maximale Durchmesser des einzusetzenden Endoskops wird durch den Trachealdurchmesser bestimmt. Beim Einführen des Endoskops ist auf die erhöhte Neigung zu Trachealschleimhautblutungen bei Vögeln zu achten. Die einzelnen Trachealspangen sind durch die Schleimhaut hindurch sichtbar. Über die Syrinx hinaus ist keine endoskopische Untersuchung möglich. Bei Fremdkörpererkrankungen ist der Patient vor dem Eingriff über einen kaudalen Luftsack zu ventilieren (siehe auch Notfallmaßnahmen bei Mykosen).

Oberer Digestionstrakt

Es können die Ösophagus- und die Kropfschleimhaut (Abb. 13.16) betrachtet werden. Hierbei kann jedoch mit starren Optiken lediglich der kraniale Kropfabschnitt bis zum Umschlagspunkt um die Trachea eingesehen werden. Ein weiteres Vorgehen mit starren Optiken bis in die Mägen (Proventriculus und Ventriculus) wird zwar in der Literatur beschrieben, ist jedoch für den Patienten mit extremen Belastungen (u.U. mit Todesfolge) verbunden.

Kloake

Zur Untersuchung der Kloake wird diese mit einem feinen Spekulum oder einer Spreizzange erweitert.

Krankhafte Befunde

Mykosen

Mykosen können bei Vögeln häufig diagnostiziert werden. Hierbei handelt es sich zumeist um Sekundärinfektionen nach Vorschädigung des Atmungstrakts, z.B. nach bakteriellen und viralen Infektionskrankheiten, durch Vitamin-A-Hypovitaminosen, zu geringe Luftfeuchtigkeit, exzessive Antibiotikagaben etc.
Pilzinfektionen manifestieren sich an den Luftsäcken durch multifokale weißliche Trübungen oder herdförmige Auflagerungen. In fortgeschrittenen Stadien können geschlossene, durch Pilzsporen unterschiedlich gefärbte Schimmelpilzrassen beobachtet werden (Abb. 13.17 und 13.18). In der Lunge lassen sich ggf. multiple helle Herde feststellen. Darüber hinaus können durch Pilztoxine bedingte

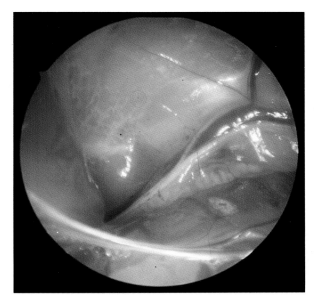

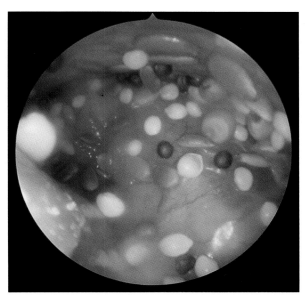

Abb. 13.14. Kaudaler Nierenlappen (links). V. iliaca interna, Harnleiter und geschlängelt verlaufender Samenleiter [Haustaube (Columba livia var. domestica Gmel., 1789)].

Abb. 13.16. Physiologische Kropfschleimhaut mit Gefäßen und Körnernahrung [Haustaube (Columba livia var. domestica Gmel., 1789)].

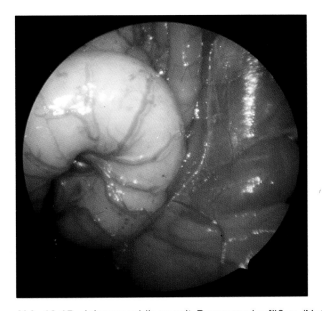

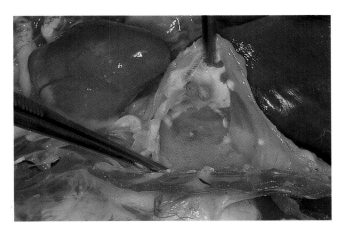

Abb. 13.17. Luftsackmykose: flächenhafte Überwucherung des rechten kranialen Thorakalluftsackes mit Aspergillus fumigatus [Situs, Blaustirnamazone (Amazona aestiva L., 1758)].

Abb. 13.15. Jejunumschlinge mit Darmwandgefäßen (Nota bene Gefäßverlauf auf dem Hoden!).

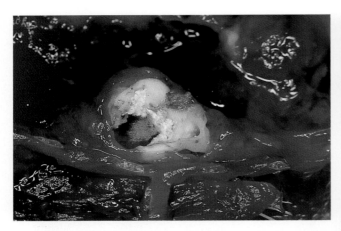

Abb. 13.18. Schimmelpilzgranulom in der Lunge mit Hohl-raum- und Sporenbildung infolge Aspergillus-fumigatus-Infektion [Situs: Graupapagei (Psittacus erithacus L., 1758)].

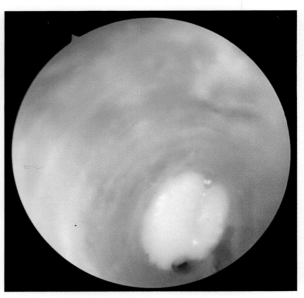

Abb. 13.19. Fast vollständige Obturation der Trachea durch ein schimmelpilzbedingtes Fibringerinnsel; histologisch sind Pilzmyzelien in der Trachealschleimhaut, in fortgeschrittenen Stadien auch im Gerinnsel nachweisbar. Klinisch sind hochgradige Atemnot mit massiven inspiratorischen Atemgeräuschen zu beobachten. Als Notfallmaßnahme ist eine Ventilation über einen kaudalen Luftsack angezeigt!

Schwellungen der Nieren und der Leber endoskopisch diagnostiziert werden. Auch der obere Respirationstrakt ist regelmäßig betroffen. So finden sich gleichzeitig mit Luftsackveränderungen in der Trachea, der Syrinx (Abb. 13.19 und 13.20) und den beiden Stammbronchen weiße, fibrinöse Massen. Pilzgranulombildungen im Syrinx ohne Beteiligung des übrigen Respirationstrakts werden gelegentlich vorgefunden und können als isolierte Syrinxmykose bezeichnet werden. Die in diesen Fällen akut massiv auftretenden inspirativen Atemgeräusche, verbunden mit hochgradiger Atemnot, sind als akuter Notfall zu behandeln. Durch Eröffnung eines kaudalen Luftsacks mittels Trokar als Notfallmaßnahme kann eine ungehinderte Atmung gewährleistet werden (siehe Anatomische Besonderheiten). Diese Maßnahme erlaubt auch das Einführen eines Katheters in die Trachea mit dem Ziel, das Entzündungsgerinnsel abzusaugen. Häufig gelingt dies jedoch nicht, zumal die Trachealschleimhaut stark zu Hämorrhagien neigt.

Die ursächliche Diagnosestellung erfolgt in der Regel röntgenologisch und kulturell.

Tuberkulose/Mykobakteriose

Die Geflügeltuberkulose wird durch Infektionen mit Mycobacterium avium, Serovare 1 bis 3 hervorgerufen.

Endoskopisch können die weiß bis gelb erscheinenden, miliaren oder Konglomerattuberkel vornehmlich auf der Leber (Ab. 13.21 und 13.22) und Milz (Abb. 13.23), jedoch auch in der Darmwand (Abb. 13.24) angetroffen werden.

Psittakose/Ornithose

Der Erreger ist Chlamydia psittaci, ein weltweit verbreiteter obligater Zellparasit. Er verursacht u.a. eine fibrinöse Entzündung seröser Häute, die sich endoskopisch durch mehr oder weniger starke fibrinöse Luftsackauflagerungen darstellen. Meist liegt gleichzeitig eine Leber- und Milzschwellung vor.

Andere bakterielle Infektionen

Endoskopisch erfaßbare Luftsacktrübungen können darüber hinaus durch Klebsiellen, Mykoplasmen u.a. Erreger verursacht werden.

Durch Kultivierung unter Sichtkontrolle entnommener Tupferpräparate kann eine Erregerbestimmung vorgenommen werden.

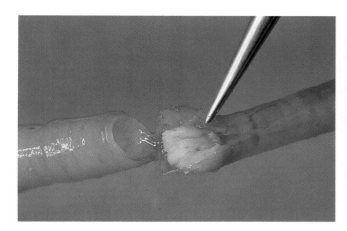

Abb. 13.20. Obturation der Trachea durch ein Fibringerinnsel nach Infektion mit Aspergillus glaucus [Beo (Gracula religiosa L., 1758)].

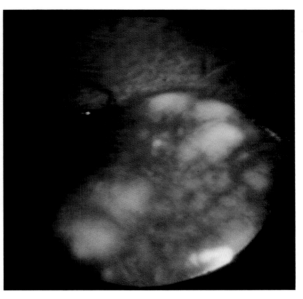

Abb. 13.22. Leber mit typischen Miliar- und Konglomerattuberkeln bei fortgeschrittener Tuberkulose [Waldrapp (Geronticus eremita L., 1758)]; Kopie von Videoband.

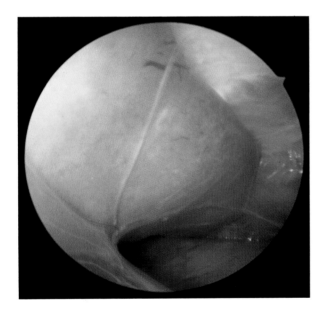

Abb. 13.21. Leber mit Miliartuberkeln durch Infektion mit Mycobacterium avium [Habicht (Acciipiter gentilis L., 1758)].

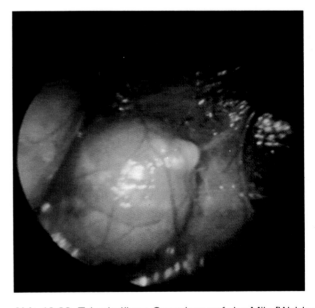

Abb. 13.23. Tuberkulöses Granulom auf der Milz [Waldrapp (Geronticus eremita L., 1758)]; Kopie von Videoband.

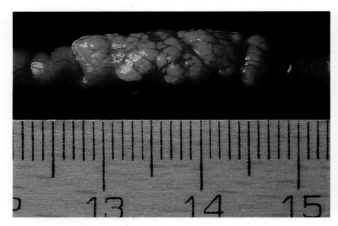

Abb. 13.24. Ansammlung von Darmgranulomen bei viszeraler Mykobakteriose [Waldrapp (Geronticus eremita L., 1758)].

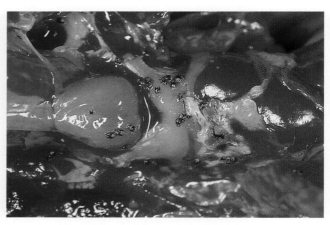

Abb. 13.26. Luftsackmilbenbefall (Cytodites nudus) mit Milben auf dem Syrinx und der Herzbasis. [Situs Zwerghuhn (Gallus gallus L., 1758)].

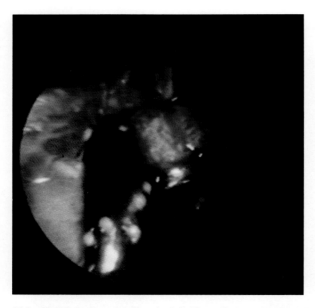

Abb. 13.25. Luftsackmilbenbefall (Cytodites nudus) mit Milben auf einem Hoden [Goldfasan (Chrysolophus pictus L., 1758)]; Milben aufgrund durchgeführter Behandlung teilweise schon weißlich-zerfließend. Im endoskopischen Bild können Bewegungen der Endoparasiten deutlich verfolgt werden; Kopie von Videoband.

Endoparasitosen

Endoparasitosen, z.B. mit Luftsackmilben (Cytodites nudus) bei Hühnervögeln (Abb. 13.25 und 13.26), können direkt endoskopisch dargestellt werden. Durch wiederholte endoskopische Untersuchung kann ggf. ein Behandlungserfolg überprüft werden (nachlassende Bewegung von Parasiten, Kalzifizierung). Bei der Tracheoskopie kann insbesondere bei Vögeln der Ordnung Galliformes und Passeriformes ein Befall mit Luftröhrenwürmern (Syngamus trachealis) vorgefunden werden. Bei Finkenvögeln (Passeriformes) können durch Diaphanie der Trachea mittels des flexiblen Lichtleiters Luftröhrenmilben (Sternostoma tracheacolum), die sich als kleine schwarze Punkte darstellen, diagnostiziert werden (Abb. 13.27). Diese diagnostische Methode ist jedoch insbesondere bei kleinen Vogelpatienten mit einem nicht unerheblichen Schockrisiko verbunden. Luftsackfilarien (Seratospiculum spp.) werden insbesondere bei verschiedenen Falken beobachtet (Abb. 13.28). Die haarfeinen Parasiten liegen hierbei in Knäueln auf den verschiedenen Luftsäcken. Die Diagnostik erfolgt durch ergänzende Untersuchungen von Trachealschleim und/oder Kotuntersuchung zum Nachweis von Eiern mit Larven.

Bei einer Infektion mit Trichomonaden werden zunächst Schleimauflagerungen auf der Ösophagus- und Kropfschleimhaut beobachtet (Ösophagitis, Ingluveitis). Fortgeschrittene Krankheitsstadien sind durch das Auftreten kugeliger, weißgelblicher, erbsen- bis hühnereigroßer Abszesse auf der Schnabelhöhlen-, Ösophagus- und Kropfschleimhaut (sog. »Gelber Knopf«) gekennzeichnet. Gleichartige Veränderungen können auch in den Klavikularluftsäcken sowie in der Leber vorgefunden werden.

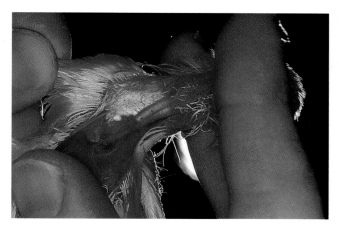

Abb. 13.27. Diaphanie der Trachea eines Kanarienvogels (Serinus canariae L., 1758) mittels des Lichtleiterkabels; Cave: Schockgefahr! Darstellung der Luftröhrenmilben als kleine, intratracheale schwarze Punkte.

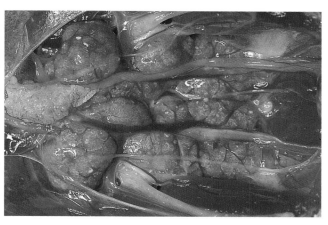

Abb. 13.29. Nierengicht mit multiplen stecknadelstichfeinen Uratkonkrementen im Nierenparenchym (Situs). Juvenile, weibliche Gonade [Graupapgei (Psittacus errithacus L., 1758)].

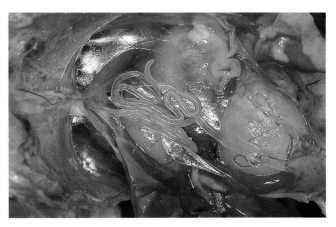

Abb. 13.28. Filarienbefall (Serratospiculum annaculata) mit endoskopisch darstellbarer Knäuelbildung im Luftsack [Situs: Lannerfalke (Hierofalco biarmicus Temm., 1825)].

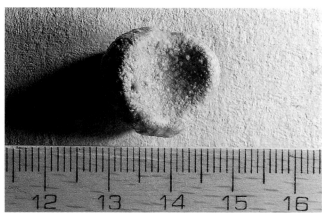

Abb. 13.30. Harnsäurekonkrement aus der Kloake eines Goldschultersittichs (Psephotus chrysopterygius Gould, 1857).

Hypovitaminose A

Durch Vitamin-A-Hypovitaminosen bedingte Veränderungen (Hyperkeratose von Plattenepithelien, Metaplasien von Schleimhäuten) können im Schnabel- und Rachenraum, Sinusbereich, sowie in der Trachea und dem Syrinx beobachtet werden. Die Veränderungen stellen sich als weißgelbliche, käsige Auflagerungen dar. Klinisch manifestiert sich die Erkrankung häufig als schwere obstruktive Dyspnoe mit deutlich hörbaren Atemgeräuschen. Vitamin-A-Hypovitaminosen sind ein prädisponierender Faktor für Pilzinfektionen.

Gicht

Für die Entstehung einer Gicht werden bei Vögeln neben Nierenschäden und Fütterungsfehlern auch erbliche Faktoren diskutiert.
Endoskopisch stellt sich eine Nierengicht durch multiple, stecknadelstichfeine weiße Herdchen dar (Abb. 13.29). Bei der viszeralen Uratablagerung werden mehr oder weniger flächenhafte, zuckergußähnliche Ablagerungen auf den verschiedenen inneren Organen beobachtet, die jedoch durch Einführen des Endoskops in den Sternalluftsack häufig auch auf den Trachealspangen angetroffen werden können. Durch endoskopische Untersuchung der Kloake können bei Kotabsatzbeschwerden mitunter Harnsäurekonkremente als Ursache diagnostiziert werden (Abb. 13.30).

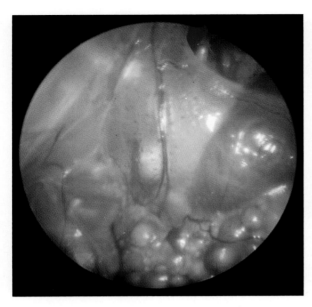

Abb. 13.31. Ablagerung von multiplen grauschwarzen Rußpartikeln auf einem Luftsack (Anthrakose) und aktiver Eierstock (unten) mit heranreifenden Follikeln [Hyazinthara (Ara hyacinthicus; Anodorhynchos hyacinthicus Lath., 1790)].

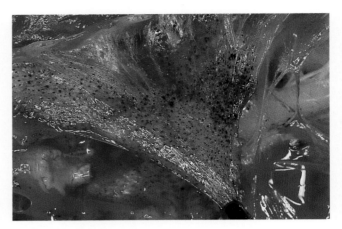

Abb. 13.32. Multiple Melanome in der Lunge eines Graupapageis (Psittacus erithacus L., 1758); Diagnosestellung histologisch; endoskopische Differentialdiagnose s. o.

Anthrakose/Melanose

Insbesondere bei Psittaciformes können z. B. nach Zimmerbränden, Rauchsucht des Besitzers und stark staubbelasteter Luft entsprechende Ablagerungen auf den Luftsäcken und verschiedenen Organen beobachtet werden. Diese stellen sich als diffus-multifokale oder auch verdichtete kleine schwarze Herdchen dar (Abb. 13.31). Differentialdiagnostisch sind hiervon Melanome der Luftsäcke oder Lunge sowie anderer Organe abzugrenzen (Abb. 13.32). Die sichere Diagnosestellung erfolgt durch Untersuchung von Biopsiematerial.

Komplikationen

Neben Zwischenfällen durch eine nicht fachgerecht durchgeführte Anästhesie, stellen Verletzungen innerer Organe mit konsekutiven Blutungen schwerwiegende Probleme dar, die meist aus mangelnden anatomischen Kenntnissen sowie unvorsichtiger Perforation der Luftsäcke resultieren. In diesen Fällen ist die Endoskopie unverzüglich abzubrechen und der Patient aufzurichten, um zu verhindern, daß Blut in die Lunge aspiriert wird. Letzteres hat in der Regel den Tod des Patienten zur Folge.

Gelegentlich werden postoperative subkutane Emphyseme beobachtet. Dieser Problematik liegen meist umfangreichere Zerstörungen der Interkostalfaszien zugrunde. Durch wiederholte Punktionen bzw. Hautinzisionen ggf. mit Anlegen einer Drainage (Gazetampon) wird der Zeitraum bis zum Schließen des Defektes überbrückt.

Durch Adipositas (z. B. aufgrund falscher Ernährung von Ziervögeln, physiologisch bei Greifvögeln in den Herbstmonaten) kann eine fachgerechte Endoskopie unmöglich werden. Es wird empfohlen, in diesen Fällen aufgrund einer Verletzungsgefahr durch mangelhafte Sicht den Eingriff abzubrechen. Während der Mauser sollten Endoskopien nur in Notfällen bei strenger Indikation durchgeführt werden.

Weiterführende Literatur

1. Grimm F. Anästhesieverfahren. In: Gylstorff I, Grimm F. Vogelkrankheiten. Stuttgart: Ulmer, 1987: 500–3.
2. Grimm F. Persönliche Mitteilung, März 1991.
3. Kaal GT. Geschlechtsmerkmale bei Vögeln. Hannover: Schaper, 1982.
4. Korbel R. Praxis der Injektions- und Blutentnahmetechniken am Vogelpatienten. Tierärztl Prax 1990; 18: 601–11.
5. Korbel R. Zwangsmaßnahmen beim Vogelpatienten. Theoretische Grundlagen und praktische Durchführung. Teil 1 und 2. Tierärztl Prax 1992; 19: 59–64 und 164–70.
6. Lumeij J, Westerhof JT. Clinical endoscopy in birds. Proceed 2nd Europ Symp Avain Med Surg. Utrecht/NL. 1989. 154–63.
7. Sedgwick CJ, Erhardt W, Korbel R, Lendl C. Anästhesie bei Reptilien, Vögeln, Primaten, Kaninchen und kleinen Nagern. In: Paddleford RR, Erhardt W. Anästhesie bei Kleintieren. Stuttgart – New York: Schattauer, 1992: 361–84.

Sachverzeichnis

Die Abkürzungen hinter den Stichworten bezeichnen die betreffenden Tiere: H = Hund, K = Katze, P = Pferd, St = Stute, V = Vögel